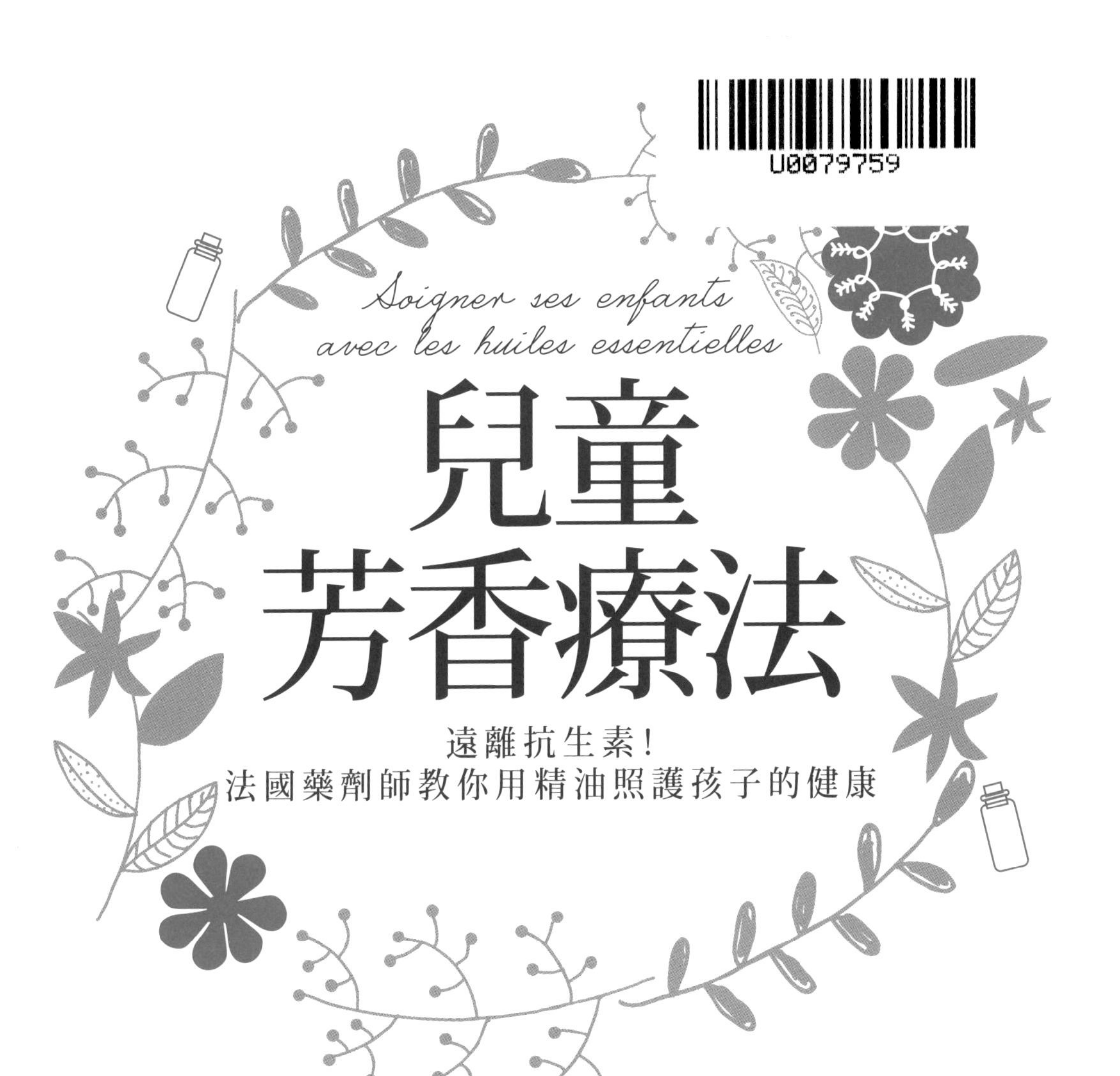

兒童芳香療法

遠離抗生素！
法國藥劑師教你用精油照護孩子的健康

丹妮兒・費絲緹—Danièle Festy 著
劉書綺 譯

芳療是你照顧嬰幼童健康的更好選擇

這本《兒童芳香療法》是芳療人士或母親照顧孩子的必備書。看這本書時我萌生一個念頭：如果早早閱讀這本書，應該更能善用精油陪伴孩子健康成長。作者對嬰幼童身心發展及病症解說詳盡，在寶寶成長的每一階段，每一個身心健康困擾，提供芳香療法的全方位運用法，安全照護3～30個月的寶寶，以及30個月以上到6歲的幼童，處理常見的免疫、皮膚及呼吸道問題……等。

昔日，在醫藥不發達的70年代，我母親祈求醫生治療我不強壯的體質。入學前，我常感冒發燒，吃抗生素，留下牙齒灰黃的後遺症；7歲時，因肝炎吃藥1年；8歲時，蕁麻疹發作，持續了16年，往往透過藥物才能緩解。幸好在研究所時期遇見芳療，用精油舒緩諸多身心不適的症狀，才免於罹患氣喘。就如作者所說：「過敏症的發展，先從抗生素破壞腸胃免疫開始，慢慢影響皮膚，發生異位性皮膚炎或蕁麻疹，再引發氣喘及鼻子過敏的問題。」

自己當新手媽媽時，大兒子經常呼吸道感染、半夜發燒，常送急診或入院治療。反覆多次後，原本健壯、不畏寒的嬰兒，變成虛寒體質。小女兒出生後，記取以往的用藥經驗，我積極地用芳療照顧小女兒，對付呼吸道感染、不易入眠的問題，精油浴、通鼻膏、肛門栓劑、額部及背部按摩都對她特別有幫助，養成她不易生病的體質，而且學習力、反應力、人際溝通都非常好。

芳香療法是你照顧嬰幼童健康的更好選擇。不打針、不吃藥，常使用精油，透過營造芳香的家庭氛圍，以及父母充滿愛的撫觸按摩，讓幼兒的心跳、血壓、呼吸、腦波、體溫、體重及身高的數值更好。新手父母的身心也更放鬆，能享受育兒的過程。這本專業的法系兒童芳療書，更秉持了法系芳療特有的精油運用方式「高濃度、低劑量」，以及內服、肛門栓劑或黏膜吸收等，充分發揮芳療快速緩解症狀的價值。這是一本值得閱讀及收藏的芳療書，整合運用薰香、精油浴、塗抹按摩、內服、肛門栓劑等，幫助你培育健康快樂的下一代。

卓芷聿
AAA澳洲芳療師協會會長、開南大學健康照護管理學院特聘教授

每個寶寶都是獨立的個體

在我2012年進修嬰幼兒按摩講師培訓時，我的老師說：「每個寶寶都是獨一無二的個體，不是大人的附屬品」，因而我們應該尊重孩子的意願、觀察孩子的狀況，而不是強加自己的想法在他們身上。在看本書時，作者也不斷強調「孩子不是大人的縮小版」，配方的內容與劑量的運用都應該針對他們的情況調製出來，適合大人的劑量並不是等比例降低就能給孩子使用。芳香療法與其他自然療法一樣，強調的是「人」，並尊重不同個體之間的差異。

學習、教學芳香療法這麼多年，我是真心喜愛這種可以照護人的方式。因為在許多醫生、藥物都無可奈何的情況下，精油往往能發揮神奇的力量，不僅能縮短病程，還能讓人在天然的香氛之中紓緩症狀。但是，芳香療法其實有其嚴謹之處，該用哪一種精油？用多少滴？要塗抹還是嗅吸？要塗抹在哪裡？嗅吸的方式要聞多久？口服可以嗎？這一類的問題對於一般沒學過芳療的民眾來說，似乎又讓精油更遙不可及了，更何況還想要用在這小小又神奇的生物——寶寶。

在此書出版之前，台灣還未看到照護嬰幼兒的芳療專書，因此非常開心看到這本熱銷近十年的書能夠被翻譯出版，對於許多父母來說，真是一本值得放在家裡作為照護指南的「字典」。作者本身是四十多年經驗的藥劑師，除了芳療以外，更是飲食、補充益生菌、維生素等領域的專家，書中回答嬰幼兒會遇到的各種問題，提供對應的芳療處方，並詳細說明使用方法，還以插圖示意按摩的區域，載明配方的劑量，更不厭其煩地叮嚀應該留意的事情，以及不可使用在嬰幼兒身上的精油等注意事項，全方位地建議讀者可以怎麼讓神奇生物健康長大。尤其，在醫生與父母都愛莫能助時（例如：寶寶腸絞痛），芳香療法能提供一個方向，這個支持，不僅能讓寶寶紓緩，新手父母也不會手足無措而焦心不已。

書中提到的幾項物品，在台灣的藥局不見得能夠取得，可向台灣受過專業認證系統訓練的芳療師諮詢是否有替代方案。另外，精油的品質參差不齊，也建議向專業的芳療師或通路購買，以免帶來負面效果。

鄭竹祐
嬰幼兒按摩講師、嬰幼兒親水師、芳雅集療癒空間　負責人親愛的讀者：

在我們的書中，若可只用單方精油或植物萃取液，將會明確標示。但許多時候，採用複方更為理想，綜合數種原料，讓多種有效成分相得益彰，發揮最佳綜效。在這些狀況下，有時您可取得所需之基底產品，在家自行調合即可；但有些配方則須至具適當專業設備之藥局，由具專業資格認證之藥師調配，例如膠囊、塞劑、複合乳液等。

須於藥局調製之配方，例如本草療法（植物）、芳療（精油）或保健食品（維他命、礦物質、脂肪酸等）其相關法規可能隨時更新。您習慣的藥局具備相關專業，應仍可持續直接為您調製配方。只需持本書臨櫃洽詢即可。有些藥局則可能要求出示醫師開立之處方箋。若是如此，您可諮詢芳療醫師或食療醫師，他們會很樂意為您開立處方建議之配方。這個步驟也有助您的健康，因為如此一來亦能避免自我藥療可能的診斷錯誤。越來越多的醫師很樂意為病患開立有效、自然、客製化的配方。

歡迎您造訪作者部落格，查詢提供調製配方藥局（法國），名單會定時更新（若您住在較遠地區，多數有提供郵寄服務）：

http://www.danielefesty.com/pharmacies.html

若您需要專科醫師聯絡資訊，建議您向名單上藥局洽詢。

感謝您耐心閱讀與熱心支持。

出版社提醒事項

※ 以上作者之叮囑，只適用於法國。因法國芳療師多為藥劑師或醫師出身，法規同意消費者去藥局由具芳療執照的藥劑師調配精油配方。但是，目前台灣在使用精油上仍以外用為主，衛生福利部食品藥物管理署限制精油不能涉及醫療行為，因此建議讀者將此配方作為自然的輔助療法使用。讀者在自行調配內服的膠囊或塞劑之前，請諮詢信任且有證照的專業芳療師如何安全使用膠囊或塞劑。膠囊與塞劑之材料皆可在藥局購買，請購買時諮詢藥師尺寸和使用方式。

※ 選購精油時請參考拉丁學名。*cinnamomum camphora CT cineole* 在本書翻成「桉油樟」精油，而非舊稱「羅文莎葉」精油。

填寫線上回函，抽獎：芳樟葉精油乙瓶（10ml）
公布於2019 年1 月31 日，以 Email 通知中獎者。名額：共2 名。
若需本書參考文獻，也請填寫回函資料。

目錄

注意事項

本書無法取代醫療諮詢。

有時疾病在兒童身上的症狀令人困惑，不見得與成人症狀相似。專業醫師能夠診斷、治療、提供說明，讓您安心。

善用常識。盡責的父母應在孩子稍有不適時為他們提供照護，但如果沒有很快改善小孩的狀況，則應諮詢醫療專業人員：這是醫師與藥師的職責。

許多人對精油的疑慮是錯誤成見，事實上只要選擇良好產品並正確使用，精油對兒童是完全無害的；就如同藥物一樣。切勿自行替換精油成分，即使您認為另一種精油很類似。

Bébé：不適用於30個月以下幼兒。

幼兒醫藥箱

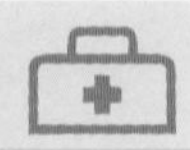

- 肛溫計（依然且永遠是最可靠的）
- 澡盆用溫度計
  （1. 為避免燙傷寶寶）
  （2. 15分鐘可助退燒2度）
- OK繃
- 繃帶
- 無菌紗布
- 棉片
- 海水鼻噴劑（鼻內清潔）
- 羅馬洋甘菊精油：長牙，防止神經性休克
- 檸檬精油：動暈症（暈車）
- 義大利永久花（蠟菊）精油：情緒衝擊、休克、憂鬱
- 藥用薰衣草精油：情緒不安、預防蝨子、皮膚紅腫、燒燙傷
- 桉油樟精油（舊稱羅文沙葉）：感染、呼吸系統疾病、發燒
- 阿斯匹靈
- 乙醯胺酚（普拿疼主成分）

1 ▸▸▸ 善用精油讓孩子常保健康

照料孩子的健康其實比父母想像得更為簡單。雖然幼兒較為脆弱，您的寶寶比您認為得更為有抵抗力。只要注重衛生，提供孩子安定溫暖的家庭環境，善用常識，就能讓他們身心健全地成長。不可否認，育兒之路上必然會面對寶寶哭鬧、消化與呼吸道問題、流鼻水或惡夢的困擾，但這些日常小事很快就會被拋諸腦後。小小微恙會趕走上一次不適，一個大大的微笑和愛的抱抱就能使這些小問題變得微不足道。人生就是從經驗中學習。有時孩童就和大人一樣感到不適，但並非真的生病。成長之路就是如此，有高有低。

您是孩子的守護天使

您的孩子煩躁不安、神色憔悴、胃口不佳，您立即就能察覺，這是正常的，因為是自己的孩子。切莫忘記，身為父母，您最了解自己的小孩。您是孩子的守護天使，只有您能夠立即判斷孩子是否有異狀——異常的安靜沈默，或是不尋常的躁動緊張：孩子的整體態度經常比任何特定症狀更能透露他的健康狀態。若小孩雖然稍微發熱或挫傷，但仍正常玩耍，則無需過度擔憂。相反地，若孩子突然對他的小世界漠不關心，儘管沒有任何特定醫學症狀，仍須留心觀察。如果沒有很快改善狀況，即應諮詢醫師意見。

自行用藥，沒錯，但是……

若您希望以自然且有效的方式治療孩子日常的輕微不適，精油是再適合不過了。但要注意的是，許多人往往妄下定論而導致錯誤觀念；事實上，芳香療法並不算是溫和的療法。精油是極濃縮的植物萃取物質，因此不僅有效且作用迅速。這也表示使用精油時必須謹慎精確，用於療護兒童時更是如此，這點與使用藥物並無二致。但精油與藥物不同之處則在於精油更加順應人體機制與幼童體質，並有助強健體魄，增加免疫力；簡言之，精油有助於養身健體，不僅可迅速見效，亦有長期助益。例如，以精油療護各種冬季呼吸道感染（感冒、喉炎、鼻竇炎等）可避免或減少使用抗生素。濫用或重複使用抗生素可能有害健康。短期而言，臨床已證實兒童若接受抗生素治療，之後較容易復發；長期而言，可能干擾腸道菌群或誘發潛在慢性病。

芳療並非一切

某些精油不可或不建議用於幼童。兒童並非縮小版的成人，因此不能夠直接使用與成人相同配方而減少劑量，這絕非正確方式！

最後，小小割傷或短暫失眠與不斷復發的耳炎是不可相提並論。若沒有改善症狀，就該尋求協助。若有任何異常的狀況，應立即諮詢醫師；唯有醫師才具備診斷資格。我們在本書中會不斷提醒您這個建議。

不過，也再重申一次我的觀點，最常見的不適都可以居家療護，幾瓶精油就足以解決 75% 的問題。

2 ▸▸▸
關於寶寶的二三事

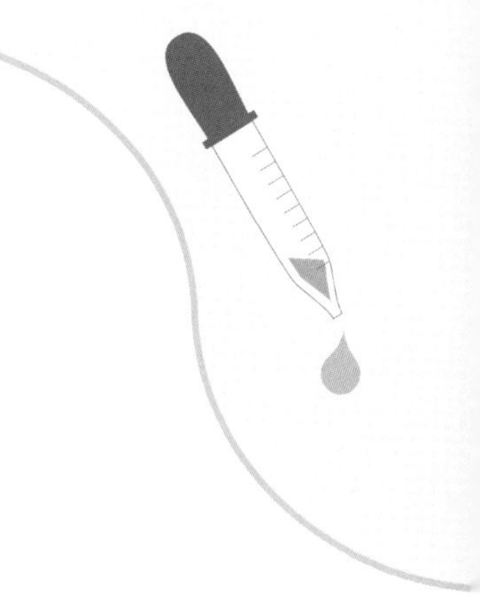

每個寶寶的出生都是生命的奇蹟。新生兒是成長中的小生命，完全依賴爸媽：進食、穿衣、保護、成長茁壯，一切都需父母照顧。我們在本書中將不斷重申一個觀念：小孩並非迷你版的成人，因此不能以成人方式待之，不論是飲食或療護皆然。兒童的許多器官在較晚階段才會發育成熟，例如大腦直到成年期時才會完成發育。

呼吸系統、免疫系統、皮膚等都需要時間漸進發展，兒童對於外在侵襲的抵抗力也較弱，因此在開始使用各種精油療護輕微不適之前必須理解並針對兒童的生理需求。每個孩子的體質也各有不同：有些寶寶有過敏體質、溼疹；有些孩子討厭洗澡，有些則很喜歡。總之，父母必須注意孩子的反應與喜惡，以了解他們深層且自然的需求。

您與寶寶的一步一腳印

孩子從出生那一刻起，就以驚人的速度不斷成長進步。以下是嬰幼兒階段逐月逐年的成長歷程。

0至1個月寶寶——歡迎到來！

- 每天進食5至8次（奶瓶或母乳哺餵）：進食時間不規則，喝奶能讓寶寶平靜，感到身心滿足。半夜喝奶的時間會逐漸延後到清晨。
- 早晚對寶寶而言沒有區別。
- 只能很短暫的抬起頭。
- 手通常呈現握拳狀態，把東西握在手心是反射動作。
- 對著寶寶微笑時，他們也會以微笑回應（有時候！）
- 每天睡眠時間可長達20小時，入睡次數達10至18次。
- 清醒且沒有哭泣時，會看著周遭事物。嬰兒一開始只會凝視，但一個月大之後會開始以視線跟隨移動的物品或人。他們認得爸爸媽媽的聲音、味道和撫觸。

此階段可使用的精油：

0至1個月的寶寶不可使用精油，除非經醫師指示。

1至3個月寶寶——發現世界

- 一天吃5餐。
- 可以抬起頭了。
- 手掌較容易展開，如果把東西遞到他們手上，他們開始會「有意識地」閉合手掌。
- 會在別人對他們微笑前先自己微笑。
- 開始發出咿咿阿阿的聲音。
- 一天可睡18小時，時段也是視寶寶自己的生理節奏而定。

此階段可使用的精油：

1至3個月的寶寶不可使用精油，除非經醫師指示。

香草：為寶寶量身訂做的精油

自出生那一刻起，寶寶就開始受到各種嗅覺的刺激，對寶寶的身心健康，甚至生命安全都至關重要。在新生兒理論中，香草精油能有效增加中期（32-34 週）早產兒存活率且有助其發展成長。

相關研究成果最早於2007 年出版，證實精油香味確實能夠拯救生命。這項研究是由特拉斯堡應用生理學研究中心（CNRS）研究人員呂克・馬里埃（Luc Marlier）、新生兒學家讓・梅瑟（Jean Messer）與小兒科醫師克里斯多夫・高格萊（Christophe Gaugler）共同完成。中期早產兒經常有呼吸暫停現象，這也是醫師們最大的顧慮，因為他們神經系統尚未發育完全，呼吸暫停可能對心臟造成危險且在許多案例中導致死亡。若在早產兒保溫箱中釋放香草精油，可減少82% 的呼吸暫停，香草的療效因此獲得證實。相較於在此情況下典型使用的藥物——咖啡因，香草明顯更為有效且安全。咖啡因確實能讓寶寶維持呼吸，但同時也會擾亂其心臟規律、睡眠、消化，甚至腦部血液循環……在成人身上也同樣有這些效果。

在家中您也同樣能夠重現如此療癒的氛圍，促進寶寶的身心安樂，不論寶寶是否為早產兒。詳情請見第 127 頁「寶寶身心健康」。

* 欲得知芳療聞香法對健康之助益，請參考作者另一著作《100 種反射：精油聞香法》（*100 réfexes huiles essentielles à respirer, Leduc.s Éditions*）

4 至 5 個月寶寶——小娃娃

- 每天吃4 餐，也可嘗試煮熟的蔬菜或是攪碎的水果。
- 會把腳放到嘴裡，玩自己的手。
- 會拿住物品（玩具等）且放到嘴裡。
- 會用手支撐起身體，想要爬到遠一點的地方，不過目前還無法做到。但會比你想像的更快！

- 會大聲笑。多快樂啊！
- 會咿咿阿阿說個不停，彷彿在說長篇故事。說不定真是如此，誰知道呢？
- 每天睡16個小時。有些寶寶會開始模仿家人的規律，這對筋疲力盡的父母而言真是鬆了一口氣，不過並非所有孩子都會如此。
- 所有嬰兒時期的原始反射都消失了。（例如把一根手指放在嬰兒手心時，他們會緊緊握住）
- 會用目光跟隨移動的人或物，聽到聲音時會把頭轉向聲音的方向。
- 可以開始帶寶寶到游泳池，但僅限於寶寶專屬泳池，因為那裡的水溫較高，環境也較成人游泳池更為安全。

此階段可使用的精油：

僅限本書所列配方，且須嚴格遵守劑量標示。
請勿擅自自行用藥以免導致風險！

6至7個月寶寶——探索世界

- 每天吃4餐，且開始真正嘗試新的味道，例如蔬菜泥（胡蘿蔔、馬鈴薯）。好奇怪的味道啊，跟喝奶完全不同。每次應只嘗試一樣新食物，而且少少的量就夠了。
- 開始長牙了（痛痛）。
- 開始探索周遭一切事物：自己的身體、伸手可及的物品、絨毛玩具、圍兜、襪子、牙刷、鑰匙圈……一切都令人興奮！
- 可以支撐自己坐著，自己轉身（轉頭、背），能夠自己翻身。抓緊機會拍張照留念，寶寶停住不動的時間不會長久了。
- 開始爬行，用屁股或任何可用的方法前進。不論如何，請給寶寶鼓勵！
- 可以用手指更精準抓住物品，也可換手拿。
- 開始會不停重複幾個音節，「啦啦啦……」說個不停。請以耐心與包容對待寶寶，您小時候也曾經歷同樣的階段。

- 每天可睡16小時，寶寶的夜晚逐漸平靜了。爸媽的好消息！

此階段可使用的精油：

僅限本書所列配方，且須嚴格遵守劑量標示。

請勿擅自自行用藥以免導致風險！

8至9個月寶寶——瘋迷安全毯

- 每天吃4餐，開始接受新的口感，例如切碎的水果或果泥／糖煮水果。但吃在口中還是感覺很奇怪，不是嗎？跟寶寶習慣的口感好不同，不容易啊！
- 可以自己坐起來，開始用四肢在家中爬行一小段路。
- 能夠以大姆指與食指夾住物品或餅乾，寶寶手指變得很靈活了。
- 喜歡把玩一切物品，把東西丟來丟去、打破、藏起來：「我是我的玩具的主人！」
- 至少有一條愛不釋手的安全毯，但還是要經常丟進洗衣機清洗哦。
- 叨叨不休地重複幾個音節「啦吧咔達吧……」，如果你覺得厭煩，別只想耳根清淨，要想著：這是個頭好壯壯的健康寶寶！
- 在不認識或不熟的人面前會害羞甚至不信任；會轉身避開他們的目光，逃到爸媽的懷抱中。此時並非教孩子寒暄禮節的最佳時機，之後您就會明白了。
- 每天不會睡超過15小時，其中晚上可連續睡9至12小時。開始會拒絕去睡覺（分離焦慮的開始），不過會自己想要午睡大約2小時。

此階段可使用的精油：

僅限本書所列配方，且須嚴格遵守劑量標示。

請勿擅自自行用藥以免導致風險！

10至11個月——寶寶到處爬行

- 每天吃4餐，總是用手玩食物，或是翻弄糖煮水果：黏黏的，太好玩了！
- 四肢並用的寶寶不僅能到處爬行，而且速度驚人；也可以扶著東西（大人的手、凳子、圍欄）自己站起來（但還是會搖搖晃晃）。
- 開始可以拿著杯子喝水，如同其他物品一樣，不需刻意用力就很容易把杯子拿住。這也是衡量寶寶力量突飛猛進的好方法，不過最好別用易碎材質的物品。
- 可以重複簡單且聽過多次的單字，像是「爸爸、媽媽」。
- 會拍手表示「好棒」，或是用胖胖的小手打招呼或說拜拜。
- 每天可睡14個小時；晚上12小時，白天2小時。

此階段可使用的精油：

僅限本書所列配方，且須嚴格遵守劑量標示。

請勿擅自自行用藥以免導致風險！

12個月寶寶—— 滿周歲了！

- 您的孩子在第一年中已長高25公分。
- 還是每天吃4餐，也開始喜歡可用叉子切碎的食物，蔬菜泥、切碎的肉類或魚都好。比較麻煩的是寶寶開始進入用手吃東西的階段。把食物放進口中再拿出來，手上沾滿蔬菜泥，歡喜不已地再放回嘴裡……預先準備好海綿、清潔劑、紙巾和耐心。
- 開始蹣跚學步，逐步向前邁進！但要小心隨時在旁監督。
- 開始認得鏡子裡的自己，而且欲罷不能。是的，你就是最美的！毫無疑問！
- 看到杯子就想拿來喝（小心酒類飲料），看到食物就想拿來吃。會試穿媽媽的細高跟鞋和爸爸的蛙鞋。讓父母有點吃不消，但常常鬧笑話。

- 手上可以同時拿住好幾個物品。會把小東西放進大的物品中。
- 除了會叫爸爸媽媽，也開始會說兄弟姐妹或保姆的名字。（有時會縮短名字，例如把安娜叫成安安，或是克里斯多夫變成多夫）。聽得懂「好棒」、「再見」、「拿著」、「給我」……總之，開始認識寶寶小世界裡的單字。
- 會用手指指出物品，有時是表達想要，有時是要告訴我們。
- 每天睡14小時，其中有2小時午睡。

此階段可使用的精油：

僅限本書所列配方，且須嚴格遵守劑量標示。

請勿擅自自行用藥以免導致風險！

15個月——不再是小寶寶了

- 開始可以自己用小湯匙吃飯。
- 走路走得很好，會自己站起來：可以自己站立後就不再是小寶寶了。
- 會爬樓梯，但還是四肢並用；家長還是要小心避免危險。
- 會用玩具擺設場景；展現高度藝術才能。
- 喋喋不休說個不停，雖然可以聽得出幾個單字，但沒有特別意義。
- 會自己脫鞋子。
- 開始會塗塗寫寫一些線條或畫圈圈。
- 每天不會睡超過13小時。

此階段可使用的精油：

僅限本書所列配方，且須嚴格遵守劑量標示。

請勿擅自自行用藥以免導致風險！

18 個月——家務小幫手

- 每天吃4餐，越來越能接受更多樣的飲食，包括非攪成泥的食物（奶還是主食）。不再像小寶寶一樣喝奶了，會自己用杯子喝奶。
- 開始會拒吃某些食物；若還沒有這樣的狀況，也只是遲早的問題。
- 會爬上爬下樓梯（如果有大人協助的話），寶寶很喜歡。可以自己在椅子上坐下，不過有時有點驚險。
- 會丟球，不過還不會撿球。
- 有著藝術魂，會用玩具擺設更複雜的場景。
- 愛把東西弄亂……但最棒的驚喜是，寶寶也愛整理！別錯失良機：讓他們學著把自己的雜物放進專用的箱子或盒子裡。「每件東西都要物歸原位！」要求他們幫忙一些小小的家務整理工作：把櫃子裡的鞋子排好，把乾淨的襪子整理好放進抽屜等。
- 已經學會講十幾個單字，雖然有時候還說不標準，需要您解碼一番。能理解別人要求他做的事。
- 會自己脫衣服（不過有時會挑錯時機）。會模仿大人所有動作（用吸塵器吸地、用海綿擦洗……）貨真價實的家務小幫手，不分性別，男生也跟女生做得一樣多。
- 不一定會完成畫的圖，但很喜歡以各種顏色塗鴉，特別是在客廳牆上！
- 每天睡13小時。午睡的時間可能稍微延長（2至3小時），因為有時晚上會有怪獸和惡夢。不論如何，夜晚入睡並非簡單小事。

此階段可使用的精油：

僅限本書所列配方，且須嚴格遵守劑量標示。

請勿擅自自行用藥以免導致風險！

24 個月—— 不要，不要，還是不要！

- 您的寶貝在第二年中已經長高約10公分。

- 會在餐桌上說「不」了嗎？這個情況大約會持續半年至一年，爸媽得耐心等待了。寶寶會對許多事說不，要有心理準備這將是今年寶寶最愛說的字。雖然他已經會自己吃飯，讓爸媽照顧容易多了。
- 會要求喝水、吃東西。可以稍微聽寶寶的話，但不要讓他主導吃的食物或任意要求，父母必須堅定立場。
- 幾乎可以自己控制大小便了（大致從一兩個月前開始）。持續規律地在吃完飯半小時後鼓勵寶寶上廁所，努力終於有成果了！
- 會跑步、踢球。可以帶寶貝到一般的游泳池試試看，找一個安靜的小角落；但有些寶貝不喜歡氯的氣味或噪音。
- 會用玩具擺設合理的場景（例如用小木塊建造房子）。
- 幫寶貝準備第一支牙刷：選擇造型可愛、刷毛柔軟、手把好握的牙刷，以簡單的方式教他刷牙。不要用牙膏，兒童牙膏也不行，寶貝太小了！
- 會自己穿衣服（但穿得亂七八糟），也會幫玩偶或娃娃穿衣服，會把娃娃放在嬰兒車裡。
- 喜歡獨自玩耍而非跟團體一起；如果強迫他跟別的小孩玩，可能會變得有點侵略性。
- 也喜歡自己做很多事，如果阻止他會讓他生氣。總是說「不」，不論什麼事都說不要。
- 洗完手後會自己擦乾。太棒了！
- 認得出照片中的自己，也說得出身體的部分，喋喋不休說個不停，但還不會說自己的全名。
- 不會再塗塗寫寫，但可以抄寫一個筆劃（歪七扭八的）或句點。
- 每天睡13小時。建立寶貝的睡前儀式：如說故事、整理房間等。午睡的睡眠經常比夜晚更加平靜。

此階段可使用的精油：

僅限本書所列配方，且須嚴格遵守劑量標示。

請勿擅自自行用藥以免導致風險！

理論身高

統計顯示「正常」2 歲男生身高應為85.6 公分，女生則是84.3 公分。這數字未免過於精確，而顯然不盡符合現實。這只是平均數字。若您的孩子在平均值上下6 公分以內都是完全正常的。（編註：此為法國平均值，台灣衛福部國健署2018 公告：2 歲男生身高介於82.1 ～ 93.6 公分；2 歲女生身高介於80.3 ～ 92.5 公分。）

30 個月——寶寶長大了

- 您的孩子開始可以跟大人同桌吃飯，吃的東西幾乎跟大人沒有不同，只是數量較少。寶貝發現這是友善且充滿冒險的時刻（嘗試新口味）。不需要再叫他吃飯，孩子自己吃得很好，事實上，他在餐桌上的表現算是合乎禮儀，雖然有時會有暫時退步。
- 可以踮起腳走路，在粗糙不平或傾斜的地面上跑跑跳跳。開始對自己的身體感到好奇有趣。
- 會用玩具，如方塊或樂高打造越來越複雜的場景。會以顏色聯結物品，完成簡單的拼圖。
- 能夠說出周遭的5 個物品，例如窗戶、床。
- 還是經常會說「不」，特別是對爸媽，但比較不那麼叛逆了。
- 如果有大人幫忙而且不趕時間，可以幾乎正確地自己穿好衣服；但如果趕時間（「快點……沒時間了！」），只會伸出手臂或腳讓大人幫他穿好。
- 可以模仿畫出圓形（只是不太圓）或是橢圓形。
- 每天還是睡12 小時，其中有2 小時午睡時間，因為夜晚還是有可能睡不好……但開始可以睡在真正的床上，不需要柵欄了。

♦此階段可使用的精油：
僅限本書所列配方，且須嚴格遵守劑量標示。
請勿擅自自行用藥以免導致風險！

3歲——「為什麼？」

- 很愛自己上下樓梯，跌倒也是在所難免。
- 狂踩三輪車後也有一些比較安靜的活動，像是串珠珠或是用方塊積木打造頗為精巧的人物。興趣廣泛。
- 為什麼？是的，為什麼寶貝整天問您為什麼？因為他對所有事物都感興趣。您不是嗎？
- 會分辨「你」、「我」的主格與受格。如果您還以兒語跟孩子說話，現在應該停止了。他現在開始可以依據他聽到的語言自己創造句子和用語。
- 可以自己幫娃娃或人偶穿脫衣服，會把玩具或您手機的外層剝掉。
- 觀察寶貝用哪隻手拿玩具或畫圖，即可幾乎確定他是慣用左手或右手（雙撇子則會無差別兩手皆用）。
- 會數到3、5、7或甚至10，也會不少單字、認得顏色、會動詞變化，自己用形容詞造句。
- 很喜歡跟其他小孩玩耍、做朋友。這來得正是時候，寶貝開始對他人產生興趣的同時，也剛好是上幼兒園的階段。首次體驗在餐廳團體用餐……。
- 知道自己是男生或女生。不過，男女生的煩惱也即將來臨。
- 可以模仿畫十字，會畫「蝌蚪人」（通常以圓圈表現頭，以線條表現四肢）。
- 比較有自信，但還是會要爸媽幫他提出要求或主張自己的權利，例如溜滑梯時有人搶了他的位置。
- 可以控制大小便，夜晚時也幾乎沒有問題。
- 如果還沒有做到，現在該是時候完全戒掉奶瓶、乳頭、奶嘴或其他口腔替代品了。這個習慣不僅會妨害牙齒發育，對未來正確發音，甚至語言學習也不利。

- 每天睡眠時間仍是 12 小時。還是會怕黑，床下的怪獸、可能從窗戶進來的外星人，或害怕一個人。有些小孩會需要小夜燈或讓門開著好「看到爸媽房間的燈光」。

此階段可使用的精油：

僅限本書所列配方，且須嚴格遵守劑量標示。

請勿擅自自行用藥以免導致風險！

理論身高

統計顯示「正常」3 歲男孩身高應為 94.2 公分，女孩則是 92.7 公分。再次提醒，這只是平均數字。若您的孩子比平均值高 7 公分也是完全正常的。（編註：此為法國平均值，台灣衛福部國健署 2018 公告：3 歲男生身高介於 89.1 ～ 103.1 公分；3 歲女生身高介於 97.9 ～ 102.2 公分。）

4 歲——馳騁的想像力

您的孩子現在可以跟大人一樣好好吃飯，只是份量較少。

- 頭好壯壯的寶貝：踩腳踏車，跑跑跳跳，游泳，把球擲回，開始學騎真正的腳踏車。
- 靈活敏捷，可以單腳站立。
- 動作精準，會用剪刀剪紙（請用圓角剪刀）。
- 鬼靈精，會用方塊積木造出令人難以置信的形狀，逃離現實，進入想像的世界。
- 聽得懂較複雜、表達空間概念的句子（那裡，後面……）。說個不停，問許多問題。他不是過動，他只是 4 歲的孩子。
- 雙手靈巧，會模仿畫出方形，會畫「觸手人」（身體為圓形或長方形的人形畫，有著細長手臂與手指），喜歡畫畫，收集彩色筆，畫畫時愛超出畫紙，畫在客廳白色大理石桌上。

- 想像的朋友佔去寶貝許多時間，但也開始有真實生活的朋友：開始探索友誼，學習家人以外的情感關係。
- 如果您之前逃過了「為什麼」的轟炸，現在要開始了！
- 您會讀書給寶貝聽，跟他說簡單且具體的故事嗎？改變聲音語調，帶領他進入想像的世界！
- 每天睡 11 小時。如果晚上睡得好，可以睡 10 至 12 小時，有時會午睡，但不是每天。

此階段可使用的精油：

僅限本書所列配方，且須嚴格遵守劑量標示。

請勿擅自自行用藥以免導致風險！

早起鳥或是貓頭鷹？

有些小孩是早起鳥兒，他們晚上 7 點就會開始疲倦。接近睡覺時間時，注意觀察肢體訊號（睡眼惺忪，吸吮姆指，玩弄頭髮或耳朵，或是突然過度興奮），讓寶貝上床睡覺。有些孩子是貓頭鷹，晚上 9 點還在蹦蹦跳跳。堅定地告訴他們 9 點半就得全部上床睡覺。除了聖誕夜與假日以外，睡覺時間沒得商量，一定得遵守。

5 歲——堅持己見

- 您的寶貝什麼都會吃一點，除了他不喜歡的食物之外！而且不喜歡的食物可能很多。
- 會自己綁鞋帶、單腳跳躍、踢足球或跳繩、跳房子……細數不盡。
- 會畫複雜的形狀（樹、房子、動物），畫的人形越來越寫實，有許多細節，例如衣服。會玩更複雜的拼圖（50 片）。

- 知道自己的年紀，總是專注傾聽，全神貫注地觀察。會造清晰有條理的句子，堅持己見。
- 會分辨早上與下午。
- 比較早熟的小孩會要求到朋友家過夜……其他則是等明年才會做此請求。在學校，小朋友有時需和團隊合作……這是全新的體驗。
- 每天睡 11 小時，睡前儀式逐漸減少。爸媽應提早明確宣布睡覺時間並且嚴格遵守，不過如果孩子不想要可以不睡午覺。

此階段可使用的精油：

僅限本書所列配方，且須嚴格遵守劑量標示。

請勿擅自自行用藥以免導致風險！

依性別分類兒童常見疾病

女生常見疾病	男生常見疾病
▪ 草莓血管瘤	▪ 氣喘
▪ 幼年型類風濕性關節炎	▪ 色盲
▪ 泌尿道感染	▪ 讀寫障礙（請見本書第 173 頁相關說明）
▪ 麩質不耐症	▪ 夜尿
▪ 良性夏季日光疹	▪ 腹股溝疝
▪ 髖關節脫位	▪ 過動症
▪ 頭蝨	▪ 類過敏性紫斑症
	▪ 流鼻血

※芳香療法對於某些病症有所助益，可於本書中找到相關說明。其他病症則否（如脊椎側彎或腹股溝疝）。

6 歲——幾可生活自理

- 您的寶貝自出生起已成長將近60 公分，自3 歲起每年約長高6 公分。
- 用餐時開始能夠自己把肉切成小塊。
- 能夠雙腳合併跳、自己扣扣子、拉上拉鍊。
- 會在句子中加入抽象的說法（假期、死亡、愛……），分得出左右邊。
- 畫人形時會用寫實的顏色：媽媽金黃的髮色，或是爸爸的灰髮。
- 知道有10 隻手指，而且會把手放在您的面前讓您知道（寶寶你好棒），會算星期幾，而且會整天複誦（說得很好，我的小天使）。
- 睡午覺？那是小呆瓜才做的事！

此階段可使用的精油：

僅限本書所列配方，且須嚴格遵守劑量標示。

請勿擅自自行用藥以免導致風險！

7 至 10 歲——理性時代

- 您的孩子已然來到理性時代，可以在社會中生活，已學會遵守規範，會分辨以法律與道德觀點而言有權利做與不可以做的事。
- 不能再跟他說哄小孩的話了：他長大懂事了。幾乎在各方面都是如此。「媽媽，媽媽？你在嗎？」
- 動作靈活矯捷，身體平衡良好。10 歲已來到兒童時期尾聲，開始進入青少年期。
- 房間是屬於他的空間，由他自己管理、整理，隱藏自己的秘密。請尊重他的私密空間，他的秘密花園。
- 不再畫人形娃娃，而是人物畫，有時是側面畫，以寫實的比例呈現。
- 在學校開始學閱讀、寫字、算術、專注、工作、思考。越接近10 歲時，孩子的抽象理性思考能力也日益進步（例如數學）。
- 約10 歲時，孩子開始有一位要好朋友；可以單獨出門（到學校、保姆家、麵包店……)。該是開始討論零用錢，交給他家裡鑰匙的時候了。

- 能夠組100片以上的拼圖。
- 第一次戀愛，第一次熱衷運動；靈活敏捷，舉止成熟：孩子開始以自己的才華能力挑戰世界。
- 每晚睡10小時。午睡？那已成久遠的歷史了。

此階段可使用的精油：

僅限本書所列配方，且須嚴格遵守劑量標示。

請勿擅自自行用藥以免導致風險！

為樂趣而寫作！

在這一年中，鼓勵您的孩子以寫作為興趣，例如寫私密日記（爸媽務必禁止自己閱讀孩子的私人日記）。目的是讓他了解在學校花了這麼多時間學習寫字，並非只是為了唸完課本，而是從中享受樂趣，也取悅別人。如果全家去度假旅行，不妨提議孩子寫明信片給祖父母或朋友。

3 ▸▸▸
兒童芳香療法 14 個 Q&A

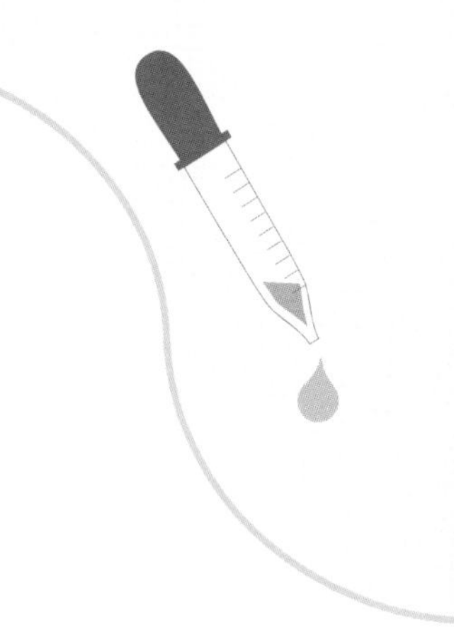

Q1. 精油是什麼？

精油是萃取自植物分泌的芳香易揮發物質，植物香味的具體物質，真正的濃縮精華。您剝下甜橙皮或經過松樹或尤加利樹時所聞到的就是其精油香味。精油可能萃取自植物各個部位：葉子（如尤加利樹）、花朵（如洋甘菊）、樹皮（肉桂）、樹木（雪松）、果皮（如檸檬、甜橙）或其他不同部位：種子、果實、果子、球根等。

Q2. 精油是如何萃取的？

大部分精油是以蒸餾法或蒸氣萃取。以壓榨法萃取者（如柑橘皮）則稱為精素（essence）。

精油對我們而言代表植物的芳香，但對植物而言，這些香味複合物則是攸關生存的武器。精油可保護植物不受日曬、疾病與掠食者之害；精油也具有殺菌與抗生素特性，有助其復原與癒合。植物、樹木、水果、蔬菜等，這些生命若沒有精油，幾小時內就無法生存。

使用蒸餾自植物的精油，我們也得以享受其所有益處。

Q3. 精油的呈現方式為何？

精油以小玻璃瓶保存（藥師則使用較大瓶子以利製劑作業。）您可能會覺得小小一瓶精油價格卻很昂貴，但精油功效強大，每次使用時僅需數滴，一小瓶精油可供長久使用。若在症狀出現初期即善用精油，幾天內就能治癒不適；而用量微乎其微。再者，精油保存期限長達數年；儘管法定有效日期為5 年，但幾乎可永久保存。因此，精油芳療事實上反而經濟實惠。

精油亦可製成調合配方、噴霧劑或按摩油。實驗室人員認為這些產品多少有其功效。本書亦有推薦幾項我們認為配方良好的產品。當然您也可尋求其他信譽良好的產品與品牌。不過要知悉並非所有產品都有功效；並非所有宣稱含精油成分的產品皆為優良產品。購買應先提出幾個問題：產品確切含有哪些精油？比例為何？用途為何？若您所提出的問題無法得到商家令人滿意的回覆，或說明書未能明確提供資訊，則不應信任該產品。

您亦可請藥師提供特別調製的精油配方。本書提供多種鼻滴劑、滑石粉或塞劑配方，可至藥局取得。這些配方幾乎不可能在家自行調製（請見本書第57 頁「4 個您不應該嘗試以可可脂自製塞劑的理由」相關說明），且某些配方成分包含僅可由藥師特別調製的精油（非市售標準瓶裝精油）。

Q4. 精油如何作用？

精油對身體有不同作用方式，具有止痛、抗痙攣、消除充血功效，也可助消化，為皮膚消毒，減緩壓力或橘皮組織，加速復原……總之，所有疾病都有其對應之精油！取決因素則是植物種類、來源、萃取之部位與所製成之精油。

Q5. 我們是否能以一種精油取代另一種？

不可以，除非您是芳療專家。如同植物療法，每種精油（芳療）都有特定成分，形成多種分子的組合。這些分子的名稱看來可能有點奇特，例如酮類、酯類、內酯、酚類、萜烯等。化學家無需嗅覺也能夠透過分析辨別精油的名稱：活性分子的組成就是精油的身分證，也是履歷。依據活性分子的濃度，精油具有抗發炎、調理或紓壓、止痛等功效。

此外，所有精油毫無例外皆有抗菌功效（有些甚至有抗生素效用）。且所有精油皆同時具有數種療效，因為每個精油都包含多種不同分子；功效最多元的精油甚至有高達250 種分子，例如薰衣草！藥物則恰恰相反，只有一種或兩種活性分子。因此每種精油都能夠有助緩解數種不適；而合成藥物通常只能治療一種問題。

精油有效成分小常識

醇類（沉香醇、側柏醇、牻牛兒醇……）

- 很好的抗感染功效 ＋＋＋
- 很好的抗菌功效 ＋＋＋
- 很好的抗真菌功效 ＋＋＋
- 絕佳的刺激免疫功效＋＋＋
- 很好的健神經功效 ＋＋＋
- 具多種功效且易於使用於兒童

注意事項： **在兒童芳療中，醇類 * 含量最高的精油具有最佳最抗感染功效。可用於肌膚，甚至可用純精油，安全無虞。其安全性近乎完美。**

* 醇類與飲用的酒精完全無關，飲用酒精又稱乙醇，而精油中不含任何乙醇。

舉例：

- 側柏醇百里香精油、沉香醇百里香精油、牻牛兒醇百里香精油
- 真正薰衣草精油
- 芳樟葉精油
- 茶樹精油

酮類

- 絕佳的化痰功效（化痰以利祛痰，並幫助呼吸）＋＋＋＋
- 絕佳的抗寄生蟲功效＋＋＋＋
- 絕佳的抗病毒功效 ＋＋＋＋

注意事項：過高劑量的酮會對兒童造成神經毒性；本書通常不採用含酮量高的精油，義大利永久花精油與馬鞭草酮迷迭香精油為例外，其療效顯著，但需謹慎使用，且僅可外用（塗抹皮膚）

舉例：

- 義大利永久花精油
- 樟腦迷迭香精油
- 薄荷精油

香豆素

- 絕佳的神經鎮定劑，甚至有安眠作用 ＋＋＋＋

注意事項：一般而言，香豆素含量較高的精油會以口服方式使用，原因是若用於皮膚而受日曬時，有些人可能會出現皮膚斑點。事實上，此一性質有其功用；日曬油中含有佛手柑成分，但濃度極低且經高度稀釋以助其於肌膚上平均分布，呈現均勻古銅色。而純薰衣草精油若適量小面

積使用並不會造成任何皮膚問題。

自然界中存在數千種不同香豆素。由於香豆素具有強烈香味，調香師已進行深入研究此其自然成分。事實上具高香豆素濃度的精油也具有強烈的香味（香草、乾草、杏仁與草藥味）！

舉例：

- 真正薰衣草精油
- 香蜂草精油
- 佛手柑精油
- 阿密茴香精油

並非所有薰衣草可等量齊觀

真正薰衣草（*Lavandula angustifolia*）每公斤含1500 毫克香豆素，遠高於穗花薰衣草（*lavandula latifolia*），其每公斤僅含22 毫克。

萜烯醇酯

- 絕佳的消炎功效 ＋＋＋＋
- 很好的鎮靜安撫功效 ＋＋＋
- 良好的抗過敏功效 ＋＋
- 具解痙攣功效

注意事項：**萜烯醇酯對於減緩神經與皮膚方面不適有極佳療效，但需視個別狀況謹慎使用；不可誤用或過度使用。**

舉例：

- 羅馬洋甘菊精油
- 德國洋甘菊精油

- 摩洛哥藍艾菊精油
- 冬青精油
- 月桂精油
- 波旁天竺葵精油
- 紅桔精油

內酯

- 絕佳的化痰與祛痰功效 ＋＋＋＋
- 絕佳的利膽功效（促進消化）＋＋＋

注意事項：高劑量內酯可能引發身體反應（例如大量鼻涕或皮膚症狀）；只要遵循本書標明劑量則不會有任何風險。

舉例：

- 土木香精油
- 月桂精油
- 桉油醇香桃木精油

酚類（百里酚、香芹酚、胡椒酚……）

- 最佳抗菌功效 ＋＋＋＋
- 最佳抗病毒功效 ＋＋＋＋
- 最佳抗寄生蟲功效 ＋＋＋＋

注意事項：長期使用酚類會造成肝毒或皮膚過敏。因此，富含酚類的精油多半只用於成人。然而，由於其療效顯著，本書仍於某些兒童芳療配方中採用了審慎的劑量與安全無虞的使用方式。

舉例：

- 百里酚百里香精油、香芹酚百里香精油
- 牛至精油（也稱作野馬鬱蘭，而甜馬鬱蘭較適合使用在兒童身上）
- 冬季香薄荷精油
- 丁香精油
- 胡椒酚羅勒精油

Q6. 抗菌精油具有哪些特別成分？

強力的抗菌分子。熱帶地區國家飲食往往使用許多辛香料，越熱的國家吃得越辛辣。此一飲食習慣源自一個簡單的因素：辛香料富含許多精油，因此具有香味與強效，可有效保存食物，不論是熱或冷食、肉類或蔬果。在冰箱發明之前，辛香料（即精油）不僅是保存食物最佳方式，亦可增添食物風味；其歷史甚至可追溯至古埃及時代。法老王木乃伊即是以精油保存。精油使得這些古代皇室遺體得以如此完好保存，至今仍未受腐朽或細菌損害。

也許所有精油都可以防腐抗菌，但含有酚類與醇類的精油功效更為顯著。

本書偏好採用較適合兒童使用的醇類精油，其抗菌功效與酚類不相上下，但醇類不具任何毒性，內服外用皆安全無虞。

百里酚百里香或是側柏醇百里香？化學屬性詳解

我們使用精油時必須指明化學屬性。如百里酚百里香（*Thymus vulgaris CT thymol*）的化學屬性即是百里酚（thymol）。百里香有許多種類，而百里酚百里香則是最富含百里酚的種類；如此，專業人員就能知道他們所用的是抗菌效果最佳的百里香。側柏醇百里香（*Thymus vulgaris CT thujanol*）抗菌效果相對而言則稍低一些，但卻更為溫和，因此更適用於小朋友。芳香療法極為講究精準，只簡單說「百里香」永遠是不夠的；所有精油亦然。例如穗花薰衣草與真正薰衣草性質各異，樟腦迷迭香與馬鞭草酮迷迭香也不盡相同。

Q7. 兒童精油芳療有何益處？

芳香療法效果迅速且顯著，是立即見效且功效強大的療法。芳療令人感覺舒服、香味芬芳，可外用塗抹（媽媽或爸爸的觸摸也有助減緩疼痛，最難過的痛苦也能獲得撫慰），經常用於熱水浴或舒適的臥室中。最大的優點在於精油不僅具有療效，也有助提升自然免疫力；對皮膚、消化或神經系統，或支氣管都有良好功效，這一點格外加分，特別是對於成熟的免疫系統而言。

有關免疫系統的成熟

是否稍微打噴嚏時就需要看醫生呢？當然不是。依據醫師觀察，現今家長較以往更常為子女的耳鼻喉症狀至醫院求診，並要求醫師開立處方藥，有時甚至要求強效藥。然而，透過順應體質、自然且溫和的方式（鼻腔保健、強化體質）協助孩子建立免疫力才是更佳的選擇；而非只要身體稍有不適就直接使用系統性藥物，進而形成惡性循環。過度使用藥物（尤其是抗生素）對小朋友的健康將造成威脅：身體可能對抗生素產生抗藥性或罹患過敏（如氣喘等）。這些情況下，孩子的免疫力無法發展、自行抵抗感染。

再者，單憑輕微發燒或咳嗽難以診斷真正病症：過早就醫可能造成誤診，因而導致處方錯誤。較好的做法是先採用本書建議之療法。絕大部分狀況下應可順利解決不適。若幾天後不適狀況沒有明顯改善，則可尋求醫師協助。

呼吸道感染與精油芳療（概述）

芳香療法可避免系統性使用抗生素，且有助強化體質，防止再次感染，讓孩子健康度過冬天。重複感染的狀況過於頻繁，也是許多家長的恐懼。芳療也是唯一能夠淨化兒童臥室的方式，讓其他兄弟姐妹不至於持續把他們身上的細菌傳染給其他人。精油不僅可抗菌，也具有鎮定效果，有助小寶貝在鼻塞或支氣管過敏時依然能夠安然入睡。簡言之，精油能夠撫慰孩子，也讓家長更輕鬆。

大家都知道呼吸道感染是常見的兒童健康問題。有人說100 次鼻咽炎才能鞏固小孩的免疫力。具體而言，小孩在1 至6 歲間平均共會得66 次鼻咽炎，是這段期間最好發的疾病。一般也認為這類感染很容易有外溢效應。

兒童很少只有鼻子不適，通常會伴隨支氣管炎、喉炎或耳炎。請耐心等待，到6 歲或7 歲時就可具備免疫力，不會再飽受耳鼻喉細菌困擾。

何時應該就醫？

再次重申，兒童會建立其免疫力；免疫力須經歷各種不適才能建立，如發燒、重複發生的鼻咽炎、流鼻水等都是正常的。如果症狀輕微，不需要就醫，那對孩子沒有幫助。反之，若有以下狀況則應諮詢醫生：

- 發燒持續3 天以上
- 3 個月以下嬰兒發燒時
- 整體狀況令人擔憂（呼吸困難、嚴重疼痛、劇烈頭痛、持續疲勞或昏睡、嘔吐）
- 實施本書建議方式後，依然持續症狀。

當然，若有嚴重呼吸系統突發狀況也應該尋求專業醫護協助。

兒童與成人構造差異

兒童不是縮小版的成人。例如，孩童沒有額竇；且他們的器官都是迷你版：耳道較窄，耳咽管較短，體積較小，細支氣管直徑細小，扁桃腺較肥大。這些因素都容易導致分泌停滯與耳鼻喉感染。

5 種最常見兒童耳鼻喉科疾病

兒童的免疫系統尚未成熟。與健康的成人不同，他們易受各種細菌感染，四季皆然，因此沒有特別容易感染的耳鼻喉疾病，經常接連有耳炎、鼻咽炎、感冒與其他支氣管炎問題。嬰兒經常有耳鼻症狀；年紀稍長的兒童則易有過敏、喉嚨與鼻竇方面困擾。

1. 感冒（請見 254 頁）

鼻塞、流鼻水、小朋友平躺時會咳嗽，須避免可能併發症（耳炎）。

2. 鼻咽炎（請見 253 頁）

喉嚨紅腫、流鼻水（有膿液），有時會發高燒，所有症狀最多大約一週就會痊癒。嬰兒長期鼻咽炎可能是胃食道逆流，請向醫師諮詢確認。

3. 鼻竇炎（請見 271 頁）

2 歲以上兒童才會有此問題，2 歲之前請見篩竇炎（183 頁）。

4. 咽峽炎（請見 107 頁）

可能是紅色（病毒性）或白色（細菌性），但不需要直接使用抗生素，絕非如此。

5. 耳炎（請見 231 頁）

須正確治療以免惡化形成慢性耳炎。

同時請見急性支氣管炎（133 頁）與有痰咳嗽（283 頁）相關說明。

兒童禁止使用的精油

- 苦艾精油
- 西洋蓍草精油
- 菖蒲精油
- 蒔蘿精油
- 八角茴香精油
- 洋茴香精油
- 艾草精油
- 艾菊精油
- 樟腦羅勒精油
- 波爾多葉精油
- 圓葉布枯精油
- 假荊芥新風輪菜精油
- 日本樟木精油
- 肉桂精油
（除非經專業人員建議）
- 藏茴香精油
- 雪松精油
- 土荊芥精油
- 薑黃精油
- 藍絲柏精油
- 薄荷尤加利精油
- 多苞葉尤加利精油
- 香科類精油
- 牛膝草精油
- 馬纓丹精油
- 頭狀薰衣草精油
- 薄荷精油；檸檬薄荷、辣薄荷與唇萼薄荷除外（辣薄荷不可用於嬰兒，唇萼薄荷只能用於抗蝨配方）
- 芥菜精油
- 肉荳蔻精油
- 香楊梅精油
- 牛至精油（甜馬鬱蘭除外）
- 香菜精油（歐芹、皺葉歐芹）
- 洋茴香桉油樟精油
- 樟腦迷迭香精油（除非經專業人員建議）
- 馬鞭草酮迷迭香精油（除非經專業人員建議）
- 芸香精油
- 綿杉菊精油
- 黃樟精油
- 鼠尾草精油
- 莎草精油
- 萬壽菊精油
- 側柏精油
- 莪述精油

必須謹慎使用的精油

- 丁香精油
- 永久花精油
- 綠花白千層精油

兒童可用，但嬰兒禁用的精油 

- 藍膠尤加利精油
- 辣薄荷精油

兒童體質反應

兒童身體的反應經常較強烈，甚至驚人，這是正常的。他們的身體反應較劇烈，容易把一切「搞在一起」（簡單的鼻炎卻引發消化道與其他症狀）。兒童的身體還無法調節發燒體溫，他們的身體將會逐步發育。當然，我們必須為他們治療，但我們也需要讓他們的身體自我防禦，自我療癒。往好的方面看，小朋友的身體對治療也同樣反應良好，特別是自然療法。植物、精油與順勢療法都對孩子的健康助益良多，從家長的親身推薦看來，他們也深感同意。

Q8. 為兒童與嬰兒使用精油時是否有特別需要注意的事項？

是的，所有活性產品皆然。一般來說，要記得精油的功效強大，正因如此，精油通常以很小的瓶子包裝。

1. 每次只需要用 1 或 2 滴，不能再多。務必遵照配方指示的劑量。1 滴就是 1 滴，不是 2 滴。每日應使用 3 次就不是 5 次。
2. 除極少數例外，純精油不能夠直接塗抹在皮膚上，必須以植物油（HV）稀釋後才能使用。

3. 以精油泡澡時，須先以中性基底油調合，否則精油會浮在水面，可能造成皮膚灼傷。但以基底油調合後就會變得非常溫和。
4. 某些精油不建議使用，甚至標明不可用於嬰兒與幼童。請勿擔心，本書當然不會出現這些精油。但您必須遵守「僅限兒童使用」的標示；意思是這些精油不得用於嬰兒（未滿30 個月）。為確保您的理解，本書會以此圖示標明：Bébé

在此前提下，遵循標示劑量正確使用，則精油不會造成任何危險；恰恰相反，精油將為您帶來莫大助益！

Q9. 精油使用方式有哪些？

有些精油內服效果更佳，其他則更適合外用。許多時候最理想的方式是多管齊下，以達最佳成效。若我們建議您使用複方精油，請不要限制自己只用一種精油，並遵守每個配方簡單明瞭的使用說明。

皮膚外用

這是年幼孩童最常見的精油使用方式。皮膚外用並非只局部治療粉刺或溼疹區域；事實上，精油會穿透皮膚，進入周邊與全身血液循環，進而產生內用的效果。

精油因此能夠治療全身性問題，在體內或與塗抹精油處截然不同的區域產生作用而無需口服。再者，簡單的按摩動作就能撫慰孩子，讓他們放鬆，特別是在一天結束的時候。小朋友通常很喜歡如此的溫柔與肢體接觸，不僅療癒，也是一種非語言的溝通。

塗抹區域	效果
後頸、太陽穴、額頭、耳垂、耳朵周圍	局部作用（頭痛、動暈症、耳炎）
胸部	肺部
脊椎	神經系統
腹部	內臟（腸道、肝臟、胃）
腳底足弓、手心、手腕（內側）、太陽神經叢	神經系統
全身	全身按摩＝整體功效（特別是紓壓功效）

所需劑量

本書精油控油口標準是1ml=40 滴，兒童用劑量估計為100 毫克（5 滴），每日5 次。例如，每次5 滴純精油，每日5 次。

調製10% 濃度，以下配方用於按摩：

- 精油3ml
- 植物油適量30 ml

取此配方中20 滴的調合精油等於內含2 滴純精油。

注意！有些精油塗抹於皮膚上可能造成過敏。先在小孩前臂內側做一點測試。此處皮膚很柔軟且敏感，滴上一滴調合精油後觀察幾個小時。如果沒有任何過敏紅腫反應，就無需擔心，可繼續依照指示劑量使用，小朋友的身體會接受。反之，若觀察到任何異常皮膚反應，則避免以外用方式使用此一精油（皮膚、黏膜）。

易造成皮膚反應的精油

（避免皮膚外用）

或者以植物油大量稀釋，或只在很小範圍謹慎使用1滴。

- 大蒜精油
- 印度藏茴香精油
- 大花土木香精油（禁止皮膚外用！）
- 羅勒精油
- 吐魯香脂精油（不可長時間使用）
- 祕魯香脂精油（不可長時間使用）
- 檸檬精油（果皮）
- 爪哇香茅精油
- 小茴香精油
- 丁香精油
- 月桂精油（可能導致過敏）
- 檸檬香茅
- 歐當歸精油（不可長時間使用）
- 瑪索亞肉桂精油（極易導致過敏！）
- 辣薄荷精油（除非只用在很小區域——其他薄荷禁止使用）
- 聖約翰草精油（易導致過敏）
- 洋蔥精油
- 摩洛哥野馬鬱蘭精油
- 希臘野馬鬱蘭精油
- 西班牙野馬鬱蘭精油
- 冬季香薄荷精油（禁止皮膚外用！）
- 紅花百里香精油
- 萬壽菊精油（禁止皮膚外用！）
- 濱海松精油（可能導致過敏）
- 百里酚百里香精油
- 龍腦百里香精油
- 檸檬馬鞭草精油

易引發光敏性皮膚炎的精油

（請勿於日曬前使用）

- 阿密茴香精油
- 當歸精油
- 佛手柑精油（果皮）
- 肉桂精油
- 枸櫞精油（果皮）
- 芹菜精油
- 檸檬精油（果皮）
- 萊姆精油
- 紅桔精油（果皮）
- 黑芥子精油
- 甜橙精油（果皮）
- 苦橙精油（果皮）
- 葡萄柚精油（果皮）

***注意！*以上精油皆不可用於嬰兒口服，除非有醫師處方。**

5 種兒童專用按摩精油

1. 幫助睡眠

- 真正薰衣草精油1 ml
- 甜馬鬱蘭精油1 ml
- 甜橙精油0.5 ml
- 甜杏仁植物油　適量15 ml

此按摩精油可助入眠；於夜間泡澡後使用。

2. 急救精油

- 芳樟葉精油1 ml
- 岩玫瑰精油1 ml
- 茶樹精油0.5 ml
- 波旁天竺葵精油0.5 ml
- 金盞花植物油 適量15 ml

此配方可塗抹或輕輕按摩，每次幾滴，每天2至3次使用於傷口或痛處直到復原。

3. 多用途耳鼻喉症狀精油

- 澳洲尤加利精油0.5 ml
- 桉油樟精油 2 ml
- 茶樹精油 0.5 ml
- 真正薰衣草精油 2 ml
- 瓊崖海棠植物油 適量15 ml

有支氣管炎狀況時，以此複方精油塗抹於胸部與背部；若是感冒或鼻竇炎，則使用於額頭與太陽穴；患耳炎時則擦在耳朵周圍。每日使用3至5次直至復原。

4. 「媽咪，我肚子痛！」

- 龍艾精油 0.5 ml
- 生薑精油 0.5 ml
- 月桂精油 0.5 ml
- 甜茴香精油 0.5 ml
- 瓊崖海棠植物油 適量 15 ml

小朋友肚子痛、便秘或腹瀉時，以此精油繞圈按摩腹部；若有需要可每日使用數次。

5. 「媽媽這裡癢癢！」

- 檸檬尤加利精油 0.5 ml
- 龍艾精油 0.5 ml
- 羅馬洋甘菊精油 0.5 ml
- 摩洛哥藍艾菊精油 0.5 ml
- 金盞花植物油 適量15 ml

在搔癢處塗抹此精油(皮膚過敏、溼疹……)；如有需要每日3至4次。

口服方式（精油內服）

口服精油須被視為藥物。若用藥說明為1 滴，就不可使用2 滴。請務必遵守劑量指示，並只可給孩子使用本書建議的精油；嚴格遵守指示的劑量與使用頻率。若使用過量，您的孩子並不會更快復原，反而可能產生不良反應。若依書頁上明確的劑量指示，則不會有任何狀況。

口服方式只適用於兒童（30 個月以上），不適用於嬰兒（30 個月以下）；不論何種劑型皆然：純精油、稀釋精油、膠囊、糖漿或任何其他形式。每次劑量為25 毫克，約1 至2 滴（本書1 滴精油約20 毫克。可加入方糖、一小匙蜂蜜或糖漿中）；每日使用3 次。

精油不溶於水，會浮在水面上。若要以花草茶或熱飲稀釋，使口味更能讓孩子接受，則可將精油混合於口服精油乳化劑（Solubol），精油乳化劑是百分之百天然且不含任何酒精的助溶劑。每1 滴精油對應9 滴口服精油乳化劑。若孩童需要1 滴精油，則你需將1 滴精油與9 滴乳化劑混合後加入飲料。本書每個配方都有詳細說明，您無需擔心。

注意！嬰兒不得口服精油。7 歲以下兒童，除非有醫療處方且具有證明文件，才能口服精油。

10 種兒童專屬芳療草本茶

1. 美肌茶（膿疱瘡、溼疹……）

✿ 薰衣草（花）10 g
✿ 三色堇（花）5 g
✿ 金盞花（花）5 g
✿ 牛蒡（根）20 g

將一茶匙綜合花草加入一杯水，加熱至滾，持續2 分鐘，之後讓花草浸泡5 分鐘。將花草濾除後加入1 滴以1 茶匙蜂蜜稀釋的檸檬精油。每天讓小朋友喝2 杯。

2. 支氣管炎

潤肺七花，以等比例混合：

- ✿ 錦葵
- ✿ 蝶須
- ✿ 虞美人
- ✿ 毛蕊花
- ✿ 藥蜀葵
- ✿ 款冬
- ✿ 紫羅蘭

將1茶匙綜合花草加入1杯水，浸泡5分鐘後仔細過濾。以1茶匙蜂蜜稀釋1滴側柏醇百里香精油並加入花茶中。每24小時給孩子喝3杯。

3. 神經緊張

- ✿ 苦橙（花＋葉）10 g
- ✿ 薰衣草（花）10 g
- ✿ 羅馬洋甘菊（花）5 g
- ✿ 山楂（頂部）15 g

將1茶匙綜合花草加入1杯水，浸泡5分鐘後仔細過濾。以1茶匙蜂蜜稀釋1滴紅桔精油並加入花茶中。給孩子睡前喝1杯；且若有需要，白天可喝1至2杯。

4. 發燒、發熱

- ✿ 接骨木（花）20 g
- ✿ 琉璃苣（花）20 g
- ✿ 椴花（苞片）10 g

將1茶匙綜合花草加入1杯水，浸泡5分鐘後仔細過濾。以1茶匙蜂蜜稀釋1滴生薑精油並加入花茶中。每天給孩子喝3至4次，每次1杯。

5 & 6. 蛔蟲、蟯蟲

✿ 羅馬洋甘菊（花）20 g
✿ 摩洛哥藍艾菊（植物）20 g
✿ 番瀉葉（葉）10 g
✿ 百里香（葉）10 g

將1 茶匙綜合花草加入1 杯水，浸泡5 分鐘後仔細過濾。以1 茶匙蜂蜜稀釋1 滴羅馬洋甘菊精油並加入花茶中。每天給孩子喝2 次，每次1 杯。

以等量純露混合：

💧羅馬洋甘菊純露
💧薰衣草純露

早晚準備1 點心匙混合純露（不加入花草茶或水）；以1 滴沉香醇百里香精油稀釋於8 滴賦形劑 Labrafil* 後加入此混合純露。新月與圓月時為孩子補充一次，持續2 至3 次。

7. 百日咳

✿ 香堇菜（花）20 g
✿ 錦葵（花）20 g
✿ 甘草（根）30 g
✿ 百里香（葉）20 g

將1 茶匙綜合花草加入1 杯水，浸泡10 分鐘後仔細過濾。以1 茶匙蜂蜜稀釋1 滴絲柏精油並加入花茶中。每天給孩子喝3 至4 次，每次1 杯。

8. 水痘

✿ 大蕉（葉）20 g
✿ 黑醋栗（葉）20 g

---

* Labrafil 為藥局販售之賦形劑，可助精油溶於水中。

✿ 羅馬洋甘菊（花）10 g
✿ 紫錐花（根）30 g

將1 茶匙綜合花草加入1 杯水，浸泡5 分鐘後仔細過濾。以1 茶匙蜂蜜稀釋1 滴綠花白千層精油並加入花茶中。每天給孩子喝3 至4 次，每次1 杯。

＋局部敷料
- 薄荷精油1 滴
- 摩洛哥藍艾菊精油1 滴
- 波旁天竺葵精油1 滴
- 金盞花植物油10 滴

9. 腹瀉
✿ 覆盆子（果實）20 g
✿ 草莓（根）10 g
✿ 千屈菜（頂部）20 g
✿ 肉桂（樹皮）10 g

將1 茶匙綜合花草加入1 杯水，煮沸後持續滾2 分鐘，待浸泡10 分鐘後仔細過濾。以1 茶匙蜂蜜稀釋1 滴側柏醇百里香精油並加入花茶中。每天給孩子喝3 至5 次，每次1 杯。

10. 躁動不安、失眠
✿ 西番蓮（植物）20 g
✿ 山楂（頂部）20 g
✿ 香蜂草（葉）10 g
✿ 椴花（苞片）10 g

將1 茶匙綜合花草加入1 杯水，浸泡5 分鐘後仔細過濾。以1 茶匙蜂蜜（可能的話用薰衣草蜂蜜）稀釋1 滴真正薰衣草精油並加入花茶中。白天給孩子喝1 至2 杯，睡前喝1 杯。

肛門塞劑方式

肛門塞劑是嬰兒與幼童最佳精油使用方式，特別是針對耳鼻喉科疾病

（感冒、流感、咳嗽、支氣管炎、咽峽炎、耳炎、發燒等）。通常劑量為3至10日期間每日使用2至3個塞劑。

注意！大部分人使用塞劑方式並不正確。與多數人抱持成見相反，使用塞劑時並非由如同火箭形狀的前端推入，而應由塞劑後端先推入。

肛門塞劑使用劑量*

不同年紀的兒童使用精油芳療時需使用不同劑量，若家中成人採用相同的精油療法，劑量也不相同。給藥師或藥師助理的建議：在塞劑中加入1至2滴聖約翰草或金盞花植物油，以免刺激直腸。

	劑量	每日使用次數
嬰兒	35至50 mg精油／單位	2
兒童	50至75 mg精油／單位	3
青少年	80 mg精油／單位	3
成人	150至250 mg精油／單位	3

注意！塞劑只能至藥局請專業藥師製劑。因此劑量說明之目的並非為供大眾所用，而是協助讀者在為家中不同成員使用塞劑時不致混淆。為確保正確用藥，應請藥師協助在每個包裝上，除製藥號碼外加註，例如「成人支氣管炎用」、「嬰兒支氣管炎用」或「兒童咽峽炎用」。

* 請見第56頁「如何調製肛門塞劑」相關說明。

精油嗅覺吸入法

兩種特別適合兒童的方式是擴香法與乾式吸入法。

擴香法

這是淨化臥室或客廳空氣最佳方式。首先，精油聞起來芬芳怡人。藥局長久以來使用的擴香儀深受客戶喜愛。再者，精油擴香可避免使用化學合成的除臭劑，其香味不見得好聞，許多更可能造成毒害。精油不僅可淨化空氣，也具有預防病菌傳染功效。

擴香儀可蒸薰一種或數種精油（芳香複合物）。擴香儀（燭火或插電式）只能稍稍加熱精油，以助精油蒸發但不致加以破壞。新型的負離子擴香儀則完全不加熱，而是將精油離子化，更加完美！

擴香儀有多種不同機型：是否有加濕器、霧化器，不同顏色的燈光效果，甚至可以放音樂。您可依家中需求選擇機型。若您居住地方濕度較高或過高，例如住在有花園的一樓或近海邊，而您希望以較高濃度擴香，以精油芳療為主要目的，則可選擇乾式擴香儀。相反地，若您居住地點過於乾燥（城市中的公寓經常如此），則採用具加濕功能的機型將可達一石二鳥之效：淨化、加濕，讓空氣芬芳，同時讓身體更舒適（避免皮膚、鼻子與眼睛乾燥）。

另一注意事項是精油不可加熱超過45°C，以免影響其功效。溫度過高可能減弱或破壞精油有效成分。因此切忌使用薰香燈與其他放在燈泡上的陶製圓形精油燈*。

* 若想更詳細了解如何使用嗅覺吸入法芳療，如何選擇擴香器儀等，請參考《*Les huiles essentielles à respirer* 精油芳療吸入法》（Leduc.s Éditions）一書。

5 種媽媽們最愛的擴香用複方精油

1. 預防與治療呼吸系統感染（流感、感冒、支氣管炎等）

- 甜橙精油2 ml
- 波旁天竺葵精油 1 ml
- 澳洲尤加利精油 1 ml
- 桉油樟精油 1 ml

於起居室中，早晚各擴香半小時。

2. 一夜好眠

- 甜橙精油2 ml
- 紅桔精油 1 ml
- 真正薰衣草精油 1 ml
- 桉油樟精油 1 ml

夜間與睡前擴香 10 至 20 分鐘。

3. 精神緊張，過於興奮的孩子

- 真正薰衣草精油 5 ml（單方）
- 沒藥精油 2 ml
- 乳香精油 1 ml
- 穗甘松精油 2 ml

白天時擴香2 至3 次，每次15 分鐘。

4. 讓寶寶開開心心

- 莎羅白樟精油* 2 ml
- 桉油樟精油 2 ml
- 羅馬洋甘菊精油 1 ml

午睡前與晚上睡前在嬰兒房擴香5 分鐘。

---

* 莎羅白樟精油尚未被大眾所熟知，但功效極佳。

5. 病毒感染期間（流感、水痘與其他幼兒疾病）

♦檸檬精油 5 ml

白天時擴香2 至3 次。

乾式吸入法

這是濕式吸入法的現代版。濕式吸入法有其價值，但使用上較有限制性，且必須具備工具（碗、熱水）。乾式吸入法更方便且有效，只要將2滴精油（例如紓壓精油）滴在掌心，或購買市售噴霧瓶裝精油配方，按壓2 次於手帕。為孩子示範如何將手帕放在鼻子下方並深呼吸，持續2 至3分鐘，每日數次。

若有呼吸道感染（支氣管、流感等），在吸入精油前可先以「海水鼻噴劑」洗淨鼻竇與鼻腔黏膜，讓精油效果更佳。

清潔鼻竇與鼻腔

若您的孩子夠大，可教導他自行清潔鼻腔，這就像是刷牙一樣的基本衛生保健。如果孩子還很小，幫助他每天清洗鼻腔（簡單的衛生習慣動作）；有流感、感冒或其他支氣管炎疫情時每天重複數次，不論孩子是否生病。所有耳鼻喉科醫生都同意此一簡單衛生習慣動作可預防高達80 %流行性的感染，乾淨的鼻腔能夠抵抗細菌。

易引發光敏性皮膚炎的精油

某些精油，特別是酚類或酮類的精油不能夠在臥室或有兒童的室內擴香。

- 肉桂精油
- 岩玫瑰精油
- 丁香精油
- 薄荷精油
- 摩洛哥野馬鬱蘭精油
- 希臘野馬鬱蘭精油
- 冬季香薄荷精油
- 鼠尾草精油
- 側柏精油
- 百里酚百里香精油

芳療浴

孩子們非常喜愛芳療浴，精油浴綜合了所有益處。泡澡讓人感到舒服、溫暖而平靜，且可讓身體與精油較長時間接觸，達到皮膚外用與薰香的綜效。孩子在玩水的同時，熱水能讓精油快速穿透皮膚，進入血液循環，然後達到需治療的器官。由於熱水的蒸氣能促進呼吸作用，也有助孩子真正吸入精油；再者，熱水澡也能夠放鬆身心，幫助入眠。

足浴

我們也可以讓孩子做足浴，特別是當他們不太對勁，卻又不想踏進浴盆時。只要將幾滴精油稀釋於1湯匙沐浴基底中再加入熱水，讓腳泡15至20分鐘。雙腳必須同時浸泡在熱水裡，水蓋過腳踝。水溫冷卻時再加入熱水。洗手台、坐浴盆或浴缸都可做為足浴盆之用。結束後將腳仔細擦乾，不需再次清洗或沖洗，讓精油留在皮膚上。若白天受到風寒，例如在寒風中等待而受寒，足浴是相當簡單有效的療法，讓身體不再畏寒顫抖；這些是感冒或甚至流感前兆。只要有初期症狀時立即做足浴就可解決，也能放鬆身心。

精油必須事先稀釋！

以精油泡澡時，須事先以基底產品加以稀釋才能加入沐浴水。事實上，精油不溶於水，會浮在水面，可能造成皮膚過敏甚至灼傷。稀釋泡澡用精油時可以使用：

沐浴基底產品

許多精油供應商皆有販售。

Disper 調合劑

僅可於藥局購買。

蓖麻油

僅可於藥局購買。

一般而言，不論選擇何種產品，精油與基底產品的比例為1：9。假設使用10 滴精油，則需要0.9 茶匙（4.5ml）基底產品、Disper 調合劑，或水與蓖麻油的調合。

***注意！*用量要精確！本書 1ml = 40 滴精油，1 茶匙 = 5ml = 約200 滴。請勿自行將此份量的純精油用於泡澡！**

泡澡注意事項

- 理想的水溫為35 至 37 °C 。
- 理想泡澡時間為20 分鐘。
- 孩子泡完澡後幫他擦乾，不需要沖洗，讓精油持續作用。
- 精油泡澡適用1 歲以上幼兒。（更小的嬰兒最好避免使用）

5 種兒童泡澡專屬精油

1. 幫助入眠

- 芳樟葉精油 1 滴
- 真正薰衣草精油 2 滴
- 紅桔精油 1 滴

以 1 茶匙沐浴基底產品稀釋。

讓孩子泡澡 20 分鐘，視水溫降低程度添加熱水。泡完澡後無需沖洗，擦乾身體後盡快穿上暖暖的睡衣。寶貝晚安！

2. 強化呼吸系統

- 絲柏精油 1 滴
- 澳洲尤加利精油 1 滴
- 歐洲赤松精油 1 滴
- 桉油樟精油 1 滴

以 1 茶匙沐浴基底產品稀釋。

讓孩子泡澡 20 分鐘，視水溫降低程度添加熱水；每日 1 至 2 次。

3. 流感

- 澳洲尤加利精油 3 滴
- 真正薰衣草精油 3 滴
- 桉油樟精油 3 滴

以 1 茶匙的沐浴基底產品稀釋。

讓孩子泡澡 20 分鐘，視水溫降低程度添加熱水；每日 1 至 2 次。

4. 神經緊張、不安與焦慮

- 真正薰衣草精油 4 滴
- 羅馬洋甘菊精油 2 滴

以 1 茶匙沐浴基底產品稀釋。

將調合精油倒入熱水中，晚餐前或睡前讓孩子泡澡20分鐘，泡完澡後無需沖洗，擦乾身體即可。

請參閱226頁，關於此芳療浴配方與舒緩焦慮相關建議。

5. 舒暢身心

♦香草精油4滴

以半茶匙沐浴基底產品稀釋。

這是非常有益健康的芳療浴配方。讓孩子泡澡20分鐘，視水溫降低程度添加熱水。

精油最佳濃度

口服	除非另有說明，每次2滴每日3次，必須使用調合基底〔1茶匙蜂蜜、¼塊方糖，1錠Acérola（西印度櫻桃），或若為適宜精油，亦可用橄欖油……〕不可直接服用純精油，也不可只以水稀釋。
泡澡	10滴精油稀釋於半茶匙植物油（若您只有牛奶也可）或沐浴基底產品。
足浴	4滴精油稀釋於半茶匙植物油或牛奶，或沐浴基底產品。
擴香儀	依製造商建議（視儀器尺寸等因素而定）。若沒有儀器，將4至5滴精油加至茶托，或電暖氣上裝設的加濕器。
吸入法	將2滴純精油滴在手帕上，或在一碗水中加入6滴精油。
按摩	將4滴精油稀釋於半茶匙植物油。

Q10. 為什麼有些配方需由藥局調製？

本書中有些配方須至藥局取得，將以此圖示標明：

請勿自行調製這些配方，尤其不可以另一原料取代配方指定者。目前網路上盛行以可可脂在家自製塞劑，如此做法相當不明智，可能造成風險。我們能夠自行調合許多精油配方用於按摩、口服或擴香，安全無虞；但並非所有配方！

請藥師（或芳療師）調製精油配方的明智理由

- **相信專業！**專業人士能確保劑量精確（準確至最接近的毫克），採用最安全且舒適的原料（Witepsol 塞劑基劑，而非過時的可可脂）。
- **可確保精油品質。**若您要求，藥師可出具品管證明書。這並不表示您無法在他處取得品質優良的精油，但在藥局，藥師則有義務證明其製劑之品質。
- **「精油＋植物油」的調合有其限制：**這是治療日常身體輕微不適有效且安全的良方，但植物油會延緩精油在血液中的運行。若我們需要精油有效穿透皮膚，例如芳樟葉與桉油樟精油，讓精油快速且以足夠劑量進入血液循環，以收迅速治療耳鼻喉科疾病之效（支氣管炎、感冒等），則需要更適合的基劑。例如助溶劑 Transcutol 可稀釋精油並助其輕易穿透皮膚。以下配方即需用助溶劑 Transcutol（只可於藥局取得）：

♦芳樟葉精油 1 ml

♦桉油樟精油 2 ml

◊ Transcutol（溶劑）適量 15 ml

- 某些配方的調製只能由藥師執行，例如塞劑、膠囊（僅適用於成人與青少年），以及本書建議之鼻滴劑，或滑石粉配方。

如何調製精油塞劑

（由藥師助理 Valérie J. 說明）

向藥局訂購精油塞劑配方時有兩種方式：

- 向藥師表示「我想要這個治療支氣管炎的塞劑配方」如本書 135 頁配方說明。
- 您可持醫師處方，上面有註明依您的個案所需的藥品調製。

藥師助理會選擇適當模具，詳細記錄處方指定的調製藥品，以確保最高可追溯性。所有需用到的材料都備齊後（請見圖片），藥師助理就會依明確指示慢慢加熱所有原料，開始調製。所有原料完全均勻混合，呈現液狀，沒有顆粒或硬塊時，即以玻璃攪拌棒輔助，倒入塞劑模具。

一小時後，待混合物完全凝固，再將多餘原料刮除，闔上蓋子，貼上標籤。塞劑就完成了。

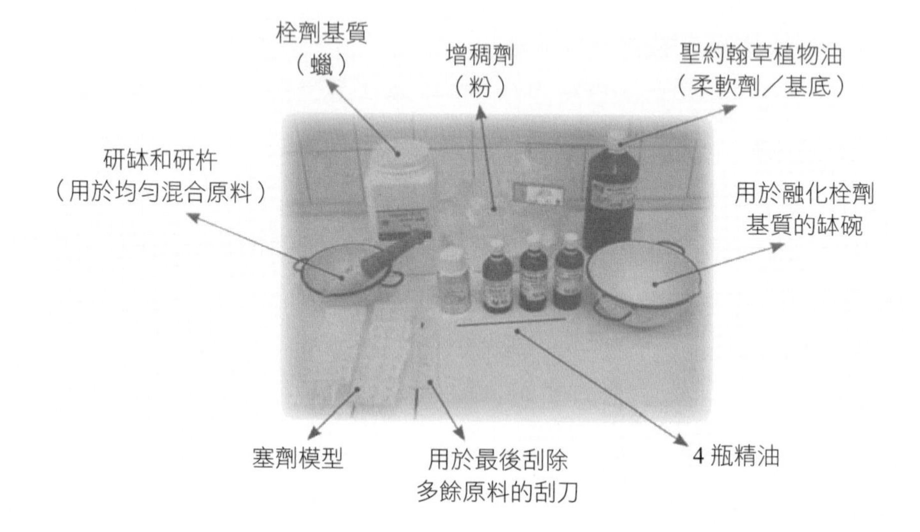

4個您不應該嘗試以可可脂自製塞劑的理由

網路上流傳可用可可脂自行調製塞劑。我們強烈建議您不要這麼做。

- **技術上相當困難。**可可脂加熱速度過快（太快達到熔點），因此很難成形。結果是可可脂會停留在塞劑下方，而精油則停留在上方，兩者無法融合（或難以融合）。
- **可能造成危險**，不僅塞劑會崩解，無法使用；更很可能因為賦形劑都留在下方，身體接觸到幾乎是純精油的塞劑部位可能產生嚴重過敏。
- **如此不適切的做法是過時的**。確實，這是我們過去的做法，但時代已變遷，而這也是病人的福音。在藥局調製藥品時，使用的是100 % 塞劑專用蠟 Witepsol，其外觀是小粒的脂質，達特定溫度才會融化。
- **這可能是毫無效用的做法**。若可可脂太快加熱，內部的精油可能會因熱所造的蒸氣而蒸發。結果：塞劑含有100 % 可可脂，0 % 的精油（因此0 % 效用）！

Q11. 從幾歲起可以使用精油

精油不可作為家庭醫藥用於3 個月以下嬰兒，僅可在醫生處方指示下使用。精油可用於3 個月以上嬰兒，但並非所有精油都可以使用。不過本書第127 頁「寶寶身心健康」的擴香法則可以放心使用，安全無虞。

本書使用以下圖示表示精油年齡使用限制：

- Bébé 嬰兒 = 3 個月至 30 個月
- Enfant 兒童 = 30 個月至6 歲

Q12. 兒童是否可同時使用數種精油？

當然可以。不同精油性質可以互補，只要在同一配方中調合優質精油即可。精油配方是一門藝術，複方精油總是更有意思，更有效，且較單方精油更易被身體接受。但一切都取決於要治療的問題。青春痘殺菌只需要一滴精油就綽綽有餘。

Q13. 使用精油時是否有何注意事項？

如同任何活性產品，使用精油時需特別注意以下幾點：

1. 劑量
2. 性質（選擇使用何種精油）
3. 使用方法（皮膚外用、內服、吸入法等）

本書會不斷針對各點提供詳細說明。但以下是最重要的幾點：

- **避免任何可能造成疑慮的精油**。本書第一部分有詳列清單（請見36、50頁）。
- **某些精油可能造成神經毒性，因此禁止以任何方式使用**。其他則是有使用方式限制，例如因為可能造成過敏而不得外用塗抹，或因某些原因不得口服，本書將一一詳述。
- **嚴格遵守劑量**。
- **不可以一種精油替代另一種，即使兩者很類似**。例如以醒目薰衣草取代真正薰衣草，或以百里酚百里香精油替代沉香醇百里香精油。一種可能增加對孩子有風險的分子，另一種則否。
- **購買精油時，應選擇具備芳香療法專業，熟悉各種精油化學型態（精油確切性質）的藥局**；藥師具備專業知識，可為您提供建議。
- **絕對不可將精油（不論是否稀釋過）塗在耳朵或眼睛內部**；也不可用於鼻子內部，除特殊例外狀況（鼻滴劑）以外。

- **不可於日曬前在小朋友皮膚上塗抹柑橘類精油（檸檬、甜橙、紅桔等）**。這些精油具光敏性，會在皮膚上留下斑點。
- **兒童用的精油不可類推使用於成人**。用於兒童的精油並非只是成人劑量減半。例如，選擇兒童用抗感染精油時，我們偏好使用醇類精油，幾乎和酚類精油一樣有效，但不具毒性。例如以下精油：

- 茶樹精油
- 芳樟葉精油
- 澳洲尤加利精油
- 土木香精油
- 甜馬鬱蘭精油
- 玫瑰草精油
- 桉油樟精油
- 桉油醇迷迭香精油
- 沉香醇、牻牛兒醇或側柏醇百里香精油

您可在本書建議的兒童芳療精油配方中經常見到以上這些精油。

當然，本書專門討論兒童的安全與健康，遵循上述與其他專業標準，不會對小朋友造成任何危險。

Q14. 使用精油時若發生「意外」狀況應該怎麼辦？

精油應視為醫藥，處理精油時也應如對待醫藥一般謹慎，必須存放在小朋友無法拿到的地方。由於精油具有香味，好奇寶寶與好吃寶寶們可能因此被吸引，不慎喝下精油，或像香水一樣把精油倒在身上。

若小朋友不慎喝下精油

不要讓他們吃或喝任何東西，更不要催吐，應立即求救。依照本書指示處理。

請立即叫救護車，台灣請撥打119。

若小朋友將整瓶精油倒在皮膚上

請勿驚慌，但盡快行動，以毛巾盡可能把精油吸收，然後立即將大量植物油倒在接觸到精油的區域（任何植物油皆可：橄欖油、甜杏仁油等）。可使用1公升的整瓶植物油；越大量使用，越能夠稀釋精油。此一簡單動作至少可舒緩皮膚。然後，視何種精油而定：有些精油不會造成任何危險，有些則可能造成問題。請聯絡醫生或芳療專家，他們可以立即協助您確認沒有問題，或告訴您下一步該怎麼做。

4 ▶▶▶
我最愛的 25 種兒童芳療精油

這些精油強而有效，安全，受到小朋友喜愛，且使用容易，讓家長放心。這些精油的效用特別適合小朋友的健康問題。

1 茶樹精油 ♦ 超級抗菌　　拉丁學名：*Melaleuca alternifolia*

茶樹精油具抗感染及多種功效，其對抗呼吸道疾病療效奇佳，無可比擬。茶樹精油含有重要廣效性**抗菌**成分，也就是能夠抵抗許多不同種類細菌；同時也具**抗病毒**功效，能消滅或抑制病毒。茶樹精油可助退燒、祛痰；可強力刺激免疫系統，加強身體對病毒與細菌的抵抗力；也能夠幫助排汗。

冬天時只要將幾滴茶樹精油滴入茶托，放在熱源上，就能夠避免呼吸道感染；如果已經患病，茶樹可強力抗菌，即使症狀看來非常嚴重。

度假時，茶樹精油也可發揮極大助益，舒緩蚊蟲咬傷、燒燙傷與曬傷後的不適。

注意事項：茶樹精油劑量方面沒有任何禁忌，但可能對皮膚造成輕微刺激。外用時需稀釋至50% 濃度。

切勿混淆！

茶樹與產綠茶與紅茶的山茶屬茶樹完全不同。茶樹精油功效極為強大廣泛，儘管具有特殊氣味，但不應因此讓人卻步。茶樹精油也是家中須常備精油之一。

2 芳樟葉精油 ♦ 肌膚的好朋友

拉丁學名：*Cinnamomum camphora CT linalool*

芳樟葉精油是皮膚有問題時的好朋友；治療溼疹、割傷、青春痘時的首選。芳樟葉精油也具有鎮定作用，這點應該不足意外，因為皮膚與神經系統息息相關。最後，特別是用於嬰兒時，芳樟葉精油有助強化免疫系統，對於呼吸道感染特別有效。

注意事項：**芳樟葉精油是很棒的精油，非常有效且易於使用，甚至對小寶寶也是如此。雖然其拉丁學名令人聯想到樟木，但芳樟葉精油中並不含樟腦，因此不會造成任何風險。兒童第一次使用前可在手肘內側先行測試。由於其含有大量芳樟醇，可於使用前先做過敏測試。**

3 羅馬洋甘菊精油 ♦ 紓壓聖品

拉丁學名：*Chamaemelum nobile*

羅馬洋甘菊精油是鎮定神經系統的最佳精油之一，有助深度放鬆、平靜，舒緩壓力相關疼痛並幫助睡眠。

有效**止痙攣**、抗發炎，也是治療氣喘無可取代的良方。羅馬洋甘菊精油也因其抗疼痛功效知名，能夠鎮定神經，撫慰並安定情緒，幫助睡眠。

此外，羅馬洋甘菊精油也是良好的驅蟲劑，有助消除體內寄生蟲（蛔蟲、蟯蟲……）。

不過，羅馬洋甘菊精油主要用於治療神經相關問題（煩躁、焦慮、壓力），搔癢（特別是源自神經性問題），疼痛（牙痛、頭痛），過敏（特別是皮膚或呼吸道過敏)。

注意事項:羅馬洋甘菊精油非常適用於兒童。

4 檸檬精油 ♦ 清新空氣 拉丁學名:*Citrus limonum*

檸檬精油可迅速消除鼻塞,也證明能夠有效抗菌;同時也是良好的免疫系統「興奮劑」,可刺激白血球增長。提振精神,抗菌消毒,具抗病毒功效……但也祛痰並助退燒。所有這些功效使得檸檬精油在傳染病流行期間格外重要,**可消毒空氣**,是生病小朋友的房間或團體空間(保姆家,托兒所等)使用精油時的最佳選擇,以助防範疫情。稀釋後用於溫水浴或按摩也相當有益。檸檬精油也有助消化,調節神經。

注意事項

- 如同所有柑橘類精油,請勿在日曬前塗抹檸檬精油。
- 當您擠壓檸檬果皮時,讓眼睛刺痛的物質就是檸檬精素。

5 龍艾精油 ♦ 抗過敏,抑制打嗝 拉丁學名:*Artemisia dracunculus*

龍艾精油具**極佳的抗痙攣功效**,傳統上則用於促進消化;但龍艾精油也有助**改善過敏**。近期研究顯示龍艾精油相當適合用於治療有痙攣症狀或過敏性呼吸道問題,例如**氣喘**。

龍艾精油對於經常打嗝不止的小朋友而言是必備良藥,可收立即抑制打嗝之效。

注意事項:龍艾精油只可作為暫時處理,不可長期使用。若您的孩子持續受痙攣之苦,請與另一種精油交替使用。更重要的是,應該治療導致痙攣原因。

6 澳洲尤加利精油 ♦ 抵抗所有呼吸道感染

拉丁學名：*Eucalyptus radiata*

澳洲尤加利是絕佳的尤加利品種，對於呼吸道疾病相關細菌有極佳的殺菌功效，也是最強力天然殺菌劑之一；可助清除呼吸道阻塞並抑止身體中**病毒**或**細菌**生長；但也有袪痰、刺激免疫系統、鎮咳功效。善用其強力預防功效為身體防禦：使用幾滴在擴香儀、枕頭或手帕上，可保護您的孩子免受病毒傳染。事實上，澳洲尤加利精油極為適合抵抗**流感**之用，也能抵抗呼吸道感染（慢性或急性）、支氣管炎、有痰咳嗽與鼻竇炎。

澳洲尤加利精油很適合兒童，甚至幼童；使用上靈活有彈性，益處多多，安全無虞；且香味怡人。

注意事項

- 我們偏好具備多種功效的澳洲尤加利精油更勝於藍膠尤加利精油，藍膠尤加利精油不可用於嬰兒。
- 不可用於有癲癇的兒童。
- 儲存時請遠離其他順勢療法醫藥，且不可同時使用（尤加利會抑制順勢療法功效）。

7 生薑精油 ♦ 動暈症遠離！

拉丁學名：*Zingiber officinale*

生薑精油可舒緩各種原因引起的**噁心感**，也包括動暈症；可助消除疲勞，恢復身心活力；對於治療**便秘**也有良好功效。生薑精油功效幾乎已包含了所有小朋友在假期中可能發生的問題……。

注意事項：若您的小朋友喜歡吃較重口味，當然也可以試著在飲食中加入新鮮生薑，例如菜、甜點或飲料。但要先讓他們嘗試味道：並非所有孩子都喜歡生薑的口味。

8 丁香精油 ♦ 牙齒與扁桃腺的好朋友 拉丁學名：*Syzygium aromaticum*

如果您去看過牙醫，應該聞過一種使人頭暈的味道：由於其消毒與**止痛**功效，丁香已廣泛於牙科獲得應用。中世紀時，丁香則被用作**消毒劑**以避免傳染病擴散。事實上，丁香（或丁香花苞）精油是廣效性殺菌劑，能夠消除許多不同種類細菌。這也是為什麼丁香精油如此珍貴，能夠全方位抵抗多種攻擊我們呼吸道的細菌。

注意事項

- 丁香精油是身心興奮劑，請避免讓小朋友於夜間使用。
- 丁香花蕾精油對於治療**扁桃腺發炎**特別有效。

9 土木香精油 ♦ 祛痰鎮咳 拉丁學名：*Inula graveolens*

土木香是另一個重要精油，可對抗呼吸道問題。土木香精油有助排除積痰，是強力的**祛痰劑**，長久以來用於治療支氣管炎或**細支氣管炎**。若有痙攣性咳嗽或慢性支氣管炎時可考慮使用；土木香精油也具有抗菌與抗病毒功效，對抗鼻咽炎與扁桃腺炎也非常有效。

注意事項

- 土木香精油價格較為昂貴，但是無可取代的優質精油。
- 用量與使用期間須有所限制。
- 治療過程中可能產生排毒現象，一開始問題可能惡化：請勿害怕，這是正常且暫時現象。
- 請勿與大花土木香（*inula helenium*）混淆。大花土木香可能造成過敏或神經中毒。

10 阿密茴香精油 ♦ 抗氣喘＊＊＊ 拉丁學名：*Ammi visnaga*

阿密茴香精油是強力的抗痙攣劑，含有阿密茴香素與氫吡豆素，可擴張支氣管，因此是治療**氣喘**首選。但也可治支氣管以外其他器官神經痙攣與疼痛，此時可與甜馬鬱蘭或羅馬洋甘菊一起使用。

注意事項

- 由於阿密茴香精油較不為人所知，其價格較昂貴，因而較少使用；但其治氣喘療效無可比擬。若您的孩子有氣喘問題，請勿以其他精油取代阿密茴香精油：其效用極為驚人。
- 阿密茴香精油含有香豆素，因而若於日曬前使用可能造成皮膚斑點。本書所有配方都是採口服方式，因此不會有任何問題。

11 月桂精油 ♦ 向流感說不！

拉丁學名：*Laurus nobilis*

月桂精油具有極佳的抗感染功效，是良好的呼吸道殺菌劑，可刺激免疫力並增加排汗；換言之，有助消除毒素，可用於抵抗病毒與其他造成感染（特別是支氣管炎）與發燒的細菌；不僅可殺死病毒，也有助鎮咳。**流感**時特別建議使用月桂精油。

不僅如此，月桂精油也能有效止痛，對於皮膚與口部問題也很有助益，若您的孩子或您自己有這三方面健康問題，月桂精油是具有多種功效的家庭常備用藥。

注意事項

- 用量與使用期間須有所限制。
- 首次使用前請先於手肘內側測試，確認此精油適用孩子的肌膚承受。

12 穗花薰衣草精油 ♦ 燙傷與蚊蟲咬傷最佳良伴

拉丁學名：*Lavandula latifolia*

穗花薰衣草精油是蚊蟲**咬傷**時的必備良伴，甚至也可治療其他動物咬傷（如水母等）。穗花薰衣草精油也能有效舒緩燒燙傷，甚至嚴重**燒燙傷**。

冬天時，穗花薰衣草精油能發揮極佳功效，可祛痰，殺病毒，也具良好抗感染功效。兒童患鼻咽炎時特別推薦使用穗花薰衣草精油，因為不論是吸入法或皮膚外用都很適用於兒童。

注意事項

- **穗花薰衣草精油是暑假時家中必備精油，尤其如果您打算在自家花園烤肉，更是不可或缺！**

13 真正薰衣草精油 ♦ 快速復原秘方

拉丁學名：*Lavandula officinalis* 或 *angustifolia* 或 *vera*

真正薰衣草精油能**鎮定**神經，調節**神經系統**並鎮定易受刺激的情緒，也能夠抗發炎；並可助復原各種原因引發的痙攣，因此也是極佳止痛劑。

真正薰衣草精油可消毒抗菌，能夠深層殺菌，特別是針對呼吸系統；更能調節支氣管分泌，以利排痰；也能夠為小傷口或擦傷消毒，同時促進傷口**癒合**。

再者，真正薰衣草精油可治偏頭痛，適用於兒童；與成人一般，偏頭痛經常是家族疾病而難以治療。

最後，真正薰衣草精油亦可殺死腸道寄生蟲與其他寄生蟲。

注意事項：**真正薰衣草（或藥用薰衣草）是極為多功能的精油，本身就可說是一個小小的天然藥房。若您只打算買一種精油，真正薰衣草就是您的選擇！**

14 紅桔精油 ♦ 鎮靜安眠的芳香

拉丁學名：*Citrus*×*reticulata*

剝橘子時會刺痛眼睛，黏在手指上的就是紅桔精油。紅桔精油質性溫和，對於恢復體力有絕佳助益。紅桔精油可鎮定焦慮情緒，且可輕而易舉解決小朋友**失眠**問題；也是寶寶的最佳良伴。

紅桔精油亦有助孩童的療養**恢復**。

注意事項：紅桔精油極為適用擴香法，有助營造放鬆氛圍，睡眠養神。

15 甜馬鬱蘭精油 ♦ 撫慰緊張的孩子 拉丁學名：*Origanum majorana*

甜馬鬱蘭精油有絕佳抗壓力功效，可舒緩所有神經問題與其對身體造成的影響，也有助緩解氣喘、腹痛、消化不良、焦慮、壓力、壓迫感、痙攣體質、失眠。

甜馬鬱蘭精油有助自然入眠與恢復精神，並可減緩易怒情緒。

注意事項：若您的孩子生性特別敏感、緊張、焦慮，甜馬鬱蘭將是必備的精油。特別若是孩子易有精神因素生理病變，意即其不安會以生理問題展現（如腹痛等）。

16 香蜂草精油 ♦ 幫助消化 拉丁學名：*Melissa officinalis*

香蜂草精油可有效對抗消化痙攣，也可調節情緒；含有豐富成分，包括香茅醇、檸檬醛、丁香酚與牻牛兒醇。這些成分給予香蜂草獨特的清新芳香，以及輕微的鎮靜功效。

香蜂草的名稱來自希臘文 *melissophullon*，意思即是「蜜蜂之葉」。事實上，香蜂草的葉子會散發極為輕柔細緻的芳香，讓蜜蜂難以抗拒。

注意事項：

- **香蜂草精油的適應症或許不多，但在其領域中的功效卻是其他精油無可匹敵的，特別是促進消化方面。**
- **香蜂草精油在夏天或高燒時也特別適用於兒童，能為難以入睡的孩子帶來舒緩……。**

17 辣薄荷精油 ♦ 清新氣息，止痛良方 拉丁學名：*Mentha×piperita*

辣薄荷精油氣味清新，甚至有**冰涼感**，是緩解疼痛的最佳良方，尤其是在受到衝擊之後。不過，辣薄荷精油最為人所知的是其無可比擬的**幫助消化**功效；這也是為什麼我們最常使用辣薄荷精油。辣薄荷精油也能夠消除口臭，除了因為其可助消化，也是因為確實具有除臭功效；小朋友也可能有此問題，辣薄荷精油同樣可適用。

注意事項

- 辣薄荷精油不適用於嬰兒。
- 用於兒童時，只可少量且於小範圍局部使用（清涼感會造成不適）。
- 不可塗抹於脖子、臉部或頭部。

18 香桃木精油 ♦ 空氣殺菌

拉丁學名：*Myrtus communis*

香桃木精油是**潔淨空氣**的可靠良伴，可有效為空氣消毒殺菌。要預防呼吸道感染，就使用香桃木精油，甚至在鼻子或肺部已經受到感染時也能有效殺菌，讓有害小朋友的細菌遠離。香桃木精油也可有效**祛痰**，具有難得的雙重功效，可同時消毒殺菌且不具任何毒性；即使兒童與體質虛弱或年長者都適用，特別是支氣管炎、鼻竇炎、耳炎、咳嗽、感冒（尤其是嚴重流鼻水）與氣喘。

注意事項：香桃木精油也可幫助入眠。可在睡前半小時以擴香法在孩童臥室中使用。

19 綠花白千層精油 ♦ 對抗慢性呼吸道感染

拉丁學名：*Melaleuca quinquenervia*

綠花白千層精油有絕佳**抗感染**與**抗病毒**功效；可淨化鼻腔與支氣管，對於抵抗**慢性呼吸道感染**與**鼻竇炎**有相當助益，是支氣管阻塞時的救星。

綠花白千層精油也可用於緩和發燒，是流感、鼻竇炎、喉炎、支氣管炎和感冒時的傳統良友，甚至對百日咳也有效。使用時可採吸入法或純精油膏皮膚外用，小範圍使用沒有任何風險。

綠花白千層精油也有其他裨益，具有護膚功效，可增加肌膚韌性（對黏膜亦然），舒緩嚴重皮膚問題（**帶狀疱疹**、**水痘**、**疱疹**），同時亦可抵抗病毒。許多皮膚疾病，如上所述，是由病毒傳染的

注意事項：綠花白千層精油必須謹慎用於幼童。

20 黃松精油 ♦ 抗氣喘

接丁學名：*Pinus ponderosa*

黃松精油具絕佳抗氣喘功能，是所有抗氣喘芳療配方中必備的精油，對所有類型**氣喘**皆有效：如典型氣喘、氣喘性支氣管炎、過敏性及神經性氣喘等。

注意事項：兒童對黃松精油適應良好，特別建議用於兒童。

21 桉油樟精油 ♦ 優異的抗病毒劑

拉丁學名：*Cinnamomum camphora CT cineole*

由於未受大眾熟知，桉油樟精油尚未被廣泛應用。桉油樟精油對抗病毒極為有效。事實上，桉油樟是對抗病毒最強效的精油，可抑制病毒生長且罕見的能夠維護免疫力。且桉油樟沒有任何毒性，是兒童忠實且理想的芳療良友。您可放心採用擴香法或塗抹於手帕或枕頭上聞香吸入，預防呼吸道疾病。再者，家中若有一個孩子已經生病，也可防止傳染給其他兄弟姐妹。

摘要：桉油樟精油可消毒、**抗病毒**、抗菌，亦具**祛痰**功效，可助排出支氣管分泌物。本書所建議治療支氣管炎、鼻竇炎、咳嗽與所有冬天常見呼吸道疾病的精油配方中，幾乎都用到桉油樟精油。桉油樟精油也能加速病情復原，針對**流感**與**感冒**效果特佳。最重要的是人體對桉油樟精油接受度極佳，純桉油樟精油可口服或外用，即便是嬰兒亦適用。

注意事項： 請勿與芳香羅文莎精油（*ravensare aromatica*）混淆。芳香羅文莎精油並不具備所有與桉油樟精油相同，對抗呼吸道疾病功效。

22 桉油醇迷迭香精油 ♦ 疾病前、中、後保養

拉丁學名：*Rosmarinus officinalis CT cineole*

桉油醇迷迭香精油能夠相當有效地針對所有**呼吸道問題**發揮作用，是少數在耳鼻喉疾病前、中、後都可使用的精油。

- **疾病前**，桉油醇迷迭香精油可淨化空氣、預防傳染病散播。
- **疾病中**，可刺激呼吸道，特別是肺部；因此適用於治療氣喘與支氣管，但也可用於咳嗽（包括百日咳），甚至感冒時也可用於避免病症向下擴散至支氣管。
- **疾病後**，能讓麻木的身體恢復精神與活力，桉油醇迷迭香精油提供身體強而有力的刺激，是療養復原的精油。

注意事項： 吸入法與皮膚外用是最適當用法。

23 馬鞭草酮迷迭香精油 ♦ 肝的盟友

拉丁學名：*Rosmarinus officinalis CT verbenone*

馬鞭草酮迷迭香精油有助解決消化緩慢與**肝膽機能不全**的問題，並可助肝臟排毒；也可對抗病毒性結腸炎，也就是往往每年都讓全家人難以消受的腸胃炎。

注意事項： 迷迭香有許多種類，性質各有不同。化學屬性是關鍵：購買時不能只說迷迭香，而需指明特定種類的迷迭香精油。若得到的回應是「迷迭香精油都很類似」，請改向其他店家購買。

24 莎羅白樟精油 ♦ 優越的抗感染功效

拉丁學名：*Cinnamosma fragrans*

世事總是充滿巧合。如同桉油樟，莎羅白樟也來自美好的馬達加斯加島。桉油樟缺乏時，供應商提議以莎羅白樟替代，其性質相同，功效相當，且完全無毒性。

因此莎羅白樟精油有極佳**抗病毒**、抗黏膜炎功效，可袪痰、也可消除**細菌**與**真菌**；同時也能**平衡神經**、**維持精神**。

注意事項：您可安心使用莎羅白樟精油。雖然莎羅白樟是較新的精油，但對於所有耳鼻喉、尿道、口腔、皮膚感染都適用。

25 側柏醇百里香精油 ♦ 咽峽炎終結者

拉丁學名：*Thymus vulgaris CT thujanol (CT4)*

側柏醇百里香精油是我們最後介紹的抗感染與抗病毒精油，但最後出場不表示其功效較弱。恰恰相反，側柏醇百里香精油是最有效的精油之一。

側柏醇百里香精油能刺激**免疫力**，消毒呼吸道（特別是肺部），使支氣管分泌物液化以利排出。可塗抹於胸部，舒緩氣喘、**支氣管炎**與咳嗽。

側柏醇百里香精油對於鼻竇炎、**咽峽炎**、耳炎、輕微感冒或流感患者也有助益，最長只要兩日即可完全根除**咽峽炎**。

注意事項：

- 側柏醇百里香精油沒有任何禁忌症，但價錢較為昂貴。
- 側柏醇百里香精油可保留用於較複雜難治的呼吸道疾病。
- 可適用所有類型肝病。
- 側柏醇百里香精油與沉香醇百里香都有良好功效而無風險。

5 ▸▸▸
最適合兒童的 12 種植物油
（作為精油基底油）

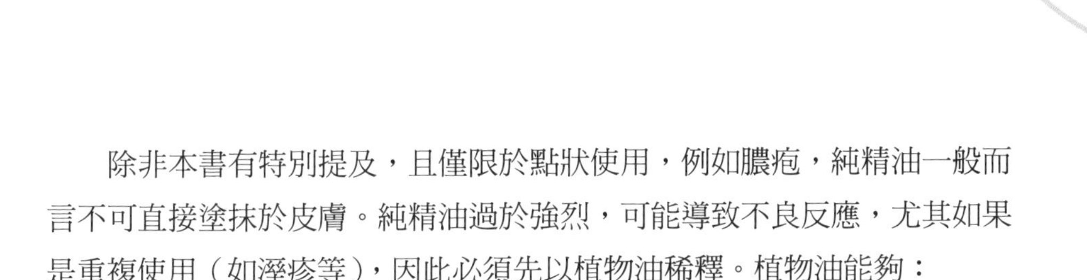

除非本書有特別提及，且僅限於點狀使用，例如膿疱，純精油一般而言不可直接塗抹於皮膚。純精油過於強烈，可能導致不良反應，尤其如果是重複使用（如溼疹等），因此必須先以植物油稀釋。植物油能夠：

- 讓精油得以使用於大面積皮膚，甚至身體（按摩）；
- 讓精油更易於使用，感覺更舒服；
- 基底油本身也具有效成分；每種植物油皆有其成分，因此也有其潛在療護或美容功效。

烹飪時您也會依菜色選擇植物油，橄欖油與堅果油並不相同。為按摩油選擇植物油時亦然，若能夠100% 客製化調配，更能有效療護您的孩子。例如選擇對皮膚較溫和，或具有抗發炎或抗菌效果者。而且某些植物油特別適用於口服法（可在口服前以植物油稀釋）。以下我們將列舉最重要的植物油。

關於植物油品質的提醒

孩子的皮膚很脆弱，嬰兒皮膚更是如此。您購買的產品必須有絕佳品質。來自含油穀物的植物油應選擇初榨冷壓，天然工法製作（而非使用溶劑，如同市面上銷售的許多植物油），且未經任何處理或精製。

植物油最終產品的品質須經實驗室以色層分析法嚴格把關，就如同精油一般。

如何選擇植物油？

1 甜杏仁油

- 鎮定、舒緩、溫和。
- 適用支氣管炎、燒燙傷、皮膚龜裂、搔癢、溼疹、乾癬，以外用為佳。

2 摩洛哥堅果油

- 滋養、癒合、再生。
- 適用燒燙傷、溼疹，以外用為佳。

3 琉璃苣油／月見草油

- 調節神經系統、修復皮膚。
- 適用溼疹與過動，以外用為佳。

4 小麥胚芽油

- 補充礦物質、重拾活力。
- 適用乾疹、皮膚乾裂、真菌、神經緊張，以外用為佳。

5 澳洲堅果油

- 可大幅幫助精油有效成分穿透吸收且不油膩。
- 適用蕁麻疹、皮膚龜裂、搔癢、皸裂，以外用為佳。

6 聖約翰草油

- 絕佳的抗皮膚發炎功效。
- 適用紅斑（因刺激、曬傷等造成的皮膚紅斑）、燒燙傷、修復皮膚，以外用為佳。

7 榛果油

- 抗發炎、抗寄生蟲、抗貧血（口服）。
- 適用皮膚搔癢、蕁麻疹、肌腱炎、肌肉疼痛，以外用為佳。

8 核桃油

- 抗寄生蟲、抗貧血、通便。
- 適用便秘、夜尿，以口服為佳。

9 橄欖油

- 可滋養皮膚與表皮性組織（指甲、頭髮），利膽（幫助消化）。
- 適用便秘（口服）；瘡痂、溼疹、皮膚皸裂、乾癬（外用）。

10 南瓜籽油

- 抗寄生蟲、防齲齒、驅蟲。
- 以口服為佳，除非例外（口腔黏膜）。
- 特別適用口腔潰瘍、齲齒、腸道寄生蟲。

11 蓖麻油

- 抗病毒、抗有絲分裂。

- 以口服為佳，適用耳炎、疣。

12 玫瑰果油

- 深層修復。
- 以外用為佳，適用燒燙傷、溼疹、皮膚龜裂、真菌。

我的觀點

- 若您有使用精油自我療護習慣，您應該已有使用植物油經驗。但要注意的是兒童芳療尋求的目標並不相同。例如南瓜籽油用於兒童時主要是針對齲齒，用於銀髮族時則是針對攝護腺問題，目的迥然不同。

性質雷同

有些植物油特性相當類似，可互相替換。例如聖約翰草油針對燒燙傷有良好功效，但若您有甜杏仁油或玫瑰果植物油，也能有同等效用。即便您使用了不適切的植物油，例如橄欖油，也無妨；別只因為您手上沒有最適合的基底油就放棄使用精油芳療。我們無法總是備有適用植物油；尤其植物油保存期限相較於精油短暫得多，因此不可能在家中儲存十種不同植物油以備不時之需。

小心過敏！

請注意勿使用可能造成過敏的植物油，特別是對芝麻過敏的小朋友不可使用芝麻油。芝麻油很少經精煉，因此包含芝麻蛋白質。即使僅只是極少量也可能足以觸發有過敏體質兒童的反應。

Labrafil 賦形劑：可溶於水的特別油脂！

除植物油外，也有其他種類基底油；例如 Labrafil 即是一種不含酒精的溶液，於藥局販售，特別適用於芳療沐浴或飲品，因為其可助精油完全溶於水；可外用或口服。

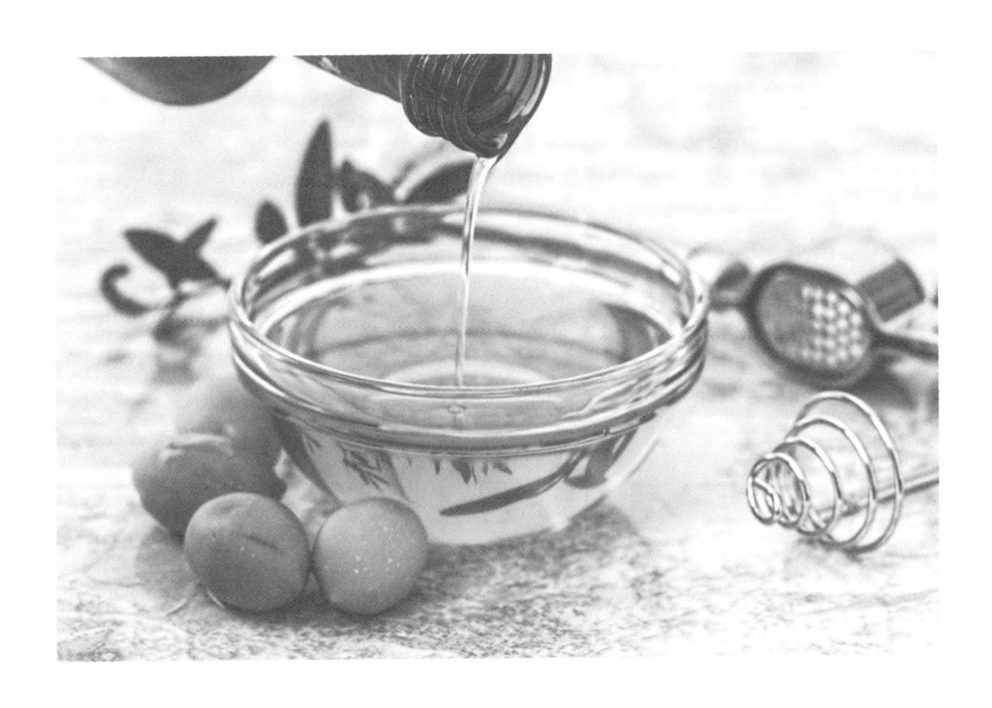

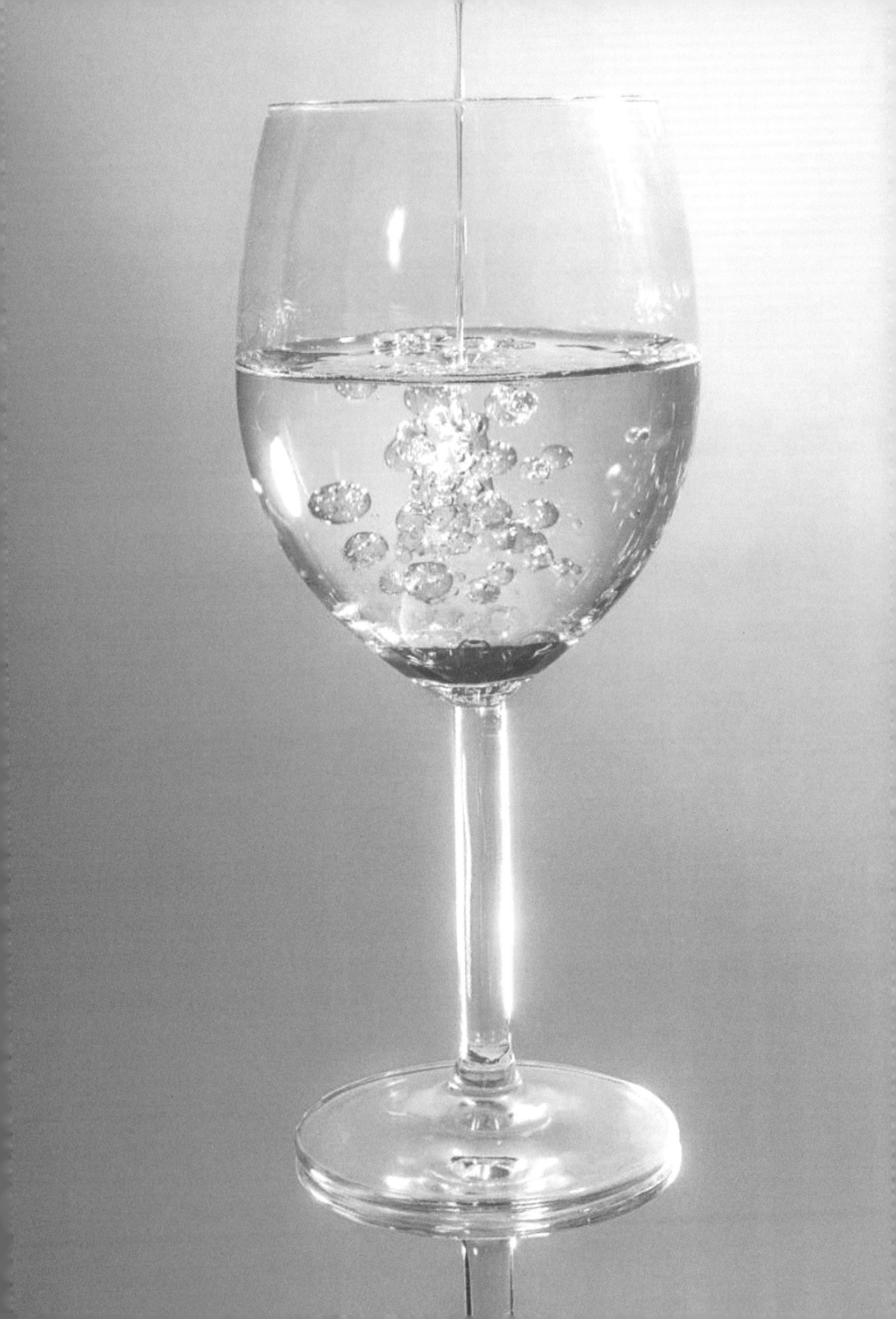

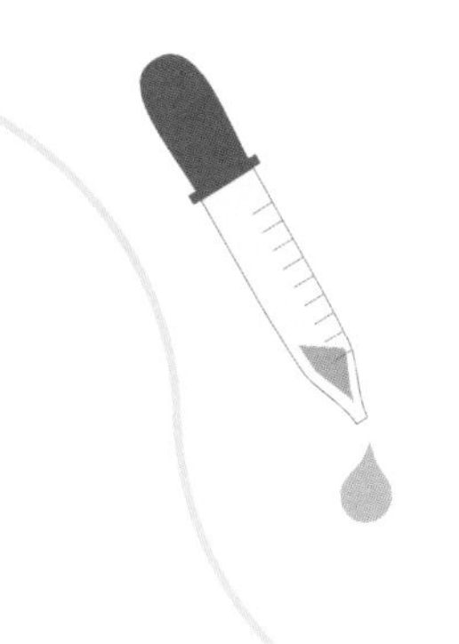

6 ▸▸▸ 本書精油配方最常使用的10種純露

您將看到本書所提到的精油配方中有些是以純露為基底（以HA縮寫表示💧）。純露某種程度上是一種「精油之水」。更確切而言，是一種富含植物活性成分的水。純露與精油的關係是什麼？純露大多是透過水蒸氣蒸餾取得。經蒸餾後，不溶於水的部分（精油）會與可溶於水的部分（純露）分離。因此純露活性分子濃度遠低於精油；性質更為溫和而易於處理，極為適合兒童使用。自從研究發現純露的好處後，專家就開始建議使用純露於清洗眼睛或皮膚，或某些兒童的內在療護（口服）。

注意！ **純露主要由水構成，因此極為脆弱，與精油截然相反，需保存於冰箱並盡快使用完畢。**

理論上每種精油都有其對應之純露。實際上，有些精油受到廣泛應用，有些則否。以下是照顧兒童健康最常用的10種純露。

1 矢車菊純露💧

矢車菊是經典純露，可舒緩眼睛浮腫、疲勞或刺激。祖母們早已使用矢車菊純露洗眼睛；她們是有道理的。以浸濕的敷布敷於眼皮上，對眼睛相當有益。

2 羅馬洋甘菊純露

羅馬洋甘菊可舒緩並修復表皮，緩解溼疹發作與其他乾癬相關的問題。如同矢車菊，羅馬洋甘菊純露可舒緩眼部刺激。對於容易緊張的孩子們而言，羅馬洋甘菊純露是基本產品，這類小朋友的不安經常會以皮膚發炎的症狀表現。羅馬洋甘菊純露也可淨化身體內部，具殺蟲功效，可用於治療蟯蟲。

3 岩玫瑰純露

岩玫瑰具有絕佳修復功效，可有效幫助受損皮膚復原再生，尤其是流血時。若家裡有個好奇寶寶冒險王，或老是跌倒、打架、擦傷的小魔王，岩玫瑰將是家中不可或缺的純露。

4 橙花純露

橙花純露極為溫和舒緩，且香味芬芳！橙花純露可安撫並鎮定神經，幫助入眠。對於易受刺激的寶寶可採內服法。

5 月桂純露

月桂純露可幫助消化、去脹氣（口服），也有良好口腔消毒功效（漱口）。

6 薰衣草純露

薰衣草純露可解決所有夏季皮膚問題，舒緩曬傷、因泳衣或泳圈磨擦受刺激的皮膚，或因接觸草地造成的搔癢；甚至可助蚊蟲咬傷消腫。以口服法使用有鎮定安撫功效。

7 香蜂草純露

香蜂草純露可抗痙攣，以口服法使用。數茶匙可舒緩腹痛與過度緊張的情緒。

8 薄荷純露

薄荷確實有清涼效果，因為含有特別成分，能帶來活力與清新感，對發熱且疲憊的雙腳是一大福音；對因蚊蟲咬傷或水痘造成腫脹發熱的皮膚也同樣有效。口服薄荷純露可促進消化並使口氣清新。

9 玫瑰純露

玫瑰純露可消除所有皮膚紅斑、刺激與不適；可溫和清潔並淨化兒童皮膚而不造成任何刺激。玫瑰純露可有效保持皮膚衛生，即便有輕微皮膚問題時（斑塊、粉刺）亦可使用；且氣味芳香怡人。

10 百里香純露

百里香純露對於肝臟排水極有助益；可消除腸道寄生蟲（口服）；對皮膚也有很好的殺菌功效（外用）。可用於治療真菌、膿腫、癬等。

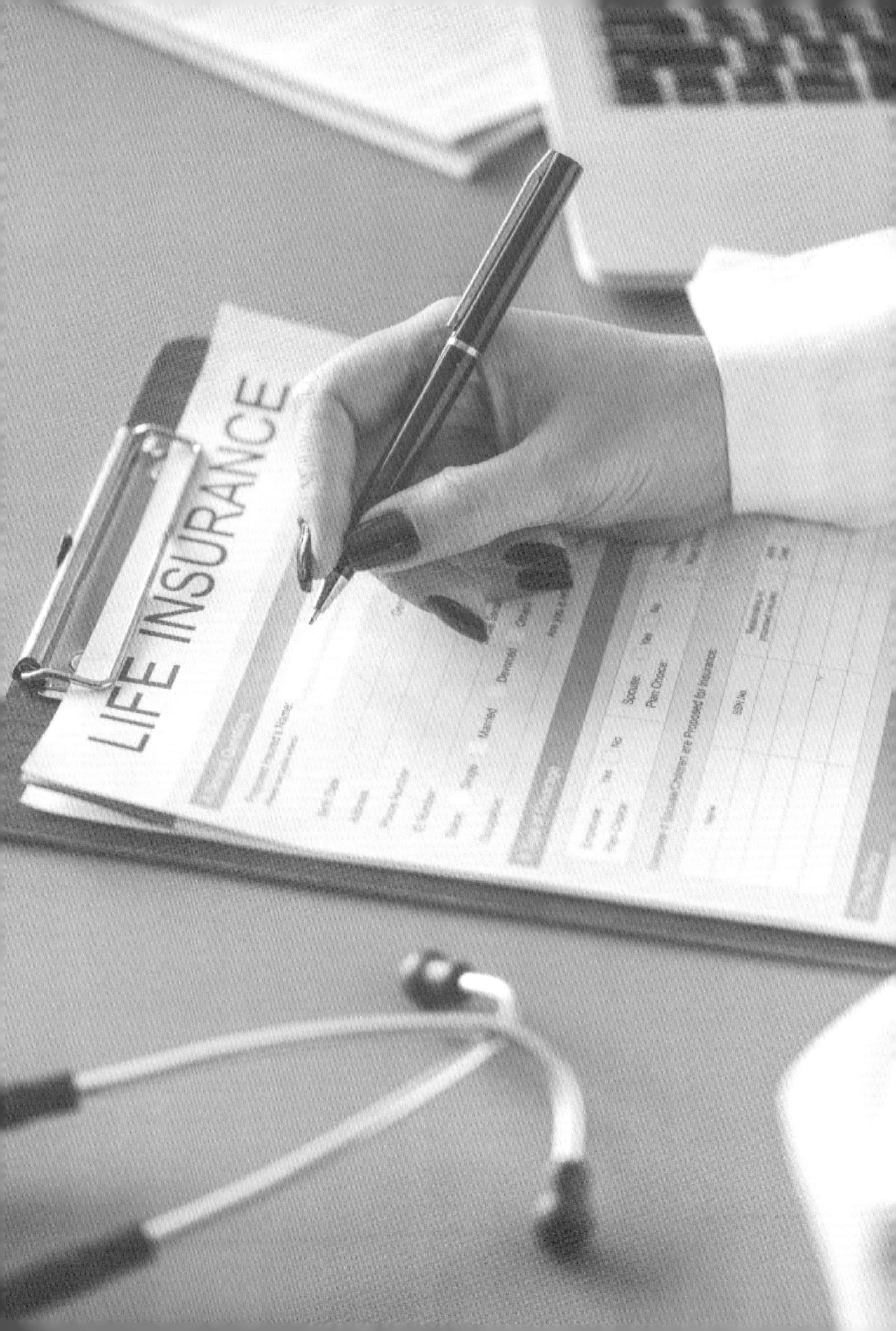
LIFE INSURANCE
Spouse:
Yes
No
Plan Choice:
Single
Married
Divorced
Complete if Spouse/Children are Proposed for Insurance:
SSN No

7 ▶▶▶
圖例與用量說明

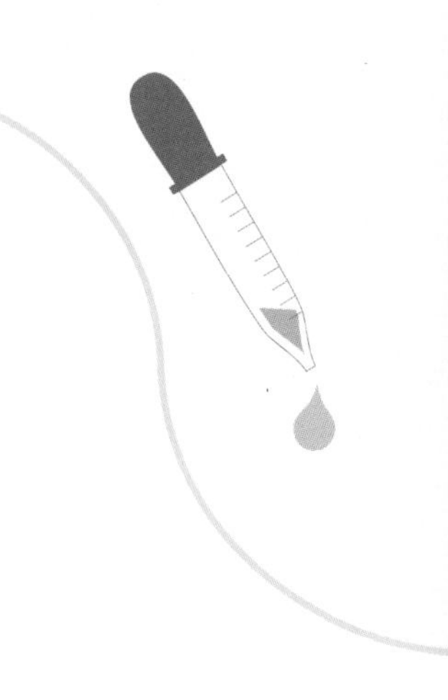

須至藥局調製

這些精油配方必須至藥局由藥師調製，原因可能是因為有特殊材料需求（膠囊、塞劑等），或是有些精油因其成分不提供自由販售。

如何計算毫升

調製精油配方時，可至藥局或精油專賣店指明購買有刻度的空瓶。若您無法取得也無妨，只要知道40 毫升的油約等於8 茶匙，再轉換為其他份量即可；例如20 毫升即等於4 茶匙。傾倒精油與植物油時，使用小漏斗會更為方便且乾淨。

如何計算滴數*

精油瓶口有塞子設計，只要目視精油滴入植物油或配方中並計算即可。如果多加不會有任何風險。

本書相等劑量

- 1 滴 = 約20 毫克

---

*請注意你購買精油瓶的每滴重量（毫克），若是20 滴 = 1ml，每滴是32 毫克；若是32 滴 = 1ml，每滴是25 毫克。本書的精油控油口標準是1ml 等於40 滴。每滴是20 毫克。

- 40 滴 = 約1 毫升（ml）= 800 毫克。
- 1 茶匙 = 5 毫升 = 200 滴。
- 1 湯匙 = 3 茶匙 = 約15 毫升 = 600 滴。
- 以1 毫升於早晚各擴香1 小時：此劑量適用乾式擴香法（以茶托置於溫火上）。若為超音波濕式擴香機（價格為50 歐元以上），只需幾滴複方精油即可。

相關字彙

◊ **沐浴基底**：可於藥局或專賣店購買（精油沐浴不可或缺的產品）。

◊ **調合劑（Disper）**：一種中性產品，用於混合精油以使其溶於水（花草茶、飲用溶液），可於藥局購買。

◊ **適量（Qsp）**：足夠劑量（意即裝滿精油瓶為止）。

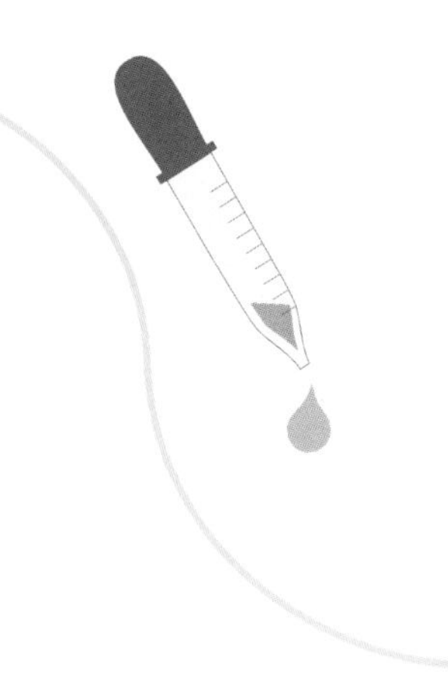

8 ▶▶▶
兒童精油芳療入門

01 丙酮

酮症在兒童身上相當常見。若非嚴重症狀，酮症表示孩子空腹或吃得不夠，通常是因為他感到噁心或肚子痛。當身體血糖不足，就會被迫從其他來源獲取燃料：身體儲存的脂肪。丙酮是身體燃燒脂肪過程中由肝臟製造的降解產物，成人若採行高蛋白飲食也會產生同樣的結果，不論兒童或成人呼吸都會有「蘋果味」。

口服內用

以同等份量調合*：

- 檸檬純露 3ml
- 辣薄荷純露 3ml
- 馬鞭草酮迷迭香純露 3ml
- 野胡蘿蔔純露 3ml

每天 2 次讓小朋友口服此純露配方，份量為一點心匙（12ml），在每兩餐之間服用。

---

* 注意這裡指的是純露（HA）而非精油（HE）。

我的觀點

- 只要開始正常進食，呼吸中的酸味就會自然消失。問題在於丙酮本身就會造成胃口不佳。許多成人採行高蛋白飲食法就是為了追求此一丙酮性質；但對兒童而言這反而可能有害。尤其若強迫丙酮量過度升高，即可能造成酮酸血症。血液酸度過高可能造成身體許多症狀，兒童可能出現噁心、腹痛的狀況，也可能嘔吐。
- 因此我們必須擔心的是這一切問題的來源：為什麼孩子吃得不夠？通常是因為耳炎或鼻咽炎之類的感染。在等待正確診斷並從根源治療問題（感染，而非酮症）同時，可經常讓孩子補充糖水。一般而言，糖水可由身體消化吸收，並減低或停止酮症，讓小病人重拾微笑。

注意！若只是單一事件，酮症不足為奇。相反地，若反覆發生，有可能是糖尿病。若有任何疑慮請尋求專業醫師。

02 躁動

您想要多睡一下，孩子已經起床了。您不知如何讓他平靜。他則覺得您無精打采。從一大早起就像一場奧運賽，他精神奕奕，餐桌上所有食物都吃得津津有味。這一切都很好，但讓人疲憊。相反地，孩子也可能鬧脾氣，反覆無常，睡不好（因此您也無法安眠），有時會展現侵略性，或是躁動不安。這不是嚴重的問題，小孩原本就是如此。不過，若太過分就是過了頭。當孩子過度躁動，必須讓他靜下心神，找回一絲平靜；至少也能夠避免災難。

〔單一配方〕

精油泡澡

在茶托中調合：

♦真正薰衣草精油 5 滴

◊ 沐浴基底 1 茶匙

將調合精油倒入沐浴水中，在晚餐前或睡前讓孩子泡澡 20 分鐘。泡澡完後不要沖洗，直接將身體擦乾即可。

擴香法

♦真正薰衣草精油 10 ml

♦紅桔精油 10 ml

♦甜橙精油 10 ml

將大約40 滴（= 1 ml）調合精油或其中之一單方精油倒入您的乾式擴香機。若您使用濕式擴香機，則只需幾滴即可。每天在孩子所處房間擴香 2 至3 次，每次15 分鐘。若擴香機中還有剩下精油也無妨，可隔天使用。

皮膚外用

以10 毫升精油瓶調合：

♦真正薰衣草精油 5 ml

♦紅桔精油 5 ml

將2 滴調合精油塗在孩子的太陽神經叢與手腕內側。若有需要可每天重複數次。

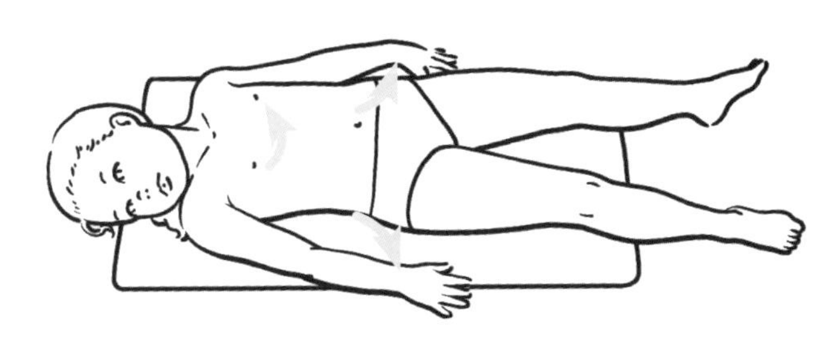

按摩

在10毫升精油瓶裡調合：

- 真正薰衣草精油 2 ml
- 紅桔精油 2 ml
- 瓊崖海棠植物油6 ml

（此精油瓶可用於5至6次按摩）

若有需要可以用此調合精油按摩背部、脊椎、肩膀與腳底，每日1或2次。

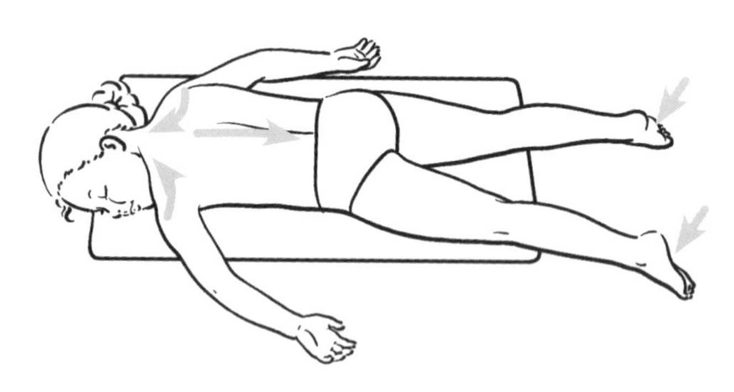

口服內用

純橙花純露*

每次餵以1茶匙，每日2至3次；也可稀釋於椴花茶中。

我的觀點

- 有幾種以精油為基礎，兒童專用的不同芳療方式：用於泡澡的調合精油；以舒眠噴霧將精油噴灑於枕頭四角（按壓2次即可，不要更多）；對於易躁動的寶寶，上床睡覺時可擦舒眠精油膏等。所有這些方式都可嘗試，大部分都很有效。
- 確認孩子沒有健康或衛生問題，例如對某些食物的不耐症（永久性

* 注意！勿混淆，這裡是指純露（HA）而非精油（HE）；也不要與大賣場販售製作糕點用的橙花水搞混。您可能無法達到同樣的效果。

的消化基因，有時未被診斷出），耳鼻喉科問題（鼻子、耳朵、呼吸），過熱的房間，過多環境噪音，受污染的環境，生活缺乏規律（例如每天睡覺時間都不同）；這些因素都可能擾亂孩子。

- 將情緒環境納入考量：家中是否有問題？兄弟姐妹之間或父母之間是否有問題？或是否在學校與同學或老師有問題？
- 尤其不要讓孩子更加大聲咆哮，不要讓談判越演越烈。您的目的並非與孩子爭論。父母命令孩子，孩子就應該服從，這是自然的權威，是自然的狀況，而非透過大叫或懲罰（但有時是必要的）。這並非獨裁專制，恰恰相反，對孩子而言這是很令他安心的；讓他知道有限制，有一個堅強的大人可以信任。固定晚餐時間到了就該到餐桌坐好吃飯，而不是在電視機前吃。必須做功課（較大的小孩）、洗澡，時間到了就該上床睡覺，沒有商量的餘地。
- 您自己也要做孩子行為的榜樣，這並非意味要做完美的人，而是以身作則。父母必須態度鎮定，有條不紊，有明確的準則。如果您自己在冰箱前站著吃東西，就無法讓孩子坐在餐桌前好好吃飯。
- 對於某些事要有明確限制，且絕對不能讓步。要求其他家人也要立場一致，否則情況將會變很棘手。
- 讓孩子負擔責任：讓孩子擺餐桌、幫忙買東西、拿東西。當他順利完成任務時，謝謝並讚美他。相對地，也避免讓孩子處於每次都會引發危機的環境。如果每次逛到百貨公司玩具部時，都會演變成追逐戰或是嚎啕大哭的戲碼，就該少去。
- 對孩子表現出興趣，關心他的憂慮，他的小幸福。傾聽孩子，讓他知道他在世上並不孤獨，尤其如果他有兄弟姐妹。

03 飲食（每個成長階段的官方建議）

小寶寶（約4至6個月）只需要一種食物：母奶（或配方奶），不需要任何其他食物。但即使已開始吃副食品，也仍須每天喝500毫升的奶（成長奶）。最理想的是只喝母奶，而且越長久越好。若否，可採用較大嬰兒的配方奶粉，然後使用成長奶粉；但不可用市面上購買的「鮮奶」，因為無法符合幼兒需求。

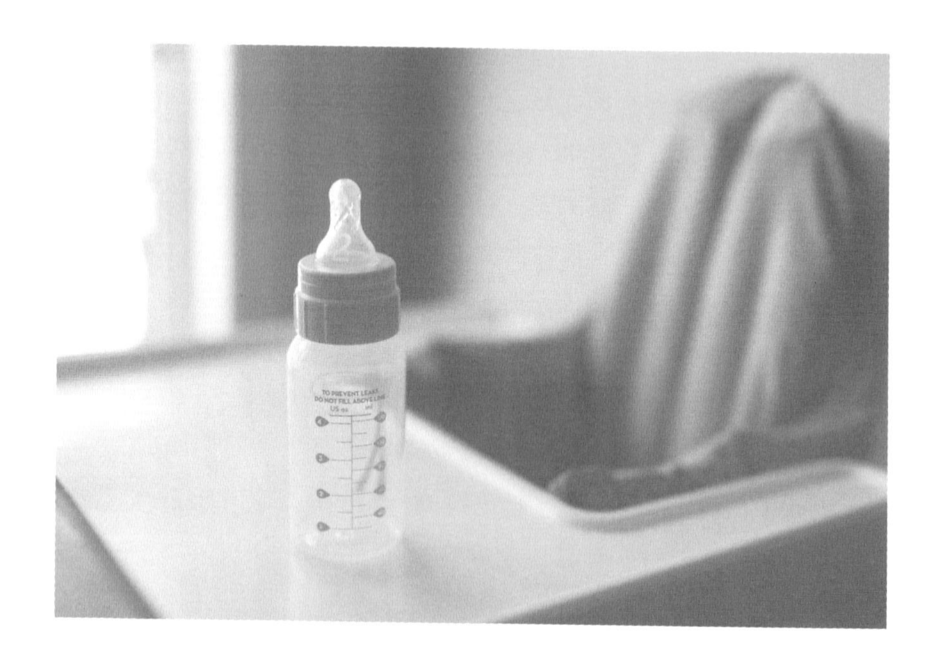

每月增加食物表（0至3歲兒童）*						
	1個月	2個月	3個月	4個月	5個月	6個月
奶類	僅限母奶 或 僅限第1階段配方奶**				第1階段或 第2階段配方奶**	
乳製品						優格
水果					僅限很熟成的水果	
蔬菜					所有：蔬菜糊	
馬鈴薯					製成泥狀	
豆類						
嬰兒麵粉（穀類）					不含麩質	
麵包、穀類食品						
肉類、魚類						
蛋類						
添加脂肪						
飲食	白開水：發燒或過熱時					
鹽						
甜食						

來源：《兒童健康手冊》

*若您家中有過敏史，嘗試不同副食品前請諮詢醫生。

**法規名稱：嬰兒配方奶粉、較大嬰兒配方奶粉與嬰幼兒成長奶粉。

無鹽飲食！

幼兒的腎臟還未發展成熟。切記不可在其食物中加鹽。你覺得副食品嚐起來味道平淡嗎？這是正常的，寶寶已經習慣了。絕不可給寶寶吃少量成人吃的食物，對他們一定是太鹹的。

無糖飲食！

給寶寶品嚐水果、優格、蜜餞時，切記不可加糖。孩子必須習慣食物簡單自然的味道，否則他以後會不吃不加糖食物。

兒童飲食基準（3歲以上兒童）	
水果及／或蔬菜	新鮮、罐裝或冷凍，每日至少5份。
麵包與其他穀類食物，馬鈴薯與豆類	每餐，視胃口而定。
奶類與乳製品	每天3或4份，依份量大小與含鈣量而定。
肉類、魚類與海鮮、蛋類	每日1至2次。
添加脂肪	限制食用量。 以植物性來源脂肪為佳。
甜食	限制食用量。
飲料	白開水，不限份量。 限制含糖飲料份量。
鹽	限制食用量。
運動	至少相當於每日快走半小時。 限制使用電視、電動遊戲、電腦的時間。

來源：法國國家營養健康計劃（PNNS）。

注意！切記兒童不可喝酒。不論是烈酒或溫和酒類，如啤酒、蘋果酒、酒釀水果、橙酒可麗餅、香檳……即便只是嘗試味道、沾濕嘴唇都不行。有些父母會在小孩的水中摻點酒，這實在不是個好主意。

04 過敏

過敏在成人身上很常見，但更好發於兒童。今天的過敏兒就是明天的成人氣喘患者。溼疹與流鼻水時常未獲得良好診斷與治療，尤其常被低估。大家總認為「過幾天就好了」或是「誰不曾過敏呢？這沒什麼大不的」。

每30位學童的班上就有一位氣喘確診，這是驚人的數字。許多時候，這些孩子一開始先有溼疹；之後，皮膚斑塊消失，取而代之的是呼吸道症狀，對生活造成許多影響：課業問題、難以融入團體、對許多事物恐懼（運動、生日派對……）。過敏的孩子經常因受限而無法充分發揮能力。他們長大後也會成為過敏成年人。父母須盡力避免此一連鎖效應，從根源治本。若您本身就有過敏，在懷孕時就須開始及早預防。

寶寶出生後……

若父母其中有一位（或更糟，兩位都是）過敏，那麼孩子也很可能過敏。父母的特徵會遺傳給下一代（眼睛的顏色、身高等），但他們的某些短處也同樣會被孩子繼承。儘管如此，近來過敏人口大幅暴增無法僅以基因遺傳解釋：每十年就會增加50%至100%的過敏者。各種環境因素（污染、食物、生活習慣、過度衛生）顯然扮演了很重要的角色。換言之，過敏可能是因先天遺傳，亦可能是後天因素，由於接觸過敏原，在嬰兒時期就開始過敏，但也可能在成年時期才發作，沒有人能免於風險！

如果……	孩子罹患過敏機率
父親或母親有過敏史	30% （若是母親則機率稍微更高）
父親與母親皆有過敏史	80%
家中一位親戚有過敏史（如叔叔或阿姨）	20%

再者，嬰兒出生時並非**過敏**，而是具**過敏**（**特異**）體質。有過敏體質的孩子較容易產生過敏反應（氣喘、鼻炎、溼疹等），沒有原因或理由，過敏體質的孩子就是如此。因此，許多過敏人口的增加是來自過敏體質者，這個族群也在每年不斷增加中。過敏體質主要可分為4大類型，依不同年齡、地區、季節而有所差異。

過敏性氣喘	過敏性鼻炎
異位性皮膚炎（過敏性溼疹）	蕁麻疹

過敏是所有可見症狀的綜合：丘疹、腫脹、打噴嚏等。不論是否為異位性，都可能有一天突然造成對某種物質過敏（昆蟲毒液、乳膠手套……）。

過敏的機制 = 3種因素結合

1. 特異體質（遺傳的過敏傾向）。

2. 過敏原（觸發過敏的物質：食物、花粉、動物等）。

3. 實際過敏反應（免疫性）。

常見過敏症狀	
身體部位	**症狀**
眼睛	搔癢、流眼淚、黏稠、灼熱、發紅。
鼻子	流鼻水或鼻塞（或兩者同時）、搔癢。
皮膚（與黏膜）	搔癢、灼熱、腫脹、發紅、發熱、顆粒或塊狀凸起。
呼吸道	灼熱、兒童可能咳嗽或呼吸困難（胸口有重物壓迫感）。
全身（非常罕見）	孩子可能休克、全身不適、腫脹。

注意事項！

- 在人數較多的家庭中，每生一胎過敏風險也隨之降低。到第三胎時會降至一半。但此一現象背後原因不明。
- 同卵雙胞胎具有相同基因，但可能會發展出不同過敏。同樣物質可能令一個孩子產生過敏反應，另一個則否。若有人仍在懷疑，這意味基因並不決定一切。孩子所處的環境，其反應、行為與心理素質都是重要的因素。

兒童與成人的差異

過敏是特別複雜且多變的狀況。以日益增加的食物過敏為例，約3.2% 成人與8% 兒童有食物過敏，且不同年齡層各有不同的過敏食物。兒童特別容易對蛋類、花生、牛奶、魚類與芝麻產生反應；而成人主要則是水果類（酪梨、香蕉、栗子、奇異果、梨子、蘋果、李子），或是繖形科蔬菜（茴芹、蒔蘿、蘿蔔、芹菜、茴香、香菜）。長久以來，讓孩子嚐新食物的年紀一直存在許多爭議，普遍認為越早讓孩子飲食多樣化，越可能增加過敏風險。事實上，介紹新食物的時期似乎並非關鍵。孩子是否對於某種食物過敏與其接觸該食物的年紀並無關聯。

以下是我在藥局櫃台
最常被過敏兒家長詢問的問題……

在此列舉並回答這些提問——也許您也有相同的困擾。

哪些是對孩子可能造成問題的食物？

兒童的飲食越來越多樣化，因此更需要謹慎把關。若是對蛋類過敏，只避開麵包和水煮蛋是不夠的，還必須確切了解含蛋類（或可能含蛋）的食物，並詳細向孩子說明他絕不可嘗試這些食物。當孩子去朋友家拜訪時是最困難的，因為朋友的家長並不見得了解問題的嚴重性。

許多時候，一個孩子食物過敏可能也會使全家重新調整飲食，改至健康食品商店採購。超市販售的工業化產品可能存有潛在陷阱。事實上，蛋白、花生和牛奶幾乎無所不在，可能出現在最不預期含有這些食材的食物中。誰想到工業化量產糕點，如國王餅等，當中會使用花生醬以降低成本？

即使廠商有提供消費者服務電話以便取得詳細成分表，亦不可全然置信。製造商可能因市場價格變動而取代某項原料。結果就是當您去電詢問某產品是否含酪蛋白時，廠商可能回答否，但這僅代表目前該產品不含酪蛋白。但若您購買該產品已有一段時間，則須由您自負風險。

至少知悉最危險的陷阱，但請勿灰心。與其穿梭在賣場貨架之間，試著解讀產品標示，不如自己以簡單食材料理食物：您不會有任何風險，也能吃得更好、更便宜、更天然，還能更省時！

致敏食物列表

1. 蛋類

在4歲左右時，此一常見的過敏可能會消失。

產品標示：

全蛋、蛋粉、溶菌酶、蛋白、卵白蛋白、白蛋白、卵磷脂、卵黃球蛋白、E105……等。

可能含有蛋類的產品：

所有工業化製造食品：焗烤食物、麵疙瘩、義大利麵、餃子、肉製品、魚漿、貝涅餅、蛋製甜點（布丁等）、糕點、餅乾、三明治麵包、義大利麵派、糖果（蛋用於糕餅製作使其結晶）……事實上，所有甜點與糖果都含有蛋類，除了天然水果或在家自製者。

某些衛浴產品（含蛋沐浴露或洗髮乳）與疫苗（流感……）。

2. 花生

花生過敏很少會消失，終生都會存在。花生過敏佔過敏致死案例50%。與其他油籽有交叉過敏風險：杏仁、松子、開心果……等。

產品標示：

花生、氫化／部分氫化植物油。

請特別注意動物飼料中也可能含花生；即使只是以手處理飼料也可能因吸入造成問題。

可能含有花生的食物：

花生與所有衍生產品（花生醬、開胃餅乾、洋芋片……），所有以植物油製作食品（若未指明油的種類），包含糕餅。若為橄欖油可，花生油則否。所有工業化生產蛋糕、肉製品、漢堡與其他工業化生產可麗餅。所有早餐穀物（與穀物棒）。

不要信任以「榛果粉」製作的湯與甜食（有時那是添加榛果調味的花生）。

3. 牛奶

通常牛奶過敏在4歲左右會停止。

產品標示：

酪蛋白、β-乳球蛋白……等。

可能含有牛奶的食物：

所有形式的牛奶（鮮奶、保久乳、脫脂牛奶、半脫脂牛奶、全脂牛奶、奶粉、嬰兒奶粉，甚至標示為「低敏性」者）、可即食馬鈴薯泥、法式鹹派、披薩、美乃滋與其他醬汁、乳酪、優格、鮮奶油、奶油、甜點、布丁、焦糖、糕點、義大利脆餅、某些麵包。

某些沐浴產品（牛奶沐浴露或洗髮乳）。

許多時候、對牛奶過敏的孩子也會對所有羊奶製品與（較不常見）豆奶過敏。

4. 芥末

我們食用許多芥末，即便寶寶吃罐頭嬰兒食品時也往往不自知而吃了不少。

產品標示：

芥末、香料。

可能含有芥末的產品：

一般醬料，特別是速食餐廳（不確定的香料混合），或是只標示「香料」而無其他說明者。若母親於懷孕後期食用，可能致使寶寶於此時變得敏感，哺乳時期亦然。請避免。

5. 魚類

魚類過敏案例稍微較少，但有逐漸增加趨勢。

產品標示：

魚類！

可能含有魚類的產品：

所有魚類，尤其生魚（魚煮熟後致敏性會降低）。處理魚類場所（市場……）。

以上5種食物（以及其衍生產品）共佔80%兒童食物過敏案例。3歲以上兒童則以花生與魚類為主要觀察重點。

若您的孩子有消化問題（尤其是腹瀉、疼痛與嘔吐）、呼吸道問題（氣喘、流鼻水、紅眼），或皮膚問題（特別是蕁麻疹），應特別注意。若是寶寶不斷哭泣且不吃東西，則可能有牛奶過敏的疑慮，請諮詢過敏專科醫師。若有必要，則避免造成問題的食物。

1至3歲：危機四伏時期

法國食物過敏學臨床與生物研究中心（CICBAA）指出1 至 3 歲是食物過敏的高峰期，之後便隨著年齡增長而遞減。

及早讓孩子嘗試並適應不同食物，是否為更好的做法？

恰恰相反。幾年前很流行讓寶寶吃「跟大人一樣」的飲食，卻忘記了兒童並非縮小版的成人，有特別的需求。若太早給孩子吃各類食物，就無法給他們適應的時間，專家也因此討論到「早熟致敏」的問題。

介紹新食物建議時期，以避免過敏（一般性預防措施，適用所有兒童）

最低年齡	食物
4 個月以下	僅限母乳或低敏嬰兒配方奶粉，禁止其他食物。
4 個月	無麩質麵粉。
6 個月	**開始吃固體食物。** 一般煮熟的水果與蔬菜（除「1 歲」項目提及者）。 果汁（避免熱帶水果）。 麵粉。
9 個月	肉類。
1 歲	牛奶、乳製品。 芹菜、豌豆、番茄。 香蕉。
1 歲半	蛋類、魚類。
2 歲	豆類。
3 歲	花生、榛果、芥末、番茄醬、一般醬料。

此一列表採取非常謹慎的態度，因此可視每位孩子個別調整。例如若孩子對麩質不適，則當然不可食用傳統麵粉，即使6個月大亦然。

孩子有過敏體質就會對家裡的貓過敏？

若孩子有過敏體質，確實有可能對貓咪的毛不適。但即便看來沒有過敏體質的小孩也可能因接觸過敏原（例如貓咪）而逐漸變得過敏且／或氣喘。

貓狗與寵物

貓咪是可愛的寵物，親暱又好玩，但與過敏兒卻難以安然相處。若您的孩子有過敏體質，最好不要讓他與貓共同生活。孩子可能會變得對貓咪產生依戀，卻又必須跟牠分開。

貓是第二大過敏原，僅次於蟎蟲。孩子可能與貓咪共同生活數月而未出現任何症狀，然後某一天災難就降臨了：流鼻水不止，氣喘發作……對狗的過敏（是的，狗也可能觸發過敏），潛伏期可能更久，有時甚至長達十年！

再者，貓的過敏原（Fel d1，一種醣蛋白）存在唾腺、汗腺、皮脂腺與皮膚中；問題並不僅止於貓毛，雖然貓毛帶有此致敏蛋白。因此，「無毛」貓或經常洗滌的做法無法解決問題。而此過敏原也經常存在團體空間中（托兒所、學校、保姆家……），例如其他孩子可能衣服上夾帶了幾根貓毛。

最後，即使孩子經歷了與寵物的痛苦分離，過敏原（Fel d1）仍可能存留在家中長達兩年。

過敏原是棘手問題，過敏也因此難以處理。許多時候，試著加強孩子免疫力是更佳的做法，全力避免過敏原並不實際。

可能引發或加重過敏的動物

公牛、母牛（毛、皮）

貓 * —— 小貓與閹公貓致敏性較低

馬 **（毛、皮）

狗（毛 *、皮）

刺蝟（毛刺＝蕁麻疹）

鳥類（羽毛、排泄物）

魚類（水蚤、乾製食品）

嚙齒動物：兔子、倉鼠、老鼠、栗鼠（尿液 ***）

可能產生交叉過敏：貓／狗／狐狸／老鼠／大鼠／刺蝟／浣熊。

一般而言，雄性比雌性致敏性更高。

* 毛的長度與潛在致敏性無關！

** 若您的孩子對馬過敏，而其他兄弟姐妹騎馬，他們從練習場回家時就可能引發重大危機。

*** 尿液變乾時，其致敏成分會成為揮發物，很容易被吸入。

我想為孩子做過敏測試，但他還太小……

孩子出生後就可做過敏測試。不可等發現孩子過敏才測試。相反地，越早發現問題與致敏物（蟎蟲？貓？食物？）越能及早因應。

每個年齡階段都有其過敏性？

這個說法部分正確。整體而言，寶寶直至 1 歲時以食物過敏為大宗，症狀為典型消化道問題（反胃、嘔吐……）；之後至3歲時，則主要表現在皮膚過敏（異位性皮膚炎）；然後是氣喘（6歲）；最後是鼻炎（10歲）。當然這是概括而論，不過是很常見的過敏體質發展歷程。

 我的觀點

▪ 出生前

我們可以減低孩子過敏風險。若父母之一或兩人有過敏史或過敏體質，需盡一切努力避免讓小孩成為過敏寶寶。力行抗過敏措施可顯著降低生出過敏寶寶的風險。從懷孕5個月起須特別提高警覺。最後4個月是過敏危險期。

- **勿接觸致敏食物**（請見第97頁致敏食物列表），特別是花生，盡可能避免。專家建議限制為每兩週只吃一顆蛋與一條魚。為避免營養不足，請諮詢營養師以得知如何攝取同等蛋白質、鈣質等。
- 思考**未來寶寶的環境**，例如乾淨的房間，但不是剛重新粉刷者。
- **在懷孕末期補充益生菌**（如Lactibiane Tolérance，Pilèje等品牌）。這些益生菌對健康有益，尤其可增強免疫力。研究顯示若於分娩前3週每天服用2片乳酸酵素，之後寶寶也補充相同菌類（適量乳酸桿菌，以水稀釋），則患溼疹機率相較於未補充益生菌者低了2倍*。

▪ 寶寶出生後

只要採取簡單預防措施，就能降低30%溼疹與氣喘風險。請盡力實行，尤其請注意：

- **不可抽菸**，不可讓寶寶吸入二手菸。
- 若母親有哺乳，**避免最具致敏性的食物**，尤其是蛋與乳製品（特別是UHT超高溫滅菌保久乳）、花生、魚類與大豆製品（豆奶、豆腐等）。

---

* 請參考另一本由本書作者著作，Éditions Leduc出版的益生菌相關書籍。

- **若狀況允許，親餵至寶寶6個月大**，但即便只有短暫哺乳（幾天，甚至幾小時）都有助益。母乳不僅不會致敏，更能提供寶寶一生對過敏的抵抗力；哺乳對媽媽也有益（更快減重等）。
- **讓寶寶有足夠的時間當寶寶**，若您可哺乳6個月，且寶寶只吃母乳，這是最理想的狀況。若無法做到，務必避免給寶寶吃嬰兒配方奶粉以外食物。尤其若寶寶對牛乳過敏，則不可使用一般嬰兒奶粉，須選擇水解蛋白嬰兒奶粉（您的醫師會給予相關建議），至少持續至寶寶5個月大為止。
- 寶寶開始吃副食品應以逐步漸進為原則：**每週只嘗試一種新食物，不可更多**。不可任意混合食物造成風險，也不可每日嘗試一種新食物。
- **在滿1個月之前不要給寶寶喝果汁**，寶寶只能喝母乳或配方奶。
- **盡可能在家自己準備副食品**，使用新鮮食材。避免使用熱帶水果、芝麻、堅果（核桃、榛果等）。
- 即使是有機副食品也可能引發過敏。例如若對小麥過敏，有機與否並無差別。
- 有疑慮時，將食材煮熟。烹煮過程通常（並非總是）可以破壞過敏原。
- 尤其避免添加物、色素與防腐劑。
- 要注意含有過敏原的疫苗（請諮詢醫生），例如：某些疫苗含有蛋類蛋白。

香菸與過敏：不良物質的組合

香菸本身並不特別具致敏性，但菸會攻擊呼吸道黏膜而致敏。呼吸道黏膜會變得較為「多孔」而使蟎蟲與其他呼吸道過敏原得以通過。絕對不要在兒童身邊吸菸。一根香菸就已過量，三根以上香菸對於年幼者肺的傷害是肯定且已被證明的。

05 水泡

我小小圓圓的，白色且充滿水，我不危險但很惱人，我是什麼？水泡。水泡像是第二層皮膚，身體會在摩擦的部位產生水泡，原本作用在自我保護，但刺癢的感覺令人不適。若是很小的水泡可不予理會，不要戳破，可用本書建議的精油配方助其自我復原。相反地，大的水泡必須以消毒過的針戳破（可使用殺菌液或任何一種精油）。慢慢讓裡面的液體流出，不要撕破表面的皮膚，並以此配方加以消毒。

〔單一配方〕

皮膚外用

- 將1 滴真正薰衣草精油抹在水泡上，每日2 至3 次。

更完整配方

以5 毫升精油瓶裡調合：

- 茶樹精油 1 ml
- 真正薰衣草精油 1 ml
- 波旁天竺葵精油 1 ml
- 甜杏仁植物油 2 ml

每日3 次，將1 滴調合精油擦在清除液體的水泡上，並以透氣敷料覆蓋2 或3 日，然後持續使用精油但無須包紮，直至完全復原。

我的觀點

- 注意鞋子是否太小或不合腳，造成摩擦，且／或連續穿同一雙鞋數日。同樣地，不要讓孩子再穿已經沾濕的鞋子。也不要赤腳穿籃球鞋或涼鞋，如此易造成水泡。穿襪子是較為明智的選擇。
- 附有矽膠，可形成一層保護皮的敷料相當舒適有效。其價格較傳統敷料昂貴，但別猶豫，使用這類產品可消除水泡造成的不適感。您也可在摩擦部位貼上矽膠敷料以預防產生水泡，讓敷料代替孩子脆弱的皮膚。

06 扁桃腺

扁桃腺是位於喉嚨深處兩側的小小器官，是免疫系統的一部分，形成一道對抗細菌的有效屏障，尤其能夠保護呼吸道與消化系統，只要您能維護好個人衛生健康。但若扁桃腺無法順利運作，本身也會遭到細菌攻擊，反而會讓孩子整年生病。若扁桃腺過大，也可能阻礙正確呼吸，因此有時需以手術切除。

皮膚外用

調合：

- 沉香醇百里香精油1 滴
- 月桂精油1 滴
- 芳樟葉精油1 滴
- 甜杏仁植物油3 滴

扁桃腺腫大疼痛時，以此複方精油塗抹於脖子對應扁桃腺高度，每日3 至4 次。

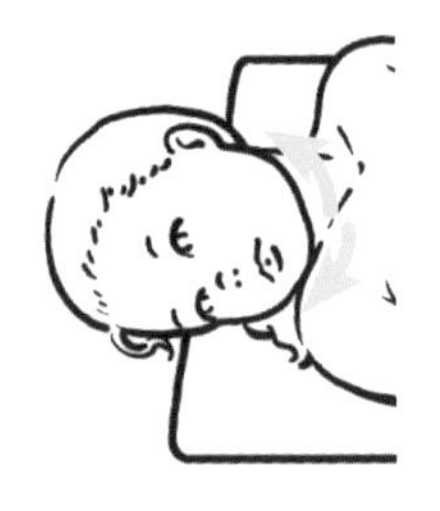

我的觀點

雖然少見，但成人也可能有扁桃腺問題。

07 咽峽炎

咽峽炎特別好發於5至15歲兒童。孩子會抱怨喉嚨痛，不想吃東西或甚至喝水，因為吞嚥會造成疼痛；甚至可能覺得痛感往上升至耳朵，並往往伴隨發燒與畏寒。大部分案例（約80%）中，咽峽炎是病毒造成，因此使用抗生素完全無效。病毒攻擊喉嚨，即扁桃腺、咽與顎。此時應一方面緩解局部發炎，減輕疼痛，另一方面則加強身體防禦力，不讓細菌乘虛而入。以下特別列出精油，可針對所有呼吸道疾病。

皮膚外用

需至藥局或請芳療師調製

在10毫升精油瓶混合：

♦芳樟葉精油	1 ml
♦茶樹精油	1 ml
♦側柏醇百里香精油	1 ml
◊ Transcutol（溶劑）	3 ml
♦甜杏仁植物油	4 ml

嬰兒：在脖子與扁桃腺塗抹3滴，每日2至3次。

兒童：在脖子與扁桃腺塗抹5滴，每日4次。

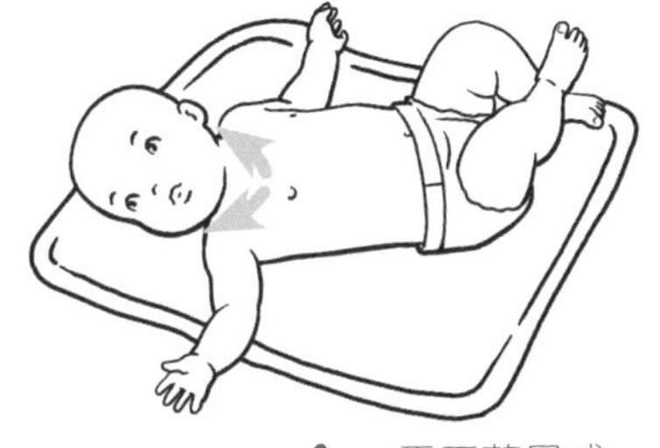

肛門塞劑（治療咽峽炎最佳方式）

需至藥局或請芳療師調製

製作12枚塞劑：

	嬰兒	兒童
♦茶樹精油	15 mg	20 mg
♦側柏醇百里香精油	15 mg	20 mg
♦丁香精油	5 mg	10 mg
♦金盞花植物油	10 mg	10 mg
◊ 塞劑賦形劑	1 g	1 g

第一天早午晚各施予一枚塞劑，之後4至6天早晚各施用一枚。

〔單一配方〕

口服內用（限5歲以上兒童）

- 將1滴側柏醇百里香精油加在一塊方糖上，讓孩子吸吮，每日2至3次。

漱口

在玻璃杯中，以各1茶匙同等份量調合純露*：

- 月桂純露
- 玫瑰純露
- 薰衣草純露

讓孩子以此複方純露（不加水）每日漱口4至5次（如果他覺得有趣，可大聲發出「咕嚕」聲）。

我的觀點

- 一直以來，咽峽炎通常是以高劑量抗生素「治療」。事實上，如此的治療毫無效果。咽峽炎通常是病毒引起，幾天後就會自行復原。但兒童呼吸道系統相當脆弱（請見第32頁「有關免疫系統的成熟」），可能發生重複細菌感染。因此，重複咽峽炎細菌感染使得許多小朋友必須經歷切除扁桃腺手術。精油芳療可避免重複細菌感染並保護呼吸系統，包括扁桃腺。
- 您也可進一步以局部熱敷方式減緩孩子疼痛，若孩子喜歡，可同時為他說個精采的故事；當然，如果是13歲大的孩子則不適用。
- 隨時讓孩子披件圍巾、絲巾或套頭毛衣，保護喉嚨；在有冷氣密閉空間亦然（飛機上、商場、汽車等）！
- 不要阻斷發燒。發燒可有效殺死細菌，是身體受到有害細菌攻擊時

* 注意！這裡指的是純露（HA），而非精油（HE）。

的自然防禦機制，不過要確保體溫是在合理的限制內。(請見第186頁)。

- 讓孩子大量喝水，為他準備愛喝的湯，也可加些字母造型通心粉。只要是流質食物都可容易消化。
- 如果小病人的症狀沒有在48 小時內改善即應就診，醫師會進行快速診斷測試以確認是否為鏈球菌性咽炎，若是的話，在極少數情況下病情可能變得複雜。

08 血管瘤

也被稱為草莓血管瘤，是很小的血塊，因接近在皮膚表面所以肉眼可見，尺寸與形狀不一，是血管異常發展導致。若是位於身體隱藏部位，如屁股或腳趾，只要醫師告知這是外表的小小異常，父母不會過度擔心。但若是發生在臉上，則更令人憂心。我們能夠做什麼？一切都取決於血管瘤類型。

〔單一配方〕

皮膚外用

- 早晚清潔後，以1 滴義大利永久花精油塗在血管瘤上。若10 天後沒有任何改善則停止，表示血管瘤已固定成形。

我的觀點

- 約每10 位兒童就有一位有血管瘤，並不少見。平面血管瘤有人稱葡萄酒色斑，突出者稱為草莓血管瘤，也有星形血管瘤。血管瘤出生後不久即出現，幾年後可能自行消失，也可能不會。
- 若是由淋巴管形成者則是「白血管瘤」，呈現淡黃色，因為淋巴是白色。若與血管瘤混合則呈現紫色，成為淋巴管瘤。

- 若血管瘤沒有自行消退，則幾乎不可能去除。只有雷射治療可能達到一定程度效果（臉部血管瘤值得一試）。不要期望出現奇蹟，尤其更不可自行戳破血塊或以美白霜刷血管瘤試圖加以去除。如此不僅無效，更可能造成危險。若希望去除血管瘤，請務必諮詢專業醫師。
- 有些寶寶臉上有錣色痣，平常呈現粉紅色，但用力或哭泣時則會變紅色。錣色痣會慢慢消退，最長12 個月後甚至可能完全消失。請勿觸摸，也不要塗抹精油，讓時間慢慢療癒這些紅色斑塊。

09 焦慮症

孩子焦慮的原因與父母不同，但他們的恐懼也可能同樣難以言喻而深刻。分離焦離在嬰兒身上相當顯著，在這個階段也是正常的；理論上孩子3 歲時就不再有此問題。但事實上則完全不然。與父母（或親人）分開的過度焦慮會表現在腹痛、頭痛、氣喘等症狀。但彌漫的恐懼也可能造成焦慮的擔憂（「萬一媽媽生病怎麼辦？」,「萬一明天去度假路上發生意外怎麼辦？」等）、強迫行為（今年生日時也要像去年一樣在同一地點與同一群人聚會，每個小飾品都要放在房間裡的精確特定位置等）、恐懼上學（請見第250 頁「拒絕上學焦慮」）。

〔單一配方〕

吸入法

- 將2 滴羅馬洋甘菊精油塗在孩子手腕內側，讓他深呼吸，並重複幾次。

更完整配方：吸入法

在5 毫升精油瓶裡調合：

- 羅馬洋甘菊精油 1 ml
- 芳樟葉精油 1 ml

♦真正薰衣草精油 3 ml

將精油瓶均勻搖動，然後打開讓孩子深呼吸吸入，過程盡可能平靜，並重複3 或 4 次。若有必要，每10 分鐘重複一次，直到情緒完全緩和。

皮膚外用

在10 毫升精油瓶裡調合：

♦真正薰衣草精油 2 ml

♦芳樟葉精油 2 ml

♦龍艾精油 0.5 ml

♦橙花精油 0.5 ml

♦甜杏仁植物油 5 ml

以幾滴調合精油按摩脊椎、頸部、胸部、腹部與腳底足弓。若有需要，每小時重複一次直至孩子恢復平靜。

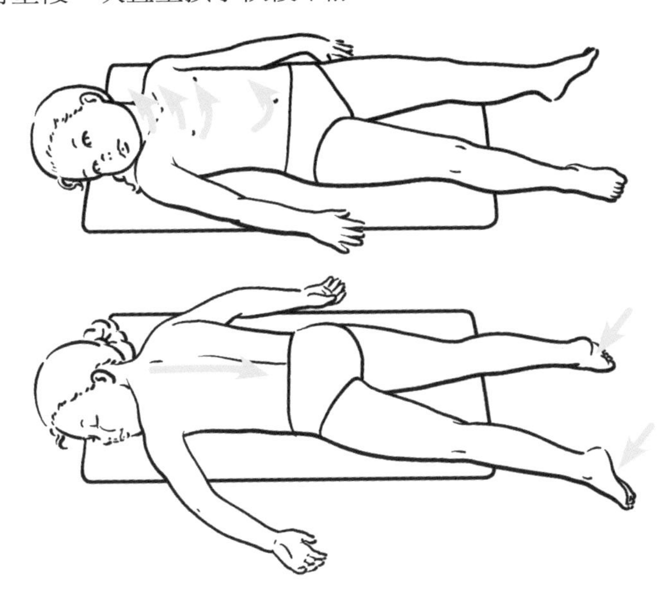

♦以2 滴甜馬鬱蘭精油按摩太陽神經叢。若有需要，每小時重複一次，持續3 至 5 次，每次間隔半小時。

我的觀點

- 孩童最常見的焦慮症是分離焦慮，即與親人分開時的過度焦慮。依據《精神疾病診斷與統計手冊》*，若孩子有下列當中三種症狀，即表示有焦慮症問題：
  1. 持續非理性恐懼，害怕親人**可能發生危險，或害怕他們離開後不再回來。
  2. 持續非理性恐懼，害怕突如其來的災難會迫使他與親人分開，例如孩子迷路、被綁架、發生意外等。
  3. 持續不願意或拒絕上學，以留在家或與親人在一起。
  4. 持續不願意或拒絕上床睡覺，或者不願在外過夜，除非有親人在身邊。
  5. 持續避免獨自在家，尤其會抓著或如影隨形地跟在親人後面。
  6. 重複做與分離有關惡夢。
  7. 上學日或預期將與親人分開時經常抱怨身體不適（如頭痛、腹痛、反胃、嘔吐）。
  8. 只要預期離開家中或親人時就有極度焦慮症狀或抱怨，且此情形多次重複，例如生氣或哭泣，哀求父母不要離開。
  9. 孩子出門或與親人分開時，即不斷抱怨或出現極度焦慮症狀，例如想要回家，父母不在時需要打電話給他們。
- 依據《精神疾病診斷與統計手冊》，若孩子的行為與情緒擾亂持續至少兩週，且在18歲之前發生，即是有此焦慮症狀況（若只是暫時性，則並非對分離的過度焦慮）。分離焦離症與其他廣泛性發展障礙或心理問題沒有任何關聯（但也可能有相關）。
- 父母必須安撫孩子，讓他安心，例如讓孩子隨時可以打電話聯絡（若有必要可允許他使用手機）。孩子特別害怕疏離與沈默。若無法

---

* *DSM-III-R (The Diagnostic and Statistical Manual of Mental Disorders).*

** 問卷中的說法為「兒童的主要依附對象」。

讓孩子鎮靜請諮詢醫師。

- 請同時參考第115頁「焦慮感」。

10 抗生素

兒童是使用抗生素最多的族群，主要原因之一是因為他們經常有呼吸道問題（支氣管炎……）。6歲以下兒童佔了法國所有處方抗生素用量的1/4，平均每年接受3次抗生素治療。這是平均數字！此一現狀令人震驚。抗生素處方過量（有時是因家長堅持），但在幾乎90%的兒童病症中都是無效的，且也可能使得兒童若真正需要抗生素時難以使用。請家長切勿誤信使用抗生素可讓孩子更快痊癒，或更能確保康復。

針對這點似乎所有人都反對正確觀念。托兒所甚至會要求出示抗生素處方箋才准許生病兒童回校，即使孩童並不見得受到正確治療，也不見得不具傳染性，抗生素因此被誤認為奇蹟藥物。幸好近來統計顯示此一情況已在改善中，大眾已明白使用核彈（抗生素）摧毀小蟲（相對無害的細菌）不恰當也不合理。如此做法不僅相對無效（下次有小蟲時又要用新的核彈），且更會造成附帶損害（有害副作用，例如使免疫系統無法發揮功能，高昂的醫療費用等）。且80%呼吸系統疾病，感冒喉嚨痛、流感與其他咽炎都是病毒引起的；抗生素對於病毒沒有效用，只對細菌有效。

抗生素可能增加過敏

若沒有正當理由就讓孩子服用抗生素，會阻礙身體自我防禦，因此身體無法學習。再者，好的細菌與壞的細菌會同時被殺死，好菌能保護腸道並形成身體免疫系統一部分。抗生素會破壞好菌生長，使得身體更容易對食物不適，甚至過敏。在抗生素治療後，腸道黏膜便失去了這些士兵，喪失好菌為身體防護、過濾的寶貴功能；因而使得一些蛋白質在被完全消化前便穿透血液循環。

意即腸道通透性過高，就好像身體突然間失去了防衛關卡，沒有了密碼或鑰匙的保護，任何物質都可進入身體。這些蛋白質即是造成過敏反應的元兇。除了極少數例外狀況，以精油芳療照護孩子在各方面而言都是有益的。某些精油具有抗生素藥物的所有益處，而沒有其副作用。

精油，抗生素以外的另一可靠選項

兒童經常受呼吸道疾病所苦，這也是精油芳療最大益處。許多父母不希望一整年都讓孩子使用抗生素，如此觀念有其道理。有幸的是，越來越多醫師建議事先做好呼吸道疾病預防，並以自然療法作為第一線治療。精油對身體溫和，但對抗疾病則相當猛烈，比其他療法更能夠治療疾病，並保護孩童的健康。

精油對於預防與治療大部分傳染疾病極為有效。設想植物必須在各種惡劣環境中自我防衛：寒冷、烈日、高溫、下雨、病毒、細菌、寄生蟲……因而發展出一套高度有效的防護系統。您的一小瓶精油就是這些精華的薈萃。精油可迅速對抗疾病，強而有力摧毀敵人（病毒、細菌），同時不會擾亂孩童體質。相反地，精油可幫助孩子身體自我防禦，加強免疫力。開始使用精油後，您將會發現孩子的呼吸道問題頻率減低了，且症狀發生時也較不劇烈，更快復原。

我們並非指責抗生素，但如同醫療保險一再強調的：抗生素並非必要的選項。我們過度濫用且誤用抗生素，尤其是針對孩童。尋找最佳治療是自然的，但有時過了頭反而適得其反。一項嬰兒慢性耳炎研究已證實這點，研究結果顯示罹患慢性耳炎的孩童比其他兒童更容易罹患氣喘。我們不知道確切病因，但研究人員認為持續為耳炎開立抗生素可能是部分原因。

最具抗菌／抗生素功效精油

- 側柏醇百里香精油（特別對兒童）
- 芳樟葉精油
- 茶樹精油

我的觀點

- 使用抗生素治療時，同時補充益生菌（有益的發酵物，可重建腸道菌群，請見第137頁）。
- 避免讓孩子一年多次使用抗生素，應探究真正病因；顯然有更深層問題須治療。
- 避免給過敏兒某些較容易觸發反應的藥物，特別是布洛芬類藥物（安舒疼、Rhinadvil、Upfen、Gelufen……）。

11 焦慮感

有些小朋友生性較為焦慮不安，害怕噪音、跌倒、白色大鬍子的大叔、狗（甚至是小狗）、和鄰居打招呼、床下的怪物、被吸進浴室排水孔、鬼怪、吞噬大動物的小動物等。相較於焦慮症（請見第110頁），焦慮感的劇烈程度較低，但較常出現在日常生活中。一個孩子因某個情況而焦慮症發作時，則會從早到晚都焦慮不安。兩者並不相同。

〔單一配方〕

皮膚外用

- 以2滴甜馬鬱蘭精油滴在孩子手腕內側，讓他深呼吸。每日重複2至4次。

芳香精油浴

以精油瓶或茶托中倒入：

♦真正薰衣草精油10 滴

◊沐浴基底1 湯匙

將調合好的沐浴精油倒入準備好的水中，讓孩子在晚餐或入睡前泡澡20 分鐘。若他喜歡音樂與溫和的聲音，可播放柔和的蕭邦、莫札特或錄製的自然環境音（鳥叫、海浪聲）作為背景音樂。結束後不要沖洗，直接將身體擦乾。

口服內用

◊薰衣草或洋甘菊純露 *

讓孩子口服1 茶匙，每日 2 至 3 次。也可以稀釋於椴花茶中。

擴香法

♦真正薰衣草精油

♦甜橙精油

將這兩種精油各 40 滴加入您的乾式擴香儀，在孩子所處房間擴香15 分鐘。每日2 至3 次。

我的觀點

- 生性膽怯或只是保守不等同於有焦慮感。您只要自問孩子是否總是拒絕與其他人交流，「躲在媽媽裙子下」，而且是否為此所苦，或阻礙他在同儕與生活圈中（兄弟姐妹、學校、課外活動……）找到自己一席之地。
- 焦慮的孩子通常也有焦慮的父母（其中一人或兩者皆然）。這並非

* 注意！勿混淆，這裡指的是純露（HA）而非精油（HE）。

要責怪任何人，而是要了解若您試著改善自己的狀況，也能讓孩子變得更放鬆。當然，說得容易做得難。因此，使用精油將可有所助益；精油可直接由嗅覺系統吸收，與情緒大腦對話，相較其他方式更為有效。不過若有需要，仍應諮詢專業醫師。

12 口腔潰瘍

口腔潰瘍是兒童極為常見的狀況，是發生於口腔，非常惱人的傷口（嘴唇、臉頰、齒齦、顎、舌部）。傷口雖小，卻可造成強烈不適，實際上非常疼痛。不僅食物會造成不適，舌頭碰到傷口時更會造成劇痛。

〔單一配方〕

塗抹於口腔黏膜

- 以乾淨手指將「1滴月桂精油與1滴橄欖油」混合物直接塗抹於口腔潰瘍傷口，每日3至5次。

更完整配方：用於口腔潰瘍（或同時有數個口腔潰瘍）：

在10毫升精油瓶裡調合：

- 丁香精油2ml
- 白千層精油2ml
- 聖約翰草植物油6ml

每日4至6次，塗抹1或2滴調合精油於每個口腔潰瘍傷口，直至狀況改善。

漱口法（兒童）

以同等份量調合*：

---

* 注意！勿混淆，這裡指的是純露（HA）而非精油（HE）。

◊羅馬洋甘菊純露
◊月桂純露
◊丁香純露

讓孩子以1 湯匙調合純露漱口，每日3 至5 次，讓純露接觸口腔中各個方向，充分浸潤口腔黏膜，10 至20 秒後再吐出。

我的觀點

- 早晚讓孩子服用5 顆順勢療法製劑 Borax 5 CH，持續3 至5 天。製劑必須讓孩子放在舌下使其融化，而非整顆吞下。
- 良好口腔衛生是必要的，至少不能把髒手（或任何東西）放進嘴巴裡。筆筒裡的筆、拿來當陀螺在桌上轉了10 分鐘的塑膠筆蓋等，都無法有助平靜舒緩。
- 若孩子經常有一個或多個口腔潰瘍，可能有免疫系統問題；這經常是在數次抗生素治療後，腸道與口腔菌群受到擾亂。
- 若孩子因為傷口痛而不想吃飯，試著讓他吃流質食物，也許以吸管飲用，易於進食。尤其是有甜味的食物，如糖煮水果或新鮮乳酪。相反地，鹹味、酸味（檸檬、番茄）、太熱的食物則難以下嚥，格呂耶爾起司與堅果等則更不用提了。待口腔潰瘍復原後一切也會回復正常。

13 闌尾炎

闌尾炎即是連接大腸和小腸的闌尾發炎。疼痛是典型症狀：孩子抱怨肚子右下方疼痛，也可能感到噁心或甚至嘔吐。闌尾炎沒有適用的精油芳療。

我的觀點

闌尾炎是外科緊急狀況。在等待醫師診斷同時（緊急狀況），切記不可讓孩子吃或喝東西。

14 食慾不振

食慾不振是兒童常見的狀況。若持續時間異常過久，也不是因為疲倦或疾病（例如呼吸道疾病），則有問題。孩子可能身體狀況不佳或悲傷，也可能是對您提供的食物不感興趣。也許是愛情的悲傷，通常會隨時間自行復原……不論是何種狀況，可準備有趣的食物，以色彩鮮豔，新鮮食材為主。

讓孩子參與料理過程：孩童喜愛把手放進麵糰中，尤其是可以趁機玩鬧一下，然後品嚐自己動手做的料理。讓小朋友參與，更要避免每天幫他們準備同樣的食物。

皮膚外用

在10 毫升精油瓶裡調合：

- 羅馬洋甘菊精油 2 ml
- 芳樟葉精油 2 ml
- 甜杏仁植物油 6 ml

以3 至5 滴調合精油塗抹於太陽神經叢與腹部並輕輕按摩，每日3次，持續3 週。

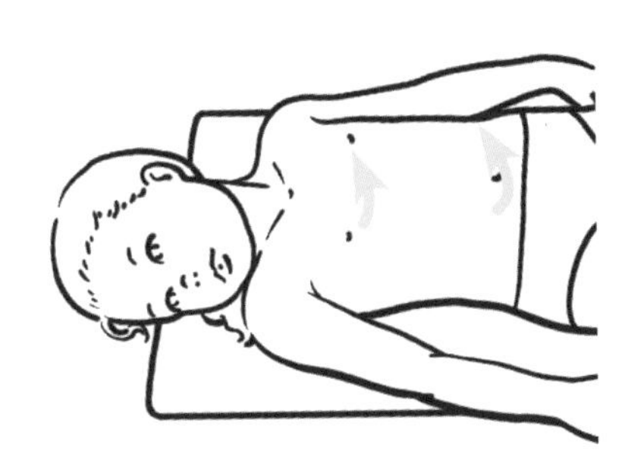

口服內用

在200 毫升精油瓶中以同等份量調合*：

◊野胡蘿蔔純露 60 ml

◊馬鞭草酮迷迭香純露 60 ml

◊肉桂純露 60 ml

讓孩子在兩頓主餐（通常為午餐與晚餐）前，服用1 茶匙（5ml）調合純露，持續3 週。

在5 毫升精油瓶裡調合：

♦羅馬洋甘菊精油 1 ml

♦紅桔精油 1 ml

♦榛果植物油 3 ml

將 1 滴調合精油與1 茶匙蜂蜜混合，讓孩子每日口服2 次，持續10 日。若他覺得味道太強烈，可將裝有精油的小匙放入草本茶中（馬鞭草茶、椴花茶等）。

我的觀點

- 可讓孩子口服葫蘆巴（一種植物）膠囊，或將膠囊打開倒入湯匙並與蜂蜜混合。也可將30 滴葫蘆巴萃取液加入冰水或果汁中，於三餐半小時前飲用，持續2 個月。
- 孩童比成人能更自然調節食慾。強迫孩子進食會造成心理創傷，只會使他對食物更不感興趣。如果他不餓，也許只是因為他不需要或不太需要進食。該吃的時候才吃即可，請遵循此原則。

* 注意！勿混淆，這裡指的是純露（HA）而非精油（HE）。

15 氣喘

不論是否因過敏引起，氣喘發作的機制是一樣的：曝露於某種通常無害的外部因素中時（花粉、寒冷、壓力……），孩童開始乾咳，呼吸越來越困難；支氣管發炎阻礙呼吸，支氣管肌肉可能收縮直至完全阻塞。黏膜過度分泌更加劇狀況，阻礙空氣流至肺泡，因此造成氣喘特有的呼嘯呼吸聲。

氣喘發作時，孩子呼吸非常困難，無法平躺，不斷流汗，心跳加速，極度焦慮。一般時候則一切「正常」，但其支氣管極為敏感，有時可能造成呼吸困難或有喘鳴聲，引發乾咳與胸部緊縮感。

氣喘4大症狀

1. 孩子呼吸越來越困難。

2. 窒息與壓迫感。

3. 咳嗽。

4. 呼吸有喘鳴聲。

若嬰兒患有氣喘，有很大機率在長大後就會消失。相反地，氣喘兒童則很可能一生都有氣喘。

氣喘經常在夜晚發作，因為凌晨2至4點時，身體製造較少的抗發炎物質。因此若支氣管曝露於致敏物質（蟎蟲、花粉、動物毛等），尤其當房間通風不佳時，支氣管更容易發炎，阻礙呼吸。再者，平躺時細小支氣管是關閉的，不利呼吸；這也是為什麼氣喘患者經常會想坐下或站起來。切勿強迫他們躺下。

過敏性氣喘

〔單一配方〕

擴香法

- 當孩子不在房中時，使用檸檬精油以擴香法為空氣消毒（香菸、病人……）。採乾式擴香法時，每回使用約20滴，早晚擴香半小時。

進行芳療擴香時避免讓氣喘兒在室內，也避免讓他們吸入精油，尤其是氣喘發作時。

皮膚外用

在10毫升精油瓶裡調合：

- 甜馬鬱蘭精油 1 ml
- 阿密茴香精油0.5 ml
- 羅馬洋甘菊精油 0.5 ml
- 黃松精油 0.5 ml
- 龍艾精油 1 ml
- 甜杏仁植物油 6.5 ml

預防用（支氣管炎、感冒、花粉症等）：將3滴調合精油塗抹於太陽神經叢與腳底足弓，每日1次，例如睡前使用。

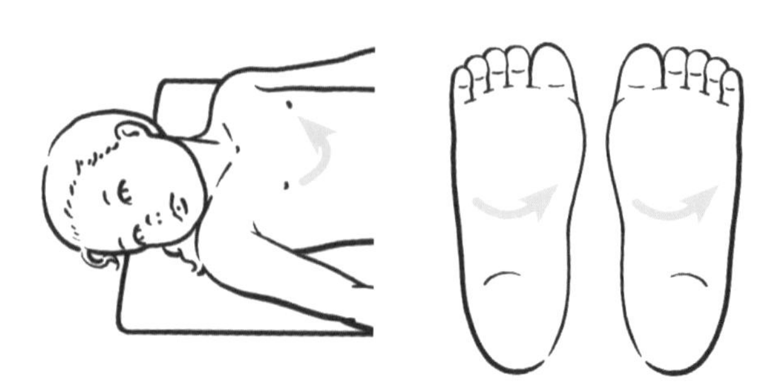

氣喘發作時：相同配方與使用方式，但每半小時塗抹一次，連續3回。

肛門塞劑

需至藥局或請芳療師調製

製作12枚塞劑：

	嬰兒	兒童
♦阿密茴香精油	5 mg	10 mg
♦龍艾精油	10 mg	15 mg
♦羅馬洋甘菊精油	20 mg	25 mg
♦黃松精油	10 mg	15 mg
♦金盞花植物油	10 mg	10 mg
◊塞劑賦形劑	1 g	1 g

預防用：於風險期睡前施以1枚塞劑，持續數日。

氣喘發作時：第1日施以3次塞劑，每次1枚（盡可能間隔一段時間：早午晚），之後4至6日每天早晚各使用1次。

兒童氣喘常見的過敏原

1. 蟎蟲
2. 花粉
3. 動物（毛髮、唾液……）
4. 黴菌
5. 蟑螂
6. 花生
7. 蛋
8. 香料
9. 牛奶
10. 乳膠（橡膠與酪梨、香蕉、奇異果、栗子、木瓜、葡萄、百香果、菠菜、桃子）
11. 奇異果
12. 魚類

我的觀點

- 氣喘最主要徵狀之一是咳嗽，但這也是最容易被家長忽略的。若您的孩子經常咳嗽且長期持續，須特別警覺。若是無來由的咳嗽，即可能是氣喘，例如每天夜晚、每天傍晚、每次孩子笑或哭泣或運動（剛結束）時、熱或冷時、各種污染物、油漆……等。同樣的，若伴隨支氣管炎，也可能是氣喘。

- 越迅速治療氣喘越好。與一般成見相反，氣喘並不會隨著兒童長大自動消失。事實上，若忽略它，病況可能加劇。可惜的是，每3名氣喘兒中只有2個獲得確診。在其他案例中，氣喘則持續惡化，狡猾躲過診斷。再次重申：氣喘不一定會以呼吸喘鳴表現，許多其他徵狀（例如咳嗽）即是警訊。
- 85%氣喘是由過敏引發，可見治療過敏的重要性。

請注意可能引起兒童發作的所有因素：

- 致敏環境：蟎蟲、灰塵、花粉、動物（狗、貓、馬、鳥類）、某些食物……。
- 污染環境：空氣（城市、交通），專業場合（DIY裝修店、香水店……），居家（柴火、油漆、剛從乾洗店拿回的衣服、膠合板、香水……）。
- 二手菸（若兒童與抽菸成人同室）。
- 呼吸道感染：感冒、支氣管炎、流感（支氣管炎不斷復發可能是氣喘徵兆）。
- 糟糕的天氣：濃霧與寒冷。
- 某些藥物，例如阿斯匹靈或抗感染藥物。
- 身體負擔過度，特別是寒冷天氣或寒冷過後。
- 激烈情緒：大笑、盛怒、高度壓力。
- 過敏或食物不耐受：某些會以氣喘表現。

因此：

- 追查所有可能過敏原：蟎蟲、黴菌（潮濕房間）、動物毛，也包含若您已養了數年的貓或狗（氣喘可能延後發病）、花粉、致敏食物、合成除臭劑、油漆……。
- 您的房子（或公寓）必須非常乾淨，一塵不染，沒有可疑的絨毛娃娃，堆在地上的衣服，尤其是氣喘兒的房間。

- 立即阻止所有呼吸道感染（有精油的協助將是易事一樁）。這類感染可能增加氣喘發作機率。
- 居家溫度不可低於 18°C 。經常讓家中通風，將窗戶完全打開至少 10 分鐘，每日 2 次，包括冬天。
- 鼓勵孩子規律從事運動。身體活動有助呼吸，減少發作頻率。游泳是廣受肯定的，所有溫和運動也很有益。但請避免在寒冷中進行運動（寒冬中跑步），可能導致氣喘發作。
- 請勿在家中抽菸，更不要在孩子房間中抽菸。
- 必須找到平衡孩子氣喘的方式，否則長期而言將嚴重危害他們的健康。若孩子日日夜夜都發作，每天都需要吸入劑，或從事一般身體活動時也有嚴重呼吸困難，則氣喘並未獲得平衡。（如爬三階樓梯就呼吸困難）。
- 您讓孩子吃的食物可助減少氣喘發作，相反地，也可能加劇病情。若孩子對以下食物沒有過敏、不耐受、也喜歡吃，請經常讓他吃：
  - 具油脂魚類（鮭魚、鰻魚、鯡魚、鯖魚、橄欖油製沙丁魚），每週至少 3 次。這些魚類的 Omega-3 有助防止氣喘病發。
  - 生菜水果：氣喘患者的肺部需要更多維他命 C 。
  - 含鎂礦泉水、牡蠣、腰果、杏仁、豆類、全穀物、黑巧克力，這類食物含鎂，有助擴張支氣管。
- 限制乳製品食用，奶類食品可能加重過敏反應。

食物與氣喘反應

某些食物可能引起氣喘發作。

有些會在食用後立即發作：蛋、魚類、甲殼類、堅果、花生。

有些則會在稍後發作：牛奶、巧克力、小麥、柑橘、食品添加物（色素、防腐劑、亞硫酸鹽等）、大豆、檸檬、玉米。

餐後注意觀察孩子的反應。如果安然無恙就可放心了。

神經性氣喘

皮膚外用

在10 毫升精油瓶裡調合：

- 甜馬鬱蘭精油 1 ml
- 依蘭精油 0.5 ml
- 阿密茴香精油0.5 ml
- 摩洛哥藍艾菊精油 0.5 ml
- 甜杏仁植物油 7.5 ml

預防用（疲累或壓力特別大時）：將3 滴調合精油塗抹於太陽神經叢，每日睡前1 次。

氣喘發作時：相同配方與使用方式，但每半小時塗沫一次，連續3 回。

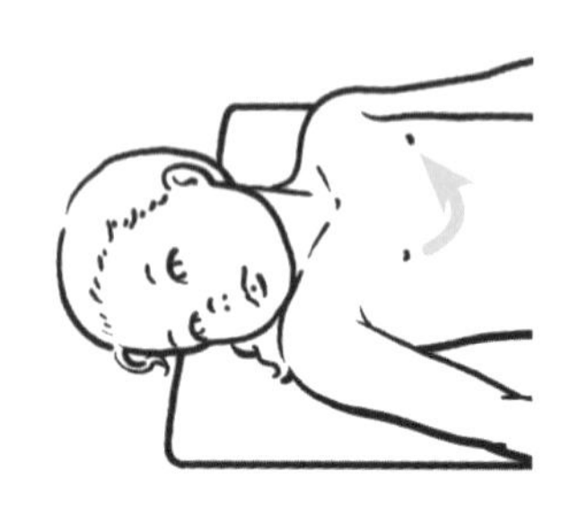

肛門塞劑

需至藥局或請芳療師調製

製作12 枚塞劑：

	嬰兒	兒童
阿密茴香精油	5 mg	10 mg
黃松精油	10 mg	15 mg
羅馬洋甘菊精油	10 mg	15 mg
紅桔精油	20 mg	30 mg
金盞花植物油	10 mg	10 mg
◊ 塞劑賦形劑	1 g	1 g

預防用：於風險期睡前施以1 枚塞劑，持續數日。

氣喘發作時：第1 日施以3 次塞劑，每次1 枚（盡可能間隔一段時間：早午晚），之後4 至6 日每天早晚各使用1 次。

我的觀點

- 精油用於氣喘發作時須採皮膚外用，不可使用吸入法。
- 精油無法取代緊急狀況時使用的氣喘吸入劑（支氣管擴張劑）。但吸入劑無法治療氣喘，只是一種「救生圈」。精油芳療的目的是調整保健方式，減少發病頻率與強度。我們能夠成功達到目標。
- 神經性氣喘總是會有某種特定不適，對環境中某物或某人的問題。法國作家普魯斯特與其母親是典型的例子。試著找出問題的根源與解決方法，而非只吃藥而不提出問題。
- 幫助孩子放鬆。視其年齡而定，可以跟他說個故事，讓他泡澡或看電影（不是情節緊張的故事）……。

16 細菌（請參考「10 抗生素」章節）

17 寶寶身心健康

寶寶剛抵達家中嗎？不妨讓他置身芳香怡人的氛圍，不僅有助寶寶感到舒適，也有益健康。

〔單一配方〕

吸入法

- 將數滴香草精油滴在手帕上並放入搖籃中，也可滴在他的安全毯、玩具熊或其他搖籃玩具中。不過只要一小滴即可，別讓寶寶作嘔，他的鼻子很敏感。

我的觀點

臭味或刺鼻香味（清潔產品、污染）會擾亂寶寶，並增加呼吸道感染的風險。

***注意！*不可將香草精油替換為合成香草香精。兩者截然不同。**

18 瘀青（血腫）

小朋友瘀青是家常便飯。蹣跚學步的寶寶，小小運動員、小笨拙、小搗蛋們對瘀青都很熟悉。每次都是一樣的結果，皮下血塊變成藍色，然後逐漸消失。精油芳療中的義大利永久花有絕佳功效，可謂是超級山金車（家庭常用治瘀青劑）！

皮膚外用

小面積治療：

- 義大利永久花精油

將1或2滴純精油抹在血腫區域，每日3至5次，持續2至3天。

大面積治療：

在10毫升精油瓶裡調合：

- 義大利永久花精油4 ml

♦山金車植物油 6 ml

將3 滴或更多調合精油塗抹於血腫區域，每日3 至5 次，持續2 至3 天。輕輕按摩。

若還有流血的傷口：

調合：

♦義大利永久花精油3 滴

♦月桂精油1 滴

♦岩玫瑰精油1 滴

♦醒目薰衣草精油1 滴

將此調合精油直接塗抹傷口，每日4 次。

我的觀點

早晚給孩子施以5 顆山金車順勢療法製劑 Arnica 5 CH，持續3 至 5 日。製劑必須讓孩子放在舌下使其融化，而非整顆吞下。

19 嬰兒細支氣管炎

嬰兒細支氣管炎相當常見，是細支氣管，即支氣管尾端感染。經常會擴散至支氣管。通常是因為病毒很容易經呼吸道傳染，細支氣管炎常發生在鼻咽炎之後，尤其好發於2 歲以下兒童。除非寶寶未滿3 個月，到醫院求診不僅無用，甚至極度不建議。在人多場合被傳染或傳播細支氣管炎風險反而更高。治療以胸腔物理治療為基礎；專業治療師會以物理治療方式將支氣管清除乾淨。十個案例中有八個案例細支氣管炎會在發作後幾天內就以驚人速度消失，儘管有時輕微呼吸道問題還會持續約2 週；其他兩例病情則可能加重，持續數週並引發其他問題（耳炎、肺炎、氣喘、嘔吐等）。

細支氣管炎主要發生在秋季或初冬。從出現徵狀起就應使用精油芳療。除例外狀況，細支氣管炎症狀只是看起來比實際病情嚴重，孩子還是能正常吃睡，不會過多抱怨，雖然呼吸時有喘音，請無須驚慌。

引發細支氣管炎（或增加風險）因素

- 特定病毒（人類呼吸道融合病毒，HRSV），會從兒童身上傳染給其他兒童，特別是於托兒所。
- 其他病毒感染，如感冒或流感。
- 擁擠空間。病毒會透過空氣傳染，因此打噴嚏、鼻分泌物、不潔的手或被病毒污染的物品。人口眾多的家庭會有高風險。
- 二手菸。

洗手是必要的！

經常洗手對於預防疾病極為有效。這個小小動作能夠擺脫最猛烈的病菌，例如嬰兒細支氣管炎病毒。

肥皂是必要的：肥皂才是能破壞生物膜，即不斷在皮膚上形成的一層油脂薄膜，並成為病菌棲息地。一般的肥皂即可。在家中避免使用被誤認為「超級肥皂」的液體殺菌劑。

皮膚外用

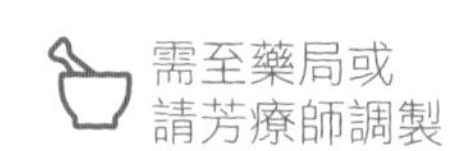

在15毫升精油瓶裡調合*：

♦高地牛膝草精油（*hyssopus officinalis L. var. decumbens*）*	1 ml
♦土木香精油（*inula graveolens*）*	0.5 ml
♦桉油樟精油（*cinnamomum camphora CT cineole*）	1 ml
♦芳樟葉精油（*cinnamomum camphora CT linalool*）	3 ml
◊ Transcutol（溶劑）	2.5 ml
♦甜杏仁植物油	7 ml

* 注意！只有這些化學屬性的精油才完全適用：切勿自行替換為其他精油。

將6至8滴調合精油塗抹於胸部，每日3至5次，直至復原，其中1次施用於胸腔物理治療前。

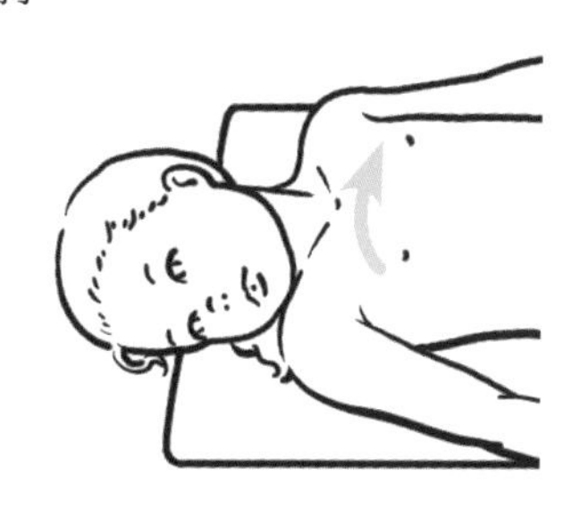

肛門塞劑

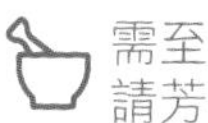
需至藥局或請芳療師調製

製作18枚塞劑：

	嬰兒
♦土木香精油（*inula graveolens*）*	5 mg
♦高地牛膝草精油（*hyssopus officinalis L. var. decumbens*）*	20 mg
♦羅馬洋甘菊精油（*chamaemellum nobile*）	10 mg
♦金盞花植物油	10 mg
◊ 塞劑賦形劑	1 g

早午晚各施予一枚塞劑，持續5至6天。

我的觀點

- 學習觀察前兆，才能在對抗嬰兒細支氣管炎時領先一步：孩子有感冒，不斷流鼻水且打噴嚏；乾咳且不吃東西；可能輕微發燒。之後幾天，狀況持續惡化，發燒體溫更升高，咳嗽更劇烈，呼吸時有喘鳴聲，且困難急促。最令人擔心的是：孩子呼吸困難，呼吸時胸口有壓迫感。
- 再次重申：避免急於至醫院就醫，如此反應固然可以理解，但並不適當。在傳染病高峰期間（經常為冬季初），醫生總是不斷宣導，

* 注意！只有這些化學屬性的精油才完全適用：切勿自行替換為其他精油。

不要將孩子帶到急診室或醫院。這些地點有高度傳染力，孩子有時需在等候室長時間等待，曝露在其他小朋友帶有的病菌中，這些病菌會帶來支氣管炎或其他耳鼻喉科感染。請留在家中並諮詢醫生，醫生很可能開立胸腔物理治療；而這也是醫院團隊會建議的。每年冬季46 萬名嬰兒會同時出現支氣管炎症狀，因此急診室總會湧現大批人潮。十年來人數上升了244% 。大部分狀況下，住院治療不僅毫無用處，更強烈不建議。

注意！

- 請**務必**諮詢醫生。
- 儘管需要避免帶孩子到醫院，但3 個月以下嬰兒有併發症風險，應盡快請醫師到府看診。
- 早產兒、患有心臟疾病或畸形的寶寶更需要特別注意，請盡速諮詢醫師。
- 密切注意可能的惡化跡象：心跳與呼吸加速（每分鐘達心跳200下，呼吸 40 次）；皮膚、指甲與嘴唇呈現藍色；吸氣時有大量喘息聲。
- 讓孩子遠離各種污染：盡可能避免城市污染（至少不要推著與排氣管相同高度的嬰兒車散步……）與家中污染（清潔用品、塗料、油漆、香菸）。
- 孩子的房間或起居間不可低於19°C，且空氣不可過於乾燥。若有需要，可購買加濕器，或至少在角落放置一桶水。
- 經常洗手。也經常幫孩子洗手。
- 避免觸碰孩子的臉部。盡可能抱他的小手或小腳，避免臉部。也要告知他的兄弟姐妹，他們本身可能沒有生病，但仍可能會傳染病毒給其他人。
- 若可能的話，讓孩子留在家中。若發生支氣管炎流行傳染，避免帶他到托兒所。

- 請勿在孩子身旁抽菸（車上或家中……）。
- 生病孩子的玩具與用品須每日消毒。
- 多讓孩子以坐姿（或半坐）而非躺著，夜晚亦然。躺姿對他而言相當不舒服，呼吸更困難（例如氣喘）。
- 確保生病的孩子喝足夠的水。因為呼吸急促且大量流汗可能造成脫水。脫水也可能使痰液更濃稠而難以排出，當然也無助康復。不停咳嗽的孩子也可能拒絕喝水，但還是要每15分鐘至少喝一小口水。
- 若孩子沒有食慾，可讓他吃流質食物（粥類），並採少量多餐方式。
- 暫時停止食用乳製品，因其可能持續形成痰液。
- 親餵母乳有助於預防支氣管炎，寶寶可從母乳中獲得抗體，增加抵抗力。

20 急性支氣管炎

您的寶貝咳個不停，吐痰時有各種顏色，感到不適、疲倦、疼痛、發燒、肺部灼熱。健康的孩子患支氣管炎時通常至多15天就可恢復，但對原本就虛弱的小朋友而言，則可能拖得更久或產生併發症；氣喘兒即是如此。若急性支氣管炎持續3個月以上，而且連續2年都發生，即是慢性支氣管炎。

觸發（或加劇）急性支氣管炎因素

- 流感或感冒
- 濕冷天氣
- 氣喘
- 其他呼吸道感染（百日咳等）
- 二手菸

- 空氣污染（氯、刺激性產品、灰塵）
- 虛弱體質（疲倦、巨大壓力、心臟疾病等）
- 污染物（打噴嚏、咳嗽、不潔的手等）

〔單一配方〕

口服內用與皮膚外用

- 將 1 滴澳洲尤加利精油加入一小匙蜂蜜，再放入一杯百里香花草茶。讓孩子每天喝 3 次。

- 將 1 滴純澳洲尤加利精油塗抹於胸部，每日 3 次。

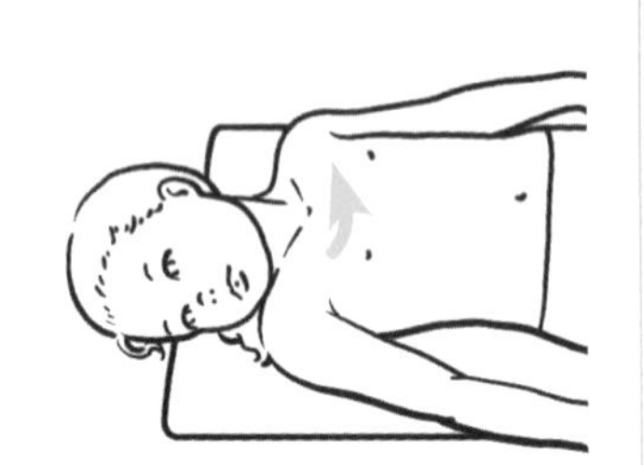

皮膚外用

在 10 毫升精油瓶裡調合：

- 桉油樟精油 2 ml
- 紅香桃木精油 1 ml
- 澳洲尤加利精油 2 ml
- 甜杏仁植物油 5 ml

將 5 滴調合精油塗抹於胸部與上背部，每日 3 至 4 次，持續 5 至 6 日。

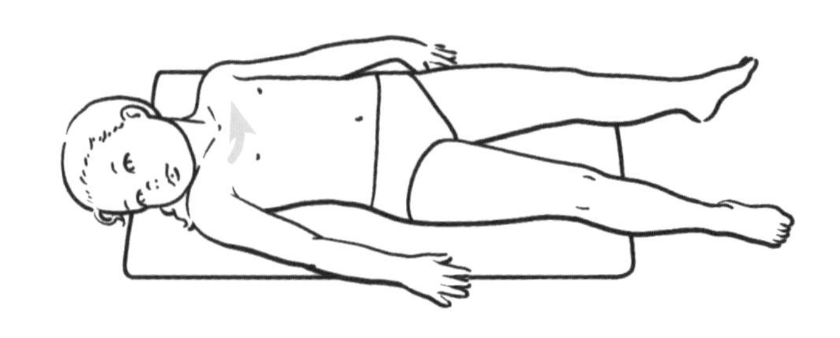

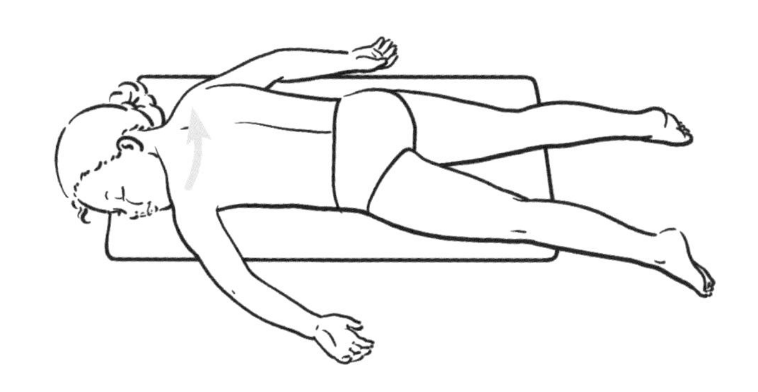

肛門塞劑

製作12枚塞劑：

需至藥局或請芳療師調製

	嬰兒	兒童
♦澳洲尤加利精油	10 mg	15 mg
♦芳樟葉精油	15 mg	25 mg
♦絲柏精油	5 mg	10 mg
♦土木香精油	5 mg	5 mg
♦側柏醇百里香精油	15 mg	20 mg
♦金盞花植物油	10 mg	10 mg
◊塞劑賦形劑	1 g	1 g

每日早晚施用1枚塞劑，持續6日。

我的觀點

- 請勿在兒童房或家中室內吸菸。
- 教導孩子經常洗手，特別是高風險季節（若是幼童則幫他洗手）。
- 讓孩子獲得充足睡眠與休息。視情況可多少讓他以坐姿休息，因平躺更容易咳嗽。
- 留意冷空氣的影響。
- 有可能同時罹患喉炎、流感或咽炎。請多留意，並妥善治療所有問題。

- 讓孩子少吃甜食與乳製品。相反地，多吃蔬菜水果或湯，以均衡飲食強化免疫系統。

21 慢性支氣管炎

慢性支氣管炎與急性支氣管炎不同，佔慢性阻塞性肺病85% 病例。症狀為：持續咳嗽（乾咳）且呼吸道分泌物過多。慢性支氣管炎易形成惡性循環，支氣管因長久處於發炎狀態而變細，呼吸也因黏液分泌變得困難，有點類似氣喘發作初徵。孩子會透過咳嗽排痰；而越常咳嗽則會使支氣管發炎更嚴重。

觸發慢性支氣管炎因素

- 85% 的慢性阻塞性肺病案例可歸究於香菸（包含二手菸）。
- 污染（室內與室外空氣）。
- 易受感染或過敏體質。

皮膚外用

在10 毫升精油瓶裡調合：

- 桉油樟精油 2 ml
- 側柏醇百里香精油 1 ml
- 澳洲尤加利精油 2 ml
- 甜杏仁植物油 5 ml

每日早午晚以4 至 5 滴調合精油塗抹於孩子胸部與上背部，持續 10 至 12 日。

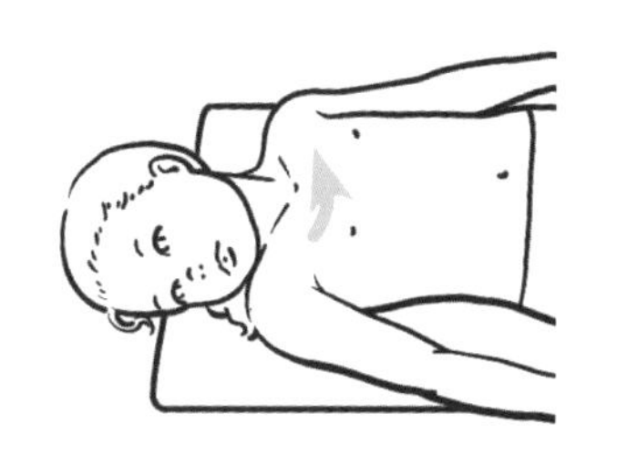

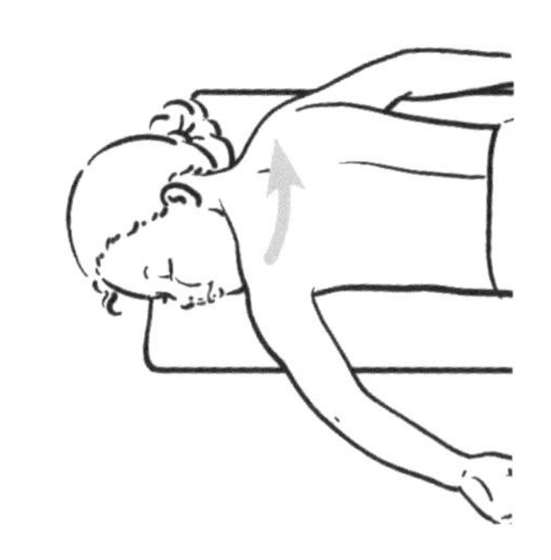

肛門塞劑

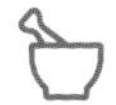
需至藥局或
請芳療師調製

製作24 枚塞劑：

	嬰兒	兒童
♦澳洲尤加利精油	20 mg	30 mg
♦桉油樟精油	10 mg	15 mg
♦側柏醇百里香精油	10 mg	15 mg
♦桉油醇迷迭香精油	10 mg	15 mg
♦金盞花植物油	10 mg	10 mg
◊ 塞劑賦形劑	1 g	1g

每日早晚施用1 枚塞劑，持續12 日。

我的觀點

- 停止食用乳製品，至少暫時如此。
- 以適合的益生菌療法維持孩子的免疫力，例如兒童用 Lactibiane 益生菌粉或是雙叉乳桿菌（Lactobacillus bifidus）。
- 絕不可在孩子身旁吸菸。即使孩子不在，也不可在其生活空間吸菸（房間、家中、車內）。曝露於吸菸環境中會增加未來嚴重慢性阻塞性肺病的風險，即使孩子長大後本身不吸菸亦然，會更容易有呼吸道問題。
- 脆弱的肺會對污染更加敏感。讓您的孩子呼吸新鮮空氣，帶他到森林、海邊、山上或公共花園。

22 噪音

聽力問題是兒童越來越常見的問題。除了聽力障礙問題外（請諮詢醫師），聽力正常孩童的聽覺舒適度也相當重要。許多研究指出孩童應處於絕大數時間平靜的生活環境中，但實際上這卻是難以實現的願望。某些托兒所的噪音高達近90分貝，甚至更高。幸運的是，課堂環境較專注於學習，這也是必要的。專家意見認為在學習期間（閱讀、書寫等），理論上噪音不應超過30至50分貝。

事實上，除了噪音造成的疲倦與緊張（所有家長都會告訴你在一天團體生活後，接孩子下課時，學童總是筋疲力盡），孩童會無法理解別人要求他做的事。家長無法干預學校環境，但至少可為家中創造平靜的空間，特別是做功課時。充滿噪音的背景（電視、隨身聽）完全適得其反。凡事都有其適當時機。一邊學習，一邊聽音樂／看電視的話，可能會在未來對聽力造成不良後果。

因此，噪音有損孩童學習能力。但35分貝是什麼樣的程度呢？

各種日常情境平均噪音程度（分貝）

140 — 槍械、飛機引擎

130 — 鐵鎚與鐵砧

127 — 運動賽事、現場演場會、飛機起飛、健身中心

118 — 電影院

105 — 汽車（95至120）

100 — 鏈鋸、iPod（或MP3隨身聽）

90 — 割草機、地鐵

80 — 嘈雜街道、鬧鐘

70 — 吸塵器

60 — 談話聲

50 — 中等雨聲

40 — 安靜室內

30 — 閱讀室（圖書館）

來源：美國聽語協會

不僅分貝數，曝露時間也很重要。以下為專家建議：

情境	隨身聽、汽車音響
分貝	90-100 dB
曝露時間上限	每週20 小時（若為98 dB）至4 小時（若為100 dB）
注意事項	專家主張立法限制16 歲以下兒童隨身聽音量於75 至80 分貝之間。某些機型（iPod……）可至設定頁面調整音量分貝上限。請幫助孩子保護他的耳膜！

針對噪音並沒有任何精油芳療配方可用，但我們認為此一問題重要性不容忽視，故仍納入本書章節。

23 灼傷

7 成嬰兒灼傷發生在家中，多數是1 至3 歲幼童。鍋子煮沸的水、烤箱的門、熨斗、烤肉、滾燙的排氣管……家中或庭院中灼傷的機會難以計數。但請勿驚慌，您的冷靜能讓孩子安心，並立即遵循以下方式處理：

1. 舒緩

首要之務是以冷水沖洗燙傷部位（水龍頭）；持續3 至5 分鐘，讓傷口在水的沖洗下冷卻。然後：

2. 療護

皮膚外用

在10 毫升精油瓶裡調合：

- 穗花薰衣草精油5 ml
- 聖約翰草植物油5 ml

立即每日3 至5 次以數滴調合精油（用量可多一些）塗抹於灼傷區域（擴大範圍），每次間隔10 分鐘。之後每日3 次，直至完全康復。

3. 修復

數日後，使用以下配方助皮膚再生並避免惱人的傷疤。

皮膚外用

在30 毫升精油瓶裡調合：

- 真正薰衣草精油1 ml
- 波旁天竺葵精油1 ml
- 胡蘿蔔精油1 ml
- 玫瑰果植物油 適量 30 ml

每日3 次以數滴調合精油按摩灼傷區域，每次皆充分推揉皮膚以助其軟化，這一點很重要。

我的觀點

- 避免使用「阿嬤的秘方」，例如壓碎的雛菊或捲心菜葉；某些秘方有效，有些則否，且可能延誤適當治療。再者，不論在灼傷傷口上塗抹任何物質都可能造成重複感染；這並非好時機。
- 在家中要特別留意，預防灼傷。切勿讓孩子獨處，特別是在廚房中。鍋子的手柄不要超過瓦斯爐。手中拿著燙熱平底鍋或其他器具時要避免任何突然的動作。除非有成人在旁監督，不可讓孩童接近烤箱。
- 燒傷的嚴重程度與疼痛強度無關，恰恰相反：電灼傷（手指放進電源插頭中）不會造成疼痛但更加嚴重，因為需外科手術治療。

24 疫苗接種時程表

有些疫苗是強制的，有些則否。近年來針對是否讓孩子施打疫苗有許多辯論，這並非本書主題，我們不會多加討論；但只要記得疫苗也只是一種藥物，有其益處與不便之處，特別是具過敏體質兒童。

接種年齡	B型肝炎	破傷風白喉	DTaP-Hib-IPV	結合型肺炎鏈球菌	水痘	麻疹腮腺炎德國麻疹	日本腦炎	流感疫苗	A型肝炎	DTaP-IPV
出生24h	第1劑							初次接種二劑，之後每年一劑		
1個月	第2劑									
2個月			第1劑	第1劑						
4個月			第2劑	第2劑						
5個月		1劑								
6個月	第3劑		第3劑							
12個月				第3劑	1劑	第1劑			第1劑	
15個月							第1劑			
18個月			第4劑						第2劑	
21個月										
24個月										
27個月							第2劑			
5-7歲						第2劑	視狀況+1劑			1劑
國小										

來源：台灣衛生署福利部疾病管制署

疫苗是否可能增加過敏可能性？

視個別情況而定。可相當確定的是兒童疾病與過敏預防是可並行的。換言之，若有足夠時間讓免疫力發展，即可保護孩子免於疾病與過敏。道理很簡單，不過有點技術性。免疫系統為身體抵抗幾乎所有問題：疾病（細菌）與過敏（致敏物質），身體對這兩種狀況的反應不同。若出現抗原

（疾病），身體會製造 T1 淋巴細胞；若出現過敏原（過敏），則會製造 T2 淋巴細胞。

然而，當身體製造越多 T1 淋巴細胞時，就會製造較少 T2 淋巴細胞，較少 T2 淋巴細胞即是較少過敏。總之，若身體忙著對抗細菌，就沒有時間因花粉或其他致敏灰塵而恐慌。可以說身體會設定其優先順序，過早接種所有種類疫苗可能部分阻礙免疫系統發揮其功能。當然，某些疫苗是有用且重要的。但一些過敏學家認為在免疫力形成時期接種疫苗，以及在每次感染之初就使用抗生素，可能助長過敏。

並非所有接種疫苗兒童都不會過敏，須依個案而論。但若是有過敏體質（溼疹等）的孩子須多加留意。且有些疫苗並不建議對蛋過敏兒童接種。針對麻疹、腮腺炎、德國麻疹疫苗，以及黃熱病和流感疫苗，請諮詢您的醫師。

同樣的，我們生活條件的演變（某些方面過度注重衛生，其他方面則不足）也可能促使過敏人數暴增。我們知道在鄉間成長的孩童會出入雞舍、飲用生乳，相較於城市同學更少患有氣喘與花粉熱。最終仍須找到「清潔」與「細菌」間的平衡，這並非易事，因為我們仍不了解若要發展免疫力，是否只需長期與微生物世界少量接觸即足夠（雞舍、鄉間生活），抑或是需要一兩次疾病的發作才足以發展有效的免疫系統。

摘要

以前的免疫系統時常要對抗危險病菌與細菌，如今我們則無時不追求完全消毒環境（在醫院、家中或食物中消滅所有細菌，一絲不留）。我們接種疫苗，並在有輕微感染疑慮之初就使用大量藥物。免疫系統已可謂無工可做，因此便用其所有力量抵抗平凡且不具危險的物質，例如花粉或貓毛，這或許就是減少感染須付出的代價。

25 鼻淚管阻塞

鼻淚管是小小的通道，可讓眼淚排出。眼淚是可保護並滋養眼睛的液體，平常於呼吸時會由鼻子排出的微小液滴。鼻淚管阻塞是新生兒常見的小問題，會造成眼淚無法如原本應該的往鼻腔內部流，因此孩子的一眼或兩眼會流淚不止。

鼻淚管阻塞沒有相應的精油芳療配方。

我的觀點

切勿於眼周塗抹精油（眼內更不可！），當然，精油絕不可用於初生嬰兒。一般而言，醫師會開立簡單的抗菌眼藥水（雖然沒有細菌），請家長以乾淨手指輕輕按摩嬰兒眼睛內角。若此方法無效，眼科醫生會以探針清通阻塞的鼻淚管。

26 夢魘

想必無需說明夢魘是什麼，也許您昨晚才剛作了一個惡夢，因為成人也無法免於惡夢之苦。這些可怕夢境通常於夜晚結束時發生，此時身體已熟睡，但大腦仍然活躍。惡夢看來無用，但其實有其功能，可幫助孩子消除緊張，即白天時未能解決的問題（嫉妒、恐懼、被遺棄焦慮等）。這也是孩子整合前一天所學習事物的時刻，例如學步或語言。這並非愉快的進步方式，但無需過度擔心。儘管如此，仍可用精油安撫孩子，幫助讓孩子自由學習，並消除床下的怪物與可怕的怪獸。看誰最後勝出。

擴香法

- 真正薰衣草精油
- 芳樟葉精油

以約20滴（若使用乾式擴香儀）以上其中一種精油，於入睡時間在兒童臥房中擴香15分鐘。

夜晚時，若孩子因惡夢醒來，讓他直接對著打開瓶口的羅馬洋甘菊精油呼吸。

皮膚外用

調合：

- 真正薰衣草精油1 ml
- 芳樟葉精油2 ml
- 甜杏仁植物油2 ml

睡前以此調合精油按摩孩子的脊椎，並留2滴塗抹於其手腕內側。

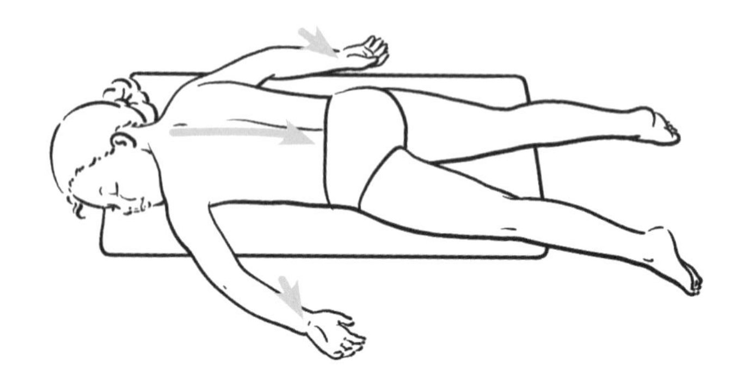

我的觀點

- 每日3次讓孩子服用2顆9 CH稀釋等級曼陀羅順勢療法藥錠（Strammonium 9 CH），直至惡夢消失為止，約10多天。
- 即使問題本身並不嚴重，仍須嚴謹看待。孩子會害怕入睡，夢魘可能持續干擾睡眠而對日常生活造成影響；而生活在「夜之邪惡」的恐懼中也不太舒服。讓孩子知道您了解狀況，且會加以解決。如此可讓他覺得較不孤單。在您的方面，避免讓白天家人間的緊張關係持續。孩童會如海綿般吸收情緒與感覺。他們能感受一切，並試圖盡可能釋放自己。

27 情緒衝擊

離婚、搬家、小妹妹或弟弟的到來、祖父母生病、車禍等許多狀況都可能造成情緒衝擊。特別敏感的小孩甚至可能僅是在路上目睹這類事件便受到衝擊：被虐待的動物、遭遇具攻擊性的路人、有人被逮捕等。留意他的反應，不斷耐心向他解釋，安撫他。不要等待，幫助他克服。

吸入法

這是緊急狀況！

讓孩子直接對著打開瓶口的羅馬洋甘菊精油呼吸。可大口吸入2至3次，且每15分鐘重複1次，持續2或3次。

皮膚外用

這是緊急狀況！

- 在兒童的太陽神經叢塗抹1或2滴大馬士革玫瑰精油。

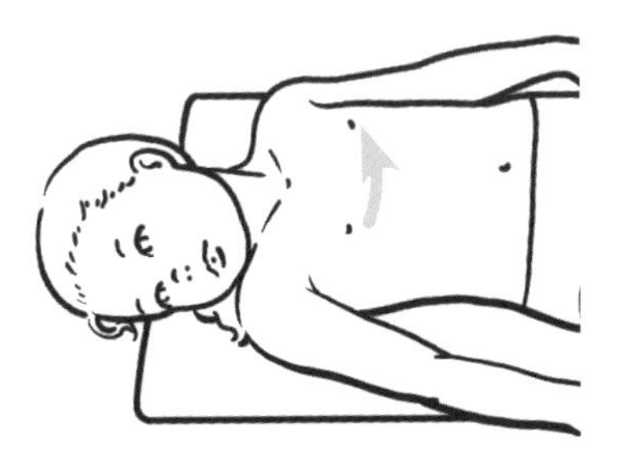

或者（須事先準備！）

在5毫升精油瓶裡調合：

- 沒藥精油0.5 ml
- 穗甘松精油0.5 ml
- 大馬士革玫瑰精油0.5 ml
- 山金車植物油適量 5 ml

與單用大馬士革玫瑰精油使用方法相同。

我的觀點

- 給孩子一劑30 CH稀釋等級山金車順勢療法（Arnica 30 CH）。須整瓶一次服用。瓶劑顆粒較一般糖球錠劑要小得多。

- 生活中充滿大大小小情緒衝擊，無需試著讓孩子免於這些經驗，但您可以減輕衝擊。特別應教導他如何「接受」。一般而言，簡單的解釋就足夠了，我們不理解的事物會帶來更大衝擊。

28 第五病（傳染性紅斑）

第五病這個有趣的名稱有其歷史典故，19 世紀時，傳染性紅斑是當時爆發流行的六大兒童疾病之一。第五病是由細小病毒 B19 引致的出疹性疾病，極為常見，甚至可謂是系統性傳染病。孩子很容易傳播病毒，通過鼻子進入體內，並輕鬆潛入血液循環系統。

醫生們稱之為傳染性紅斑。孩童經常沒有出現任何症狀，因此醫師未能診出。但當症狀顯現時，首先會發3 日高燒（高達40°C），隨即突然消失無踪。然後紅斑塊於數小時間出現於上半身，但小孩不會抱怨；也許行走會有點困難，但沒有什麼值得擔心。第五病會於數週內自行痊癒，但最好加速復原過程，並避免重複感染。

傳染性紅斑很少發生在嬰兒身上，大多為5 至14 歲兒童，好發於冬季或春季。臉上發出的紅斑是典型症狀，臉頰非常紅，彷彿剛被打巴掌，也像孩子剛跑完衝刺賽或局部曬傷。隨後出現於軀幹與四肢的斑點無痛且不會或僅偶爾發癢。但也許對家長而言最令人驚訝的是紅色斑塊很可能消失後又再次出現，特別是在強烈情緒或熱水澡後，甚至運動後，彷彿熱度會重新活化病毒。

肛門塞劑

需至藥局或請芳療師調製

製作24 枚塞劑：

	兒童
桉油樟精油	20 mg
綠花白千層精油	20 mg
月桂精油	20 mg
金盞花植物油	15 mg
◊ 塞劑賦形劑	1 g

每日早晚施用1 枚塞劑，持續1 週；然後每晚施用1 枚，再持續1 週。

皮膚外用

在30 毫升精油瓶裡調合：

- 芳樟葉精油2 ml
- 摩洛哥藍艾菊精油1 ml
- 真正薰衣草精油2 ml
- 瓊崖海棠植物油 適量 30 ml

每日3 次以數滴塗抹於出疹區域。

我的觀點

- 第五病對健康的孩童沒有任何嚴重性。相對地，有血液疾病（血紅蛋白病）的兒童則可能產生併發症。總之，必須諮詢醫師，以助正確診斷。
- 由於病毒是透過飛沫傳染，請要求孩子若咳嗽或打噴嚏時，須以手遮住口鼻，尤其須時常洗手，若有需要，每天10 次不嫌多。問題在於兒童只在潛伏期時有傳染力，開始出疹後就不會再傳染病毒；因此難以預防。1/4 的病患沒有任何症狀，故更應該教導孩童每天多洗手，這是預防多數常見病毒性疾病的重要方式。

注意！細小病毒B19可能對懷孕婦女造成重大問題，更確切而言，是對胎兒造成問題。若您在懷孕時家中有小孩感染第五病，請務必諮詢您的醫師。

29 腹絞痛

腹絞痛，特別是消化性腹痛，特別好發於嬰兒，比例高達1/4。有人說腹絞痛有「3大規則」：會導致激烈哭泣，通常在夜間，每天3小時；自出生3週起至3個月大；且至少每週3次。寶寶哭泣時看來痛苦、發紅，且不停扭動；但除此之外，其他時間則身體一切正常。

皮膚外用

在10毫升精油瓶裡調合：

- 羅馬洋甘菊精油1 ml
- 龍艾精油3 ml
- 瓊崖海棠植物油6 ml

每日3至4次取4至6滴調合精油塗抹於寶寶腹部，並以順時針方向從肚臍向外按摩，特別是於慣常哭泣時間一小時前與疼痛時。

注意事項：若您的寶寶太小，不適用精油按摩（3個月以下），仍可做相同按摩，但不塗抹精油。以手撫觸寶寶腹部，讓他感到關心，就足以安撫他。

口服內用

以同等份量調合*：

* 注意！這裡指的是純露（HA）而非精油（HE）。

◊羅馬洋甘菊純露

◊月桂純露

◊香蜂草純露

讓孩子每小時喝1茶匙（5ml）此調合純露，持續2或3次。

我的觀點

- 嬰兒腹絞痛絕大多數是完全「正常」的：只是會讓寶寶不適，擾亂睡眠。嬰兒神經系統尚未成熟，極為敏感（各方面皆然），難以承受刺激。寶寶因對食物不適（特別是母乳）而導致腹絞痛並不罕見；不幸的是有時醫並師未能正確診斷。若是如此，請勿灰心，若您懷疑有此問題（腹絞痛和其他消化問題，如餐後嘔吐或劇烈腹瀉），可再與醫師確認，或諮詢另一位醫師。
- 親餵母乳的媽媽可喝一杯羅馬洋甘菊茶，有助療護寶寶。羅馬洋甘菊茶可安定母親，對寶寶也很有益。
- 餵奶時，不論是採親餵或奶瓶，讓寶寶採直立姿勢較佳。水平躺姿可能讓寶寶吞入過多空氣而加劇腹痛。您自己也不會躺著吃飯，對嗎？
- 腹絞痛發作時須讓寶寶處於平靜環境中，不要過度明亮，如同偏頭痛時一樣。
- 保護孩子的腸道菌群，為他補充適當益生菌（至藥局取得）。這些益菌自出生起就對孩子很有幫助，特別是剖腹產的寶寶。
- 避免飲用牛奶，至少等到寶寶完全康復為止。若再次喝牛奶時腹絞痛又復發，則孩子可能對牛乳不耐受。

實用資訊

極少量糖水即可迅速減緩腹絞痛。將 ½ 茶匙砂糖加入20 毫升滾水（再讓其冷卻）就足供24 小時使用。以針筒抽取糖水（簡單的塑膠無針針筒，可於藥局購買）輕輕放入寶寶口中再注入，每日至少2 次。若有需要，將剩餘糖水放入冰箱以備隔天使用，24 小時後則丟棄。若有必要再重新準備。

30 缺乏注意力／過動兒

孩子無論是玩耍還是學習，都很難集中注意力？缺乏專注力可能是注意力不足過動症（ADHD），又稱為過動症（hyperactivity，世衛組織用語），主要症狀為注意力缺陷、過動，或相反地，情感冷漠、強迫行為與缺乏專注力。典型的處方藥物為興奮劑（Ritaline, Dexédrine），但長期而言效用並不佳，甚至無效，且經常在解決一個症狀同時又創造其他問題（藥物依賴）。請記得行為問題並不僅止於單一原因，問題（與解決方式）來自多方面。穩定的環境、平靜、充足的身體活動（可能比一般人更重要）、高度均衡的飲食，這些都是過動兒不可或缺的生活衛生條件，不論孩子是否接受治療。

不同類型的注意力不足過動症

孩童原本就充滿活力，無法滿足，對一切都好奇，甚至令人疲累。儘管如此，並非所有小孩都過動。當其行為阻礙個人完滿發展，衝撞成人權威造成痛苦，或封閉自己而變得反社會，便開始產生問題。過動是較過時的說法，但對於指稱我們祖父母所稱「問題兒童」仍是常用的。以下是注意力不足過動症可能表現症狀。

若您的孩子是此類型	症狀
1（典型）	分心、散漫、過動、強迫性、躁動不安。
2（缺乏注意力）	容易分心但沒有過動，經常冷漠，無精打采。
3（過度警覺）	憂慮、好辯、強迫性，經常陷入負面問題螺旋。
4（顳葉）	快速且暴力、恐慌與恐懼發作、輕微偏執。
5（邊緣系統）	心情低落、缺乏活力、社交上孤立、慢性憂鬱，經常陷入絕望。
6（激動型）	憤怒、侵略性，對聲音、光線、衣服與觸摸過度敏感，經常不知變通，有充滿惡意時期、無法預料的行為、自大傾向。

皮膚外用

兒童

在10 毫升精油瓶裡調合：

- 芳樟葉精油1 ml
- 桉油樟精油1 ml
- 真正薰衣草精油1 ml
- 甜杏仁植物油7 ml

早晚以3 滴調合精油塗抹於手腕內側、太陽神經叢。

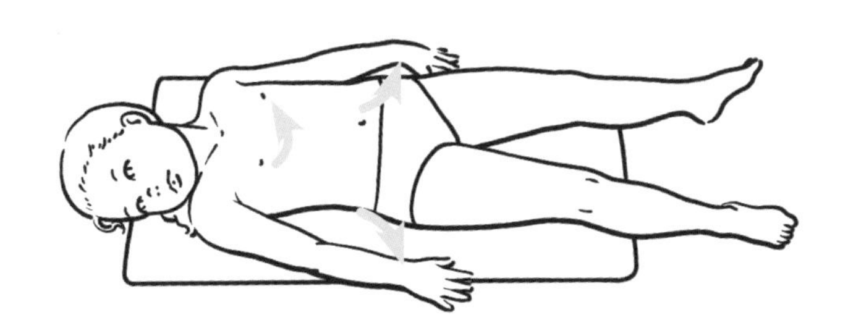

我的觀點

- 某些食物可能預防或抑制問題，有些則可能加劇狀況。此一自然、實用且有益健康的食療法不可忽略。
  - 主要原則：避免過度油膩的飲食（不好的油脂）、糖類、食品污染物（添加物），而且缺乏某些微量元素（維他命、礦物質），對於有注意力不足過動症傾向體質的孩童而言會助長症狀發展。

- 再者，許多過動兒會對某些食物過敏或不耐受。一項研究已證實這個假設，摒除致敏食物後，82% 案例都改善了。美國兒童過敏專家 Benjamin F. Feingold 則指出若摒除食物中著色劑、防腐劑與水楊酸，7 成案例中過動兒都有所改善。
- 生物測試顯示大多數有注意力不足過動症的孩童都缺乏 Omega-3（與成人相同，並不值得訝異）且腸道菌群呈現不平衡。

- 教導孩子吃得更好，讓他能有最佳的機會控制他的問題。可能的話在青春期之前做到這點，問題不會隨著年紀增長自然解決。建議飲食改革的醫師就算沒能創造奇蹟，也至少可達到成效。當然，改善飲食並非一日之功，對於長年飲食不健康的兒童而言更是如此，但只要付出耐心總是會有代價：一個月後您應能看到實質改變。
  - ☺ **多選擇「慢糖」**（低升醣指數，即低 GI）以及其他有助穩定血糖的食物。血糖與情緒或行為問題間的關聯已有許多實證。血糖急速上升時，腎上腺素也隨之上升。腎上腺素＝侵略性、過動、注意力問題。
  - ☺ **考慮補充鎂**，缺乏此一礦物質會更易有情緒與過動問題，可採用不同攝取方式：富含鎂的礦泉水、全穀物（米、麵食、天然酵母麵包、燕麥等）。每餐都要吃蔬菜（綠色蔬菜和豆類）且／或原味（未烘烤／調味）堅果（杏仁、榛果、核桃、開心果……），也可將磨碎堅果加入食物中。
  - ☺ 注意力不足過動症與缺乏 **Omega-3** 是相關的。Omega-3 在血液中比例越低，則孩子更易有性格與學習障礙。可多吃含油脂魚類（鯖魚、鮭魚、鯡魚、鰻魚、帶骨沙丁魚佐橄欖油和檸檬）
  - ☺ 可**安心**選擇的食物：全穀物、蛋、小麥胚芽、豬肉、肝臟、胡椒、蘑菇、雞肉、蘆筍、菠菜等。肉類可多吃火雞肉、鴨肉，或富含維他命 B 者（小牛肝等）。這些食物都有助**維他命 B** 的攝取，對情緒穩定很重要。

- ☹ **盡量減少糖**、甜食、汽水與其他含糖飲料的攝取（也避免大量飲用果汁）。過度攝取糖會增加侵略性與反社會行為。
- ☹ 絕對避免**甜味劑**、特別是阿斯巴甜（零卡汽水、調味水、糖果糕點、口香糖，以及維他命補充品……）。在仔細研讀標籤前不要相信標榜「無糖」的食品，通常這表示有添加阿斯巴甜。雖然對此議題仍有諸多辯論，但許多專家懷疑代糖會引發腦部問題，因此不宜食用，或給兒童食用。我們可以完全避免甜味劑，因此應與此一成分劃清界線。
- ☹ **針對麩質不耐受**的兒童，請避免**所有小麥製品**。**酪蛋白**不耐受的孩子則應避免**乳製品**。若有任何食物不耐受狀況，建議補充益生菌（營養補充品）
- ☹ 某些醫師認為應對**含水楊酸食物**保持警覺：櫻桃、酸黃瓜、椰棗、覆盆子、藍莓、紅椒粉、梅乾、葡萄乾、甘草。

31 結膜炎

結膜炎是結膜發炎，而結膜是覆蓋眼瞼內部與眼白的小小薄膜。結膜炎相當惱人，但並不嚴重。孩童會抱怨眼睛裡總是有沙子，眼睛紅腫，越是揉眼睛就越感到灼熱刺痛。眼睛可能流淚，甚至化膿。

我們的配方能夠讓眼瞼不再黏著，消毒感染區域並舒緩不適感，讓孩子感到大幅緩解不適。

局部外用

我們建議您至藥局請藥師調製此配方。在精油瓶中以同等份量調合：

- 羅馬洋甘菊純露
- 矢車菊純露
- 熏陸香純露
- 月桂純露
- 岩玫瑰純露

將大量調合純露直接（但小心地）倒入孩子眼中，或以紗布浸濕後敷於眼瞼上幾分鐘。擠壓紗布讓純露洗滌眼睛。

注意！此配方用的是純露而非精油！除非有嚴格指示且有醫學專業人士監督，精油絕不可用於眼中。也需特別謹慎注意：純露非常脆弱，保存期限相當短。若您對純露的保鮮度有任何懷疑，不要使用舊瓶純露。總之，只購買純正的純露，不含對羥基苯甲酸酯（parabens）防腐劑。最好是於芳療藥局訂購此配方。

我的觀點

若沒有很快改善狀況，請務必諮詢眼科醫生。若眼睛仍不斷流淚，也同樣必須諮詢醫生：也許有鼻淚管阻塞問題（請見第 143 頁）。

32 便秘

嬰兒便秘並不罕見。寶寶沒有按習慣排便時，家長才應擔心。如此的參考基準比「寶寶從昨天起就沒有排便」要來得可靠。在這點上小孩就和成人一樣：旅行、壓力、飲食習慣改變，或一點小病都可能影響正常消化，這件事無法像節拍器一樣規律。

〔單一配方〕

口服內用

- 將 1 滴生薑精油倒入一匙蘋果泥（不加糖），讓孩子吞下。

皮膚外用

在10 毫升精油瓶裡調合：

- 芳樟葉精油2 ml
- 龍艾精油1 ml
- 生薑精油1 ml
- 甜杏仁植物油6 ml

早晚取5 滴調合精油以順時針方向按摩寶寶腹部（消化道方向）與脊椎，持續1 至2 週。

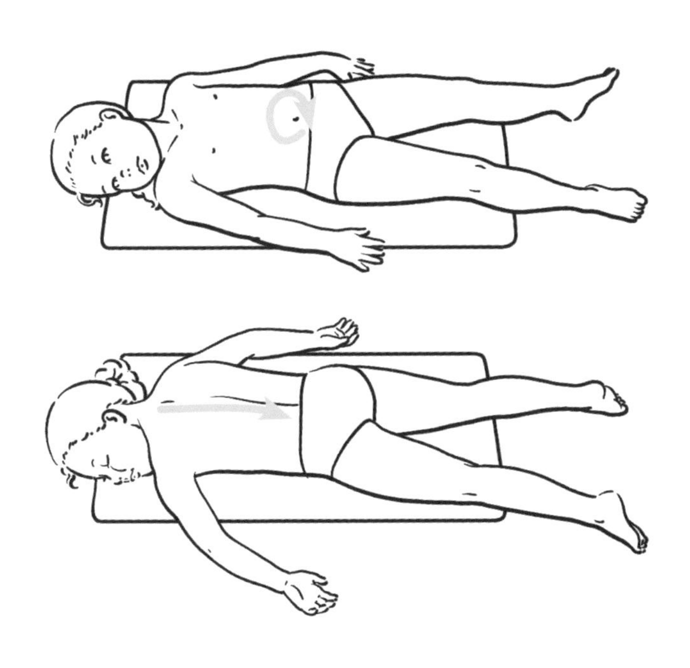

口服內用 （兒童適用，不適用於嬰兒）

- 生薑精油 1 滴

將之加入 1 茶匙橄欖油中，於兩餐主要餐點前讓孩子服用。

我的觀點

讓孩子補充適當益生菌以平衡其腸道菌群。

33 百日咳

百日咳是嬰兒常見疾病，儘管兒童與成人也可能感染，是由百日咳桿菌引起。細菌會留在支氣管振動纖毛中，造成其特有的咳嗽聲「像公雞鳴一樣」。陣咳結束時會有呼吸困難的哮鳴音，像是無法呼吸。孩子看來像是用盡力氣吐氣、滿臉通紅、眼睛充血、大聲呼吸，然後一切回復正常，直到下次陣咳發作。這個階段之前有一週時間症狀看來像是嚴重感冒（咳嗽，特別是夜咳、流鼻水、輕微發燒），之後 2 至 3 週則是嘔吐，恢復期可能長達數個月。

請務必諮詢醫師以正確診斷。許多醫生認為百日咳雖然症狀嚴重，會自然痊癒而完全無須恐慌。精油通常能戰勝百日咳，有助呼吸、殺菌，並預防支氣管重複感染。

皮膚外用

在 15 毫升精油瓶裡調合：

- 絲柏精油 2 ml
- 桉油醇迷迭香精油 2 ml
- 桉油樟精油 3 ml
- 甜杏仁植物油 8 ml

以 4 至 6 滴調合精油按摩胸部與上背部，每日 3 至 4 次。

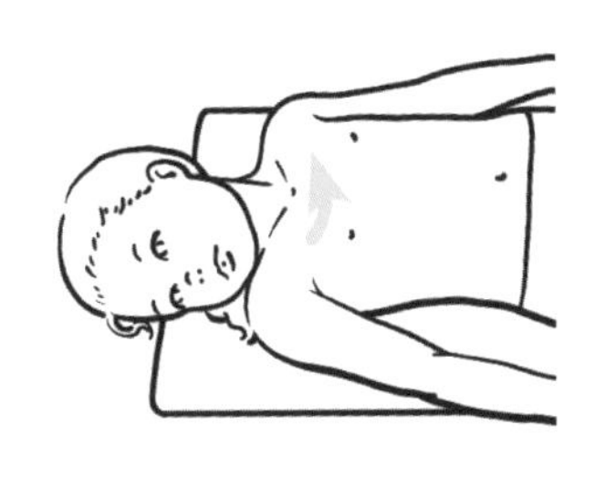

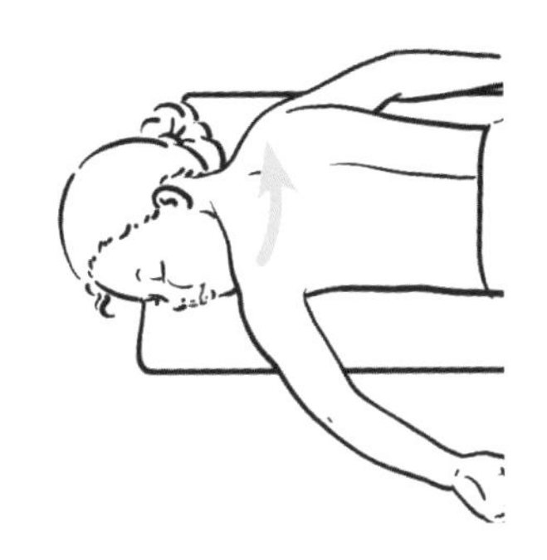

肛門塞劑

需至藥局或
請芳療師調製

製作12枚塞劑：

	嬰兒	兒童
絲柏精油（*Cupressus sempervirens*）	10 mg	15 mg
龍艾精油（*Artemisia dracunculus*）	10 mg	15 mg
桉油樟精油（*Cinnamomum camphora CT cineole*）	15 mg	20 mg
澳洲尤加利精油（*Eucalyptus radiata*）	15 mg	20 mg
金盞花植物油	10 mg	10 mg
◊ 塞劑賦形劑	1 g	1 g

早晚施用1枚塞劑，持續5至6日。

***注意！*若是幼童罹患百日咳，須早晚多加留意。孩子有時可能會有呼吸中止狀況，造成家長憂慮。請勿驚慌，但須保持警覺，有任何問題時立即諮詢您的醫生。若是嬰兒，最好至醫院就醫。請勿試圖自行治療。**

我的觀點

- 保持警覺。夏季時孩童若有咳嗽且狀況持續，有可能是百日咳。
- 患有百日咳的小病人若可能必須加以隔離（其傳染力很高，特別是發病初期）。不要讓他處於有風或過熱環境。
- 高海拔環境會有助益。可能的話，帶孩子到1,500公尺以上高山。
- 讓孩子少量多餐，以助較佳消化，特別是於「嘔吐期」。

- 讓孩子規律喝水或花草茶。每次喝一點，但經常飲用。
- 百日咳典型治療只針對症狀：止咳、抗痙攣與支氣管分泌稀釋劑，以及抗生素。精油可助強化療效並預防可能併發症，不過要視個別情況而定。
- 須特別留意觀察您的孩子。
- 百日咳是「百日」疾病，須耐心治療，咳嗽可能長期持續。胸腔科醫師表示，孩童在患百日咳後，其支氣管可能長達3 年依然脆弱。
- 百日咳可能產生併發症，造成長期呼吸道問題。不過這相當罕見。大部分案例中，孩童復原後幾乎隔天就能恢復正常生活，重拾活力。再者，若使用我們的精油配方，這類不測狀況（嚴重百日咳）發生可能性極低，不過仍須留意警覺。
- 與我們長期所相信的相反，百日咳可能重複發生：對此疾病的免疫力不會終生持續。孩童於其童年期可能感染數次百日咳。
- 為孩子採用適當的益生菌療法以助其平衡腸道菌群。

34 曬傷

曬傷即是灼傷。青少年的曬傷比賽並不明智；但更不明智的，是夏季時讓孩童在海灘陽光下曝曬長達數小時。儘管數十年來不斷對大眾呼籲警告，時至今日仍可見到此一令人難過的景象。請注意：兒童非常容易曬傷，年幼而脆弱（嬰兒更是如此），其膚色與髮色也較淺。因為種種原因，兒童不具有針對日曬之害所需的防禦。因此曬傷不僅會造成當下疼痛與不適，也會有實質長期健康風險。他們的皮膚曬傷速度比成人快2 倍。腫瘤學專家與法國國家癌症研究院院長 David Khayat 則認為更嚴重：「兒童在陽光下曝曬4 分鐘就等於成人曝曬1 小時。」不過我們也不應危言聳聽。陽光是重要的，但不可過度曝曬。

皮膚外用

1. 以純露[*]舒緩

在150毫升精油瓶裡調合：

- 羅馬洋甘菊純露 50 ml
- 穗花薰衣草純露 50 ml
- 玫瑰純露25 ml
- 辣薄荷純露25 ml

調合純露充分浸潤紗布，敷於曬傷部位，每日2次。

2. 以精油療護

在10毫升精油瓶裡調合：

- 穗花薰衣草精油 2 ml
- 聖約翰草植物油 4 ml
- 金盞花植物油 4 ml

以數滴局部塗抹，第1天使用4至5次，之後2天每日2至3次。

我的觀點

- 陽光對身心有益，有助兒童成長，強加骨骼，維持良好心理狀態。但須注意不要過量。絕不可讓1歲以下嬰兒曝露在陽光下。較大幼童也要妥善防護：帽子、太陽眼鏡，T恤，較長褲子等。夏天時應留在室內，或至少於中午至下午4點關鍵時段要留在有遮蔽處。
- 「兒童時期曬傷會導致成年時皮膚癌，請保護孩童免於曬傷」，這是法國國家癌症研究院的警語。另一則標語「即使天空有雲且天氣不熱，太陽威力深藏不露：紫外線與皮膚癌風險依然存在。」相信您應該了然於心。

---

* 注意！這裡指的是純露（HA）而非精油（HE）。

- 並非所有孩童對陽光的反應都一樣，請自行調整您的做法。

皮膚與陽光類型				
外表	塞爾特類型 淺膚色	淺膚色 淺色眼睛	經常為淺膚色	淺棕色、棕色、深色膚色
皮膚類型	I 高度敏感	II 敏感	III 低度敏感	IV 極低度敏感
曬黑能力	從不曬黑 皮膚會變紅	可稍微曬黑	曬黑能力可	曬黑能力佳

35 乳痂

新生兒皮膚於數個月內會分泌大量油脂，此油脂可能在臉部與頭皮結成塊狀。乳痂的名稱令許多家長以為它是牛奶的副作用，其實不然。乳痂的形成是自然生理現象，但必須非常輕柔地慢慢去除結塊。早上清潔時，輕輕以肥皂（或洗髮乳）摩擦；晚上塗上甜杏仁油。

皮膚外用（如同所有精油，寶寶未滿 3 個月不可使用！）

調合：

- 波旁天竺葵精油 2 滴
- 芳樟葉精油 2 滴
- 茶樹精油 1 滴
- 玫瑰草精油 1 滴
- 甜杏仁植物油 10 滴

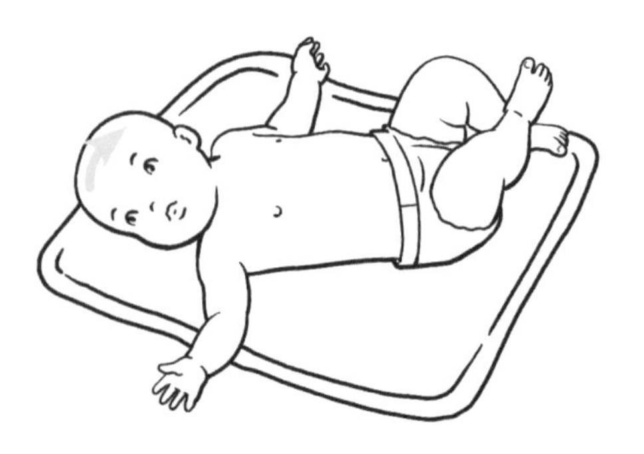

早晚將調合精油塗抹於頭皮，持續1 週。避免使用於臉部。

我的觀點

- 若嬰兒滿3個月後仍持續有乳痂現象，更特別建議採用精油療法，因為這表示有細菌或真菌使皮膚持續形成乳痂。這並非嚴重問題，但精油芳療可迅速加以解決，是最天然且有效方式。
- 使用不適合嬰兒的產品可能使乳痂問題更加嚴重（香皂或洗髮乳等），特別是添加香精或色素的非天然產品。

36 自然抵抗力（加強免疫力以抵抗呼吸道疾病）

加強孩子的免疫力是很棒的想法。吸入可削弱細菌並加強免疫系統的精油有助大幅減少生病機會。特別是從5至6個月開始，此一階段的寶寶不再受益於來自媽媽的白血球庫存（請見「我的觀點」），也尚未真正開始自己製造白血球，可能在數週內受到細菌感染。之後當免疫力建立，寶寶會變得更強壯。但往後當孩子開始進入團體生活，仍會遇到許多他需要防禦的細菌。利用精油給他幫助不算多餘。

1. 在家中時

擴香法

在擴香儀中以同等份量混合：

- 桉油樟精油
- 澳洲尤加利精油
- 綠花白千層精油

高風險季節期間早晚擴香30分鐘。

2. 在室外時

〔單一配方〕

吸入法 Bébé（不適用於嬰兒）

在手帕或手腕上倒入：

- 莎羅白樟精油 2 滴

每日讓孩子深呼吸 4 至 5 次。

我的觀點

- 寶寶前幾個月得益於懷孕期來自媽媽的白血球。多虧媽媽的幫忙，因為寶寶建立自身免疫系統需要一些時間。寶寶在母親子宮裡受到保護，幾乎沒有接觸到任何細菌，沒有必要建立免疫力。但外面世界則截然不同。寶寶 1 歲起才能建立自己的免疫力軍隊儲備，大約為成人的 80% 。寶寶仍需要對抗細菌，否則他永遠無法建立免疫力。因此，留意觀察一切，但無需在每次寶寶感染一點小病時就驚慌：這是自然且正常的；這是孩子學習對抗疾病的唯一方式。
- 親餵母乳可增強寶寶免疫力。母親可透過母乳將抗體傳給孩子。
- 免疫系統須透過對抗傳染源才能發展成熟。不要試圖讓孩子隔離在「泡泡」中成長。這是無效、無用且適得其反的。告訴自己每次孩子感染疾病時也是免疫系統正在發展成熟之時。如此能帶來一絲安慰。
- 確保您的孩子有充足的飲食與睡眠，並經常食用熱食（湯）。只要他有正常長高長大，這些感染，即使重複發生，都無需擔憂，尤其若是病毒感染（感冒、流感、支氣管炎、胃腸炎、咽峽炎等）。相反地，若有細菌感染（重複感染與其他拖延較久的感染需要抗生素治療）且有成長遲緩現象，則應諮詢醫師，深入檢查是否有重大問題。

- 有些孩子的抵抗力比其他人更佳，這是正常的。不要有罪惡感，也不要不斷自問還有什麼可以做得更好。您已經做得很好了。
- 保護孩子免受室外寒冷之害。幫他穿上足夠保暖的衣服，但不要過度保護。
- 不要讓室內過熱，尤其是孩童臥房。家中應該感到舒適，而非過熱，否則反而會變成細菌的溫床，讓孩子更容易生病。
- 環境過度乾燥會阻礙呼吸道黏膜自我保護。若您所住公寓過於乾燥，應安裝加濕機，對全家都有益，可提升免疫力與舒適感（皮膚、眼睛……）。
- 請多洗手，也幫孩子多洗手。

37 過敏性皮膚癢

您的孩子不斷搔抓，甚至流血？且是最近才如此？這很可能是過敏；原因可能是新的洗衣精或沐浴露、柔軟劑（毛巾、床單、衣物……）、草地（若他在花園中打滾或在鄉間走動）……難以數計；因此如同成人，孩童可能對衣物中某種染料不耐受（特別是品質普通者），鬆緊帶（內褲、褲子）、香水（媽媽的）……都可能造成發癢。

皮膚外用

1. 以純露*舒緩

以同等份量調合：

- 真正薰衣草純露
- 玫瑰純露
- 羅馬洋甘菊純露

以布或紙巾充分沾浸調合純露，輕拍於搔癢區域。

* 注意！這裡指的是純露（HA）而非精油（HE）。

2. 以精油療護

在10 毫升精油瓶裡調合：

- 德國洋甘菊精油 0.5 ml
- 摩洛哥藍艾菊精油 0.5 ml
- 檸檬尤加利精油 0.5 ml
- 真正薰衣草精油 2.5 ml
- 金盞花植物油 6 ml

每日3 至4 次以調合精油局部塗抹，直至不再搔癢。

爽身粉

需至藥局或請芳療師調製

在100 克撒粉罐調合：

羅馬洋甘菊精油	1 ml
檸檬尤加利精油	2 ml
真正薰衣草精油	3 ml
◊ 滑石粉 適量	100 g

將爽身粉撒在搔癢處，每日2 至3 次。

我的觀點

- 與搔癢處接觸的衣物，每次洗衣後徹底沖洗。避免使用衣物柔軟精。要使衣物柔軟（過硬的質料會磨擦皮膚，也會造成搔癢），可嘗試使用圓形洗衣球，不會有污染物或可疑成分，也可讓衣物更柔軟。
- 減少飲食中攝取糖。

洗衣精與衣物柔軟精有什麼問題？

洗衣精成分為表面活性劑、香精與其他添加物。沖洗衣物時首重去除其殘留物，但總是會遺留一些在衣物上，尤其是若一開始使用過量產品。洗衣精可能刺激皮膚，偶爾會造成過敏。

洗衣精成分：

- 一種或數種表面活性劑
- 一種或數種鈉鹼性鹽
- 增白劑或光學增白劑
- 防腐劑
- 酵素
- 香精與著色劑
- 極少量金屬（鎳、鉻、鈷）
- pH 鹼性

相反地，衣物柔軟精的設計則是要留在衣物中。其表面活性劑會覆蓋衣物纖維，因此會與皮膚接觸，每天約 12 小時，這是穿衣的平均時間。柔軟精可能造成過敏。

衣物柔軟精成分：

- 陽離子表面活性劑
- 脂肪酸
- 香精
- 著色劑
- 防腐劑
- 增稠劑

某些身體部位對化學物質較容易起反應：手肘內側，鼠蹊部與頸部。寶寶則更加敏感，因為他們多半為躺姿，其環境也會因尿布變得更脆弱（汗水、尿液）。若有敏感皮膚也要多加留意：尿布疹、粉刺、溼疹等。真正由洗衣精與衣物柔軟精引發的過敏相對罕見，但這些產品經常使皮膚變得敏感。

* 來源：Francine Roger 博士，巴黎聖路易醫院皮膚專科醫師

38 肛門搔癢（寄生蟲）

肛門搔癢是兒童常見問題。我們的配方可立即舒緩並治療大部分常見原因。但精油無法取代良好衛生習慣或經常洗手。否則，突然間您可能發現全家都有同樣部位的搔癢問題……。

皮膚外用

1. 以純露*舒緩

以同等份量調合：

◊真正薰衣草純露

◊羅馬洋甘菊純露

以布或紙巾充分沾浸調合純露，輕拍於搔癢區域。

〔單一配方〕

2. 以精油療護

- 以手指將 2 滴羅馬洋甘菊精油塗抹局部，若有必要每日 3 至 4 次，直到不再搔癢。每次使用後立即徹底洗淨雙手。

肛門塞劑

需至藥局或請芳療師調製

製作 6 枚塞劑：

	兒童
羅馬洋甘菊精油	15 mg
龍腦百里香精油	10 mg
金盞花植物油	10 mg
◊ 塞劑賦形劑	1 g

每日施用 1 枚塞劑，連續使用 3 個晚上；每次新月與滿月時重複一次

* 注意！這裡指的是純露（HA）而非精油（HE）。

療程循環。

我的觀點

- 考慮是否可能有寄生蟲病（如蟯蟲）。這是常見問題，尤其是兒童。如有需要，可參考「腸內蠕蟲」第289頁建議治療。
- 其他可能造成肛門搔癢原因：衛生不佳、局部長時間潮濕（流汗＋過緊內衣褲與合成布料）、真菌病、皮膚病，甚至壓力。若症狀沒有迅速消失，請諮詢醫師。

39 牙齒斷裂

孩童常跑來跑去，沒有看好四周或腳步，或騎單車跌倒，結果悲劇發生，牙齒斷了。此時不可浪費任何時間，以唾液包覆斷齒（用您的或孩子的唾液），立即將之放回原本的位置（可能的話，以非常乾淨的手帕包住斷齒，把手帕放在孩子口中，注意別讓他窒息，可讓手帕超出嘴巴外），然後盡速趕到最近的牙醫就診。半小時內很有機會接回。若沒有唾液或小孩太小無法咬住手帕，至少在到達牙科前將斷齒放在一杯牛奶中。

〔單一配方〕

吸入法

- 讓孩子吸入打開瓶口的羅馬洋甘菊精油，會有良好舒緩效果，避免恐慌。

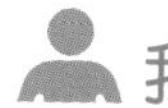

我的觀點

這是一場跟時間的賽跑。不要驚慌，但動作要快。

40 牙醫（看診恐懼）

到牙科看診從來不是愉快的經驗。但結束後孩童經常會吐口氣說「原來只是這樣而已？」但這種原始恐懼已深植我們的潛意識，

牙醫診療椅上的精密儀器一定有其功用。但事實上牙科治療比從前不痛得多（甚至完全無痛）。且孩童接受治療後也會感到好多了，尤其是若當他有輕微齲齒，治療後牙齒就像全新一樣。但對某些小朋友而言，牙醫看診已變成一種強迫症或恐懼症，使得一些家長遲疑帶孩子接受治療，拖延至最後一刻，反而可能增加不適感與疼痛，甚至讓小問題延誤加劇，而必須加倍療程次數。別讓孩子陷入這種惡性循環。精油芳療可帶來一些幫助，吸入舒緩精油有益無害。現在可以去看牙醫了。

原來如此

齲齒的法文名稱來自拉丁文 caries，原意為腐敗。雖然很常見，齲齒並非不具嚴重性。齲齒事實上是牙齒感染，而非僅是牙齒上惱人而難看的黑色斑點。

〔單一配方〕

吸入法

- 打開羅馬洋甘菊精油瓶蓋，在看牙醫前直接讓孩子以嗅覺吸入。
- 即將看牙醫前，將1 滴羅馬洋甘菊精油塗抹於手腕內側，讓孩子可於治療期間持續吸入此一極為舒緩的精油。

我的觀點

- 壓力會加劇疼痛。幫助您的孩子放鬆，這對他只會有益，您自己也

是。這會讓孩子下次回診時較不害怕，看牙醫也變得更容易。

- 若您自己也對看牙醫感到壓力（這也許正說明了孩子為何害怕，因為恐懼是很容易傳染的），也許您最好在醫師為孩子診療時留在等待室，這也許對所有人而言都更簡單愉快。

41 糖尿病

糖尿病是代謝疾病：身體無法正確吸收食物中的糖。醫療監測與完全遵守內分泌專科醫師指示是絕對必要的。糖尿病並沒有對應的精油芳療。

我的觀點

若父母其中一方已有糖尿病，則孩子患糖尿病的風險也更高。適當的治療是至關重要的，能協助糖尿病患者過完全正常的生活。

42 感染性腹瀉

一旦有腸道細菌感染，廁所立即成了戰場。別試圖盡一切努力停止腹瀉，這是身體排出細菌的方式，除非情況太嚴重。

皮膚外用

在10毫升精油瓶裡調合：

- 丁香精油 1 ml
- 龍艾精油 1 ml
- 桉油醇迷迭香精油 1 ml
- 甜杏仁植物油 7 ml

將6至8滴調合精油塗抹於腹部，每日4至5次，持續3至5日。

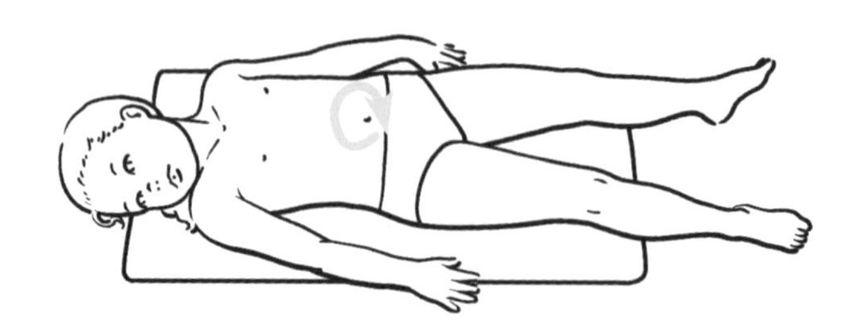

口服內用

以同等份量於精油瓶裡調合*：

ô冬季香薄荷純露 15 ml

ô肉桂純露 15 ml

ô百里酚百里香純露 15 ml

每日3次讓孩子喝下1茶匙（5ml）調合純露，持續2至3日。

我的觀點

- 腹瀉當然不舒服，但只要取得控制，沒有持續太久，很少是危險的。另一方面，最大的風險是脫水。請為孩子補充水分與礦物質，例如蔬菜湯。
- 以適當益生菌平衡腸道菌群（請諮詢您的藥師）。

43 手指夾傷

飛奔離開家中，把門一關……一根小手指還夾在門裡。可怕的災難！或者兄弟姐妹一起玩耍，打鬧中，一根手根被門、玩具或折疊床夾住。好痛！首先要做的是以冷水沖洗被壓扁、變紅的手指，持續5分鐘，就像燒燙傷一樣。如此應能夠減少瘀青並麻醉疼痛。不停和孩子說話，以輕聲並冷靜態度穩定他的情緒，他的恐懼可能與疼痛一樣強。

* 注意！這裡指的是純露（HA）而非精油（HE）。

〔單一配方〕

皮膚外用

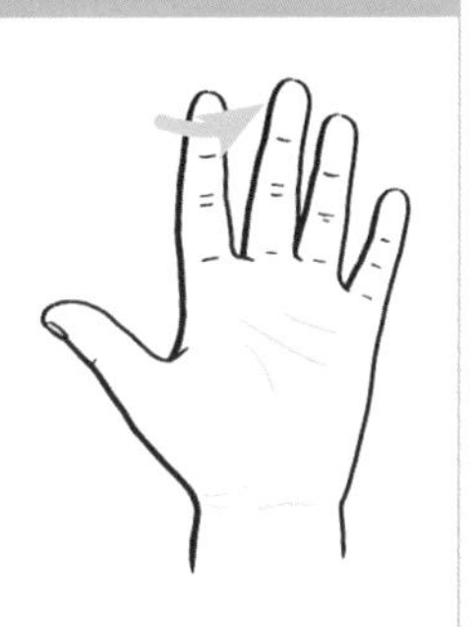

- 將 2 滴義大利永久花精油塗抹於受傷手指。充分按摩 5 分鐘，之後每15 分鐘重複一次。

若出現瘀青，當天再重複塗抹義大利永久花精油4 至5 次；之後2 至3 天每日塗抹2 次。即可以用山金車凝膠取代義大利永久花精油。

吸入法

讓孩子以精油瓶吸入羅馬洋甘菊精油，可助他更快恢復正常，甚至不再疼痛。

我的觀點

- 這類小意外大多並不嚴重，儘管孩子可能會大哭大叫。當然，若手指疼痛劇烈、有嚴重創傷或劇烈腫脹且改變顏色，須立即就醫。醫師會檢查是否有骨折。
- 兩個小時後，若手指還是形成血腫，醫生會以針將血腫刺破，舒緩小病人的痛苦。
- 給孩子5 顆山金車順勢療法製劑（Arnica 5 CH），每日3 次，持續2 日。
- 可使用防夾手裝置，請向嬰兒用品店詢問。

44 疼痛（孩童於各年齡階段的表達方式）

孩童表達疼痛的方式與成人不同。這並不表示他們疼痛程度較低，恰恰相反。

各年齡階段的疼痛表達與感受	
0至6個月	寶寶會哭泣，有基本的感覺：我痛／我不痛。
6至18個月	疼痛時會哭泣，但害怕疼痛時也會哭泣（例如去看醫生或做胸腔物理治療時）。
18個月以上	疼痛表達更明顯，孩子時常伸出雙臂要求關心擁抱。
2歲以上	開始理解讓他感到痛的是什麼。若某個物品讓他感到不舒服，例如床上的小方塊，會把它推開；看到針筒會聯想到刺痛。
3歲以上	3歲後寶寶開始學會以玩耍或做其他事分散或操控疼痛。例如雖然有支氣管炎，他仍能沈浸在自己的遊戲世界。
5歲以上	會以話語表達他的疼痛（會刺，會燙）且能夠衡量程度（有點痛，很痛很痛）。

有些精油是有效的止痛劑，因為有麻醉劑或消炎劑作用。視情況可依個案使用。我們針對頭痛或手指被門夾傷不會使用相同的精油。

45 成長痛

成長痛是否存在是專家們爭論不休的議題。有些醫師認為答案是否定的，其他則堅持肯定看法。一直以來，成長中孩童確實會疼痛。並非所有兒童，但許多會有不明原因的疼痛，主要在腿部，不像任何抽筋或已知疼痛。此類疼痛發生於大幅發育時期。我們無需重啟辯論，但何不以精油按摩油讓孩子至少獲得緩解？

皮膚外用

在15毫升精油瓶裡調合：

- 樟腦迷迭香精油 1 ml
- 龍艾精油 0.5 ml
- 檸檬尤加利精油 1.5 ml
- 山金車植物油 適量 10 ml

以5至6滴調合精油塗抹於疼痛區域，輕輕按摩以助精油穿透皮膚。

按摩本身也可減緩發炎。

我的觀點

- 成長痛是暫時性的，來來去去，不會影響孩童正常行走。但若有此狀況，請諮詢醫師及／或骨科醫師，確認疼痛非其他因素引起，如關節問題、姿勢不良（身形不正）或暫時性髖關節滑膜炎等。
- 與既定成見相反，兒童不會有風濕症。風濕症是老化疾病。即便成人有這類疼痛時會診斷為風濕症，兒童並非如此。

46 語文型學習障礙（閱讀障礙、發展協調障礙……）

語文型學習障礙是兒童語言學習相關障礙總稱。事實上，10% 人口有程度不一的語文型學習障礙。我們很快將孩童歸類為閱讀障礙（將音節或字讀反，智力正常但有閱讀學習困難）；但也可能是發展協調障礙（動作不協調、跌跌撞撞、難以在空間中辨認方位、姿勢不靈活，且因無法控制細微動作導致書寫困難）或是語言障礙（無法理解並記住語音、聯想字詞：孩子聽得懂但不說話）。有語文型學習障礙的兒童往往會失去自信。針對性精油擴香可助改善孩童感受，但並無法治療其問題。

〔單一配方〕

擴香法

- 早晚以 20 滴真正薰衣草精油擴香，每次半小時。

讓孩子直接以玫瑰精油瓶聞香吸入，每日 3 至 4 次，持續數日。觀察問題是否有所減緩。若有，繼續每日擴香 2 至 3 次，長期持續。若您沒有觀察到任何改善，試著改用香草精油以相同方式擴香（並且將數滴加入沐浴水中。）。

我的觀點

- 一旦察覺有異常，即應諮詢語言治療師。家長經常描述孩子奇怪的咿啞亂語，或突然的動作。若是閱讀障礙，只有在學習時才會發現，因此是孩子開始上學時。如有必要，語言治療師會指引您尋求職業治療師協助。
- 語文型學習障礙兒童絕非身心障礙兒。相反地，他們的智力經常高於一般人，也特別敏感。無需將他們視為有疾患，但需多留意，因為語文型學習障礙會干擾日常生活與學習，經常造成意想不到的影響。請及時尋求專業協助。

47 刺傷

刺傷品是常見問題。尤其孩童常用手四處摸，且愛光腳走路。住在鄉間屋中這幾乎會致命。但在海邊，海膽刺也很常見，可視為一種刺傷，總之是皮下的一種異物。同樣的反射動作，同樣的精油。如果刺入物卡得很深，您必須用針或很細的鑷子取出。不可使用平口拔毛鑷子，以免將易碎刺入物的尾端夾碎而無法取出。以酒精或滾水將器具消毒，將受傷的手指或腳趾浸入很熱的水中，軟化肌肉。可用凡士林塗抹刺傷區域（非必要）然後將刺入物取出。有時須稍加按壓以助取出刺入物。請冷靜處理，這並非緊急狀況。若您無法立即取出，不要過度執意，稍後再嘗試。

〔單一配方〕

皮膚外用

- 取出刺入物後，立即以1滴真正薰衣草精油或茶樹精油消毒受傷區域，並於當天重複消毒數次。

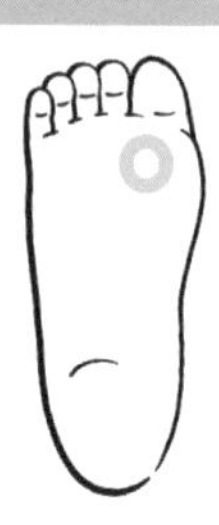

我的觀點

若無法取出刺入物，並非嚴重問題，除非刺傷位於重要部位且有疼痛，例如手指。但務必要避免感染與發炎，精油可發揮此作用。若您有此擔憂，例如孩子常在戶外玩耍（沙地、土地），重複使用上述精油並以紗布保護手指。

48 溼疹

溼疹名稱源自希臘文，原意為「沸騰」，這也說明了您的孩子所受的折磨。在溼疹發病期間，皮膚某些區域會變厚且極度搔癢。毫無疑問他有過敏體質：也許他也有花粉熱、氣喘或其他過敏性搔癢，視其年齡而定。總之，溼疹有越來越常見趨勢。1970-1980 年僅有4% 兒童罹患溼疹；時至今日則增加至20% 。發疹部位與年紀有很大關係。年紀較小幼兒好發於臉頰，2 歲以上則多半是皮膚皺褶處（手肘、膝蓋）。溼疹是種矛盾的疾病；雖是完全良性的疾病，卻可能大幅影響患者生活品質，因為會產生劇烈搔癢與影響美觀的斑塊。我們的精油配方非常有效、舒緩、舒適宜人，且可預防所有重複感染風險。精油能夠限制（或避免）使用皮質醇藥膏的惡性循環，這種弱效類固醇藥膏並不適合長期用於溼疹。

溼疹5大症狀

1. 搔癢
2. 紅腫
3. 可能有小水泡，造成脫皮
4. 發病區域可能有透明液體
5. 最後會形成痂皮

皮膚外用

1. 以純露* 舒緩

在100 毫升精油瓶中以同等份量調合：

- 真正薰衣草純露 30 ml
- 玫瑰純露 30 ml
- 羅馬洋甘菊純露 30 ml

以布或紙巾充分沾浸調合純露，每日3 次大量輕拍於發疹區域（稍大範圍）。

2. 以精油療護

在30 毫升精油瓶裡調合：

- 波旁天竺葵精油 2 ml
- 玫瑰草精油 1 ml
- 羅馬洋甘菊精油 1 ml
- 真正薰衣草精油 2 ml
- 金盞花植物油 8 ml
- 玫瑰果植物油 8 ml
- 月見草植物油 8 ml

依治療面積大小取數滴調合精油塗抹，至少每日3 次。可視需要重複塗抹，不限次數。

溫泉水療

溫泉水療對治療溼疹非常有效。別遲疑讓您的孩子享受溫泉水療的助益，若是可能，接受21 天療程，但須為6 個月以上幼兒。法國有數個溫泉鎮為溼疹孩童服務：Avène les Bains（埃羅省），St-Gervais（上薩瓦省），La Roche-Posay（維恩省），Uriage（伊澤爾省），La Bourboule（多姆山省）。否則也可多多使用來自這些溫泉鎮的溫泉水噴霧，這是必須的。

* 注意！這裡指的是純露（HA）而非精油（HE）。

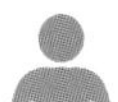 我的觀點

- 避免使用皮質醇藥膏或其他油性藥膏。精油則有效得多，可治療症狀並助皮膚自我防禦。
- 簡單的按摩，不用精油，也可有效改善小朋友的狀態。尤其當溼疹與身心不適、神經緊張與壓力或渴望關愛有所關聯。有時，孩子下意識地只能透過痛苦吸引注意力。許多孩子在父母有重大爭執時患上溼疹，例如搬家，或迎接另一位寶寶。這是孩子展現他多麼需要關愛的方式。
- 溼疹三部曲：發紅、囊泡、搔癢。這些症狀顯示局部菌群（位於皮膚，保護皮膚的好菌）受到擾亂，原因可能是與發炎相關的過度清潔。衛生當然重要，但也要讓皮膚自行發揮作用，皮膚的自然狀態即可有效自我保護。每次洗手，尤其使用肥皂時，就會破壞這層防護。當然洗手是必要的，但也不要過度。不過溼疹兒的皮膚相當脆弱，若沒有保持良好衛生，受細菌感染的風險將高於其他小朋友。必須找到完美的平衡點。
- 溫水泡澡更優於沖澡。蓮蓬頭噴射出水和熱水（高於37°C）都可能傷害或刺激孩子的皮膚。
- 使用適合的產品：富含油脂，不含皂的潔膚塊；在沐浴水中加入植物油；使用特殊乳液或乳霜為皮膚保濕等。
- 在臉部塗上冷霜類產品。
- 以適當益生菌補充腸道菌群（請諮詢您的醫師）。
- 以必需脂肪酸為孩子療護：1 茶匙琉璃苣油與玫瑰果油，每日2次。（每24 小時攝取各1 茶匙）
- 溼疹兒罹患氣喘風險較高。並非絕對如此，但請多加留意。
- 視需要隨時為皮膚保濕。
- 剪短孩子指甲，以免他刮傷自己。
- 避免穿著合成布料，以及所有可能導致風險的產品（新的洗衣精、

致敏衣物柔軟精等）。選用較有信譽且有助皮膚平衡的品牌。

- 不要讓家中溫度過高。若有需要，可安裝加濕機。太熱且太乾的環境只會加重孩子的皮膚問題。

49 凍瘡

凍瘡即是皮膚局部「凍結」。經常是因為這些區域直接或間接（衣物不夠禦寒）曝露在冷風、寒冷或雪地中。凍傷皮膚由紅變白，感到刺痛、發麻，然後沒有任何感覺。

皮膚外用

在20毫升精油瓶裡調合：

- 真正薰衣草精油 20 滴
- 芳樟葉精油 20 滴
- 岩玫瑰精油 10 滴
- 聖約翰草植物油 5 ml
- 金盞花植物油 5 ml
- 小麥胚芽植物油 5 ml

依需治療面積大小塗抹數滴調合精油，每日4至5次，持續2日；之後早晚各一次，直至完全復原。若凍瘡位於腳部，以親水性紗布覆蓋保護受傷區域。

我的觀點

- 若孩子正確穿上足夠禦寒衣物，大部分的凍瘡是可以避免的；即洋蔥式穿衣法。不要過度包覆，而是3至4層衣物，可視需要脫掉或穿上。
- 確認孩子的鞋子是溫暖、乾燥、密封、且舒適的。

- 注意手指與耳朵保暖，手套與帽子是必要的。
- 天氣非常寒冷時避免讓孩子在戶外待太久，回到室內後以一杯熱巧克力幫他們取暖。在例外狀況下，若天氣過於兩極化，最好不要出門。
- 尤其避免熱衝擊：不可讓凍瘡曝露於熱源下，如熱水浴、散熱器或煙囪的火，否則可能會二度凍傷，傷害程度與「過冷」與「過熱」間溫度差距成比例。相反地，讓受傷部位慢慢回溫，以柔軟的毯子蓋住孩子的小手與小腳，目的是以漸進方式使其回暖。
- 聽信「阿嬤的秘方」前請三思，例如「用雪磨擦凍瘡部位」……必須運用常識。

50 夜尿

夜尿或尿床，是指5 歲以上，會經常尿床的孩子。有些專家主張夜尿是心理性的（孩子想要吸引注意力）；另一派則持相反看法，認為這完全是生理性狀況（孩童膀胱尚未發育成熟），家長只能繼續在半夜換床單。我們姑且先將辯論擱置一邊，來幫助40 萬名受夜尿所苦的兒童（5 至10 歲，大多為男生）；也有10 萬名青少年有此問題（10 至20 歲），他們不敢抱怨；而18 歲以上成人中亦有4 千人夜晚時難以控制自己的膀胱。

皮膚外用

在15 毫升精油瓶裡調合：

- 絲柏精油 4 ml
- 紅桔精油 2 ml
- 月桂精油 1 ml
- 甜杏仁植物油 8 ml

晚上在睡前以6 至8 滴調合精油塗抹於太陽神經叢，下背部、腳底足弓。或者，最好可以幫孩子按摩一段時間。當父母與孩子難以用言語對話，孩子感到被忽略時（通常是因為弟弟或妹妹的到來），這是絕佳的溝通方式。

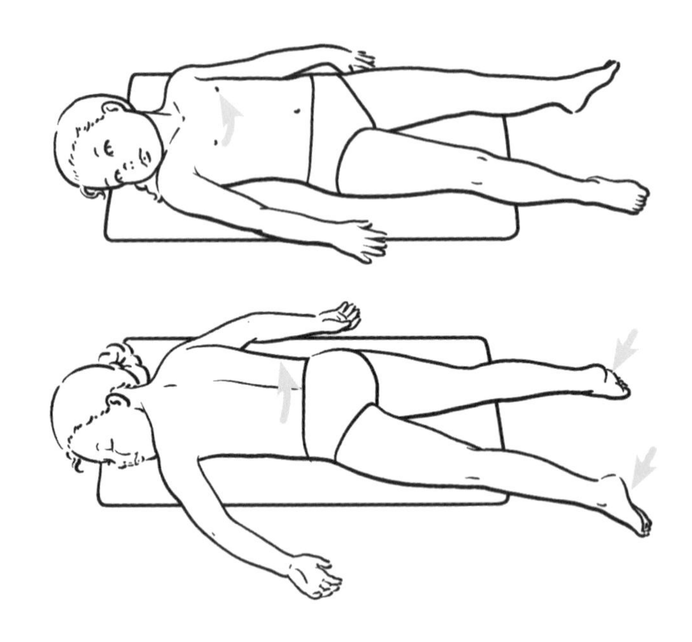

我的觀點

- 夜尿有兩種類型：第一型是一直無法自我控制的兒童，第二型則是已學會控制大小便的孩童，在數個月或數年後開始尿床。第二型許多時候有心理性原因，顯示孩子的日常生活中有事物使他內心受到擾亂。
- 不要責罵孩子。如此做法完全無用，只會讓孩子更不快樂，他已經覺得很羞恥了。也不要漠不關心，讓孩子知道您理解他的問題。找到平衡的中庸之道，不要過度戲劇化：越是給予孩子關愛與安撫，越會讓他覺得這是獲取您注意力與照顧的好辦法。
- 不要減少孩子的飲水，但讓他在晚上6 點前喝，6 點後則減低飲水量。
- 去除攝取含糖飲料（汽水、果汁），下午過後減少富含鈣質飲料

（牛奶），這類飲料會讓孩子更想喝水與尿尿。

- 若問題原因明顯是心理的（例如弟弟的到來），可諮詢心理治療師。典型徵狀：夜尿於學會控制大小便至少6個月後開始，且非每晚發生。但孩童也可能因為其他原因受到擾亂，如搬家、新的保姆、新學校、父母生病，甚至父母爭吵（每次父母爭吵都會尿床）。
- 避免在夜晚進行搬床大工程。事先做好準備：先鋪一層床墊與床單，再鋪上另一層床墊與床單。夜晚時只要將第一層移除即可。讓孩子協助，不是處罰或羞辱他，而是讓他參與，學習負責，然後就回床上睡覺。
- 保持耐心，隨著孩子長大也會改善情況。

51 擦傷

輕微的擦傷並不嚴重，但仍可能成為細菌入侵的門戶。使用精油可避免感染風險，舒緩擦傷區域。

〔單一配方〕

皮膚外用

- 塗抹2至5滴純茶樹或真正薰衣草精油（看您手上有哪一種），視傷口面積於受傷當日使用2至3次，之後2至3天早晚使用1次。

之後，為使傷口復原後疤痕減到最低，以玫瑰果植物油每日按摩2次直至疤痕消失。

我的觀點

擦傷、割傷、抓傷……孩子的狀況不只這些。不要過度戲劇化，事實上，孩子已經忘了。更好的是，騎單車打滑留下的擦傷可成為短暫的紀念品……。

52 嬰兒尿布疹

又稱為臀部皮炎，但家長則常稱之為「紅屁股」，不太有詩意，但很清楚明瞭。尿布疹極為常見，造成寶寶和幼兒的不適。問題都是一樣的：浸漬。沒有尿布浸漬就不會有紅屁股。我們的精油配方溫和舒緩，可同樣緩解刺激，避免感染與真菌病與消炎；依據我在藥局櫃台所聽到的見證，比一般處方的藥膏有效得多。

皮膚外用

在50毫升精油瓶裡調合：

- 芳樟葉精油 1 ml
- 穗花薰衣草精油 1 ml
- 羅馬洋甘菊精油 1 ml
- 波旁天竺葵精油 1 ml
- 聖約翰草植物油 5 ml
- 金盞花植物油 5 ml
- 玫瑰果植物油 適量 30 ml

每次換完尿布以數滴調合精油局部塗抹於發疹區域（或作為預防，塗在常發疹位置）。

我的觀點

- 尿布疹是數個因素結合所導致。寶寶的皮膚非常纖細脆弱，難以抵抗尿液、糞便與酸性的刺激。臀部因此逐漸變得脆弱，更加無法承受酸性，因此形成尿布疹。
- 世界最佳精油配方也絕無法取代良好日常衛生習慣。只選擇一次性使用、品質良好、材質細緻的尿布（若有必要，嘗試更換品牌）。經常更換尿布，每次都以水和肥皂清洗（或適當濕紙巾）。可能的話，讓孩子光屁股稍稍風乾皮膚。

53 篩竇炎

在嬰兒身上，篩竇炎是是未來鼻竇的感染。嬰兒只有稱為篩竇的腔室。之所以談論這個令家長擔憂的疾病，無疑是因為寶寶會發高燒，且眼皮腫脹。但請勿驚慌，只要立即就診，篩竇炎復原良好，醫師會施以適當治療。

較大的幼兒就如同成人一般，篩竇炎常伴隨鼻竇炎，治療方法也相同。精油芳療特別有效，可消除鼻塞、殺菌、抗感染，是絕佳且適當的療法。抗生素則是用於嚴重案例。

限3 個月以上寶寶（未滿3 個月不可使用！）

皮膚外用

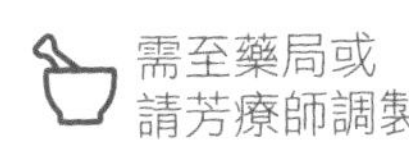

在20 毫升精油瓶裡調合：

	兒童與3 個月以上嬰兒
♦茶樹精油	1 ml
♦桉油樟精油	1 ml
♦芳樟葉精油	1 ml
◊ Transcutol（溶劑）	適量 15 ml

以3 滴調合精油塗抹於鼻翼、額頭、太陽穴，每日3 至4 次，持續1 週。注意避開眼睛。

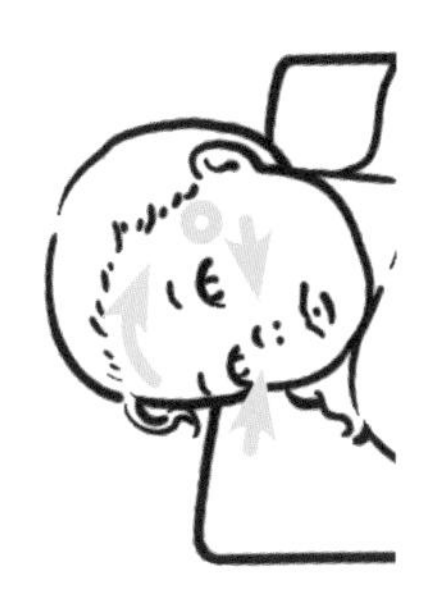

肛門塞劑

製作12枚塞劑：

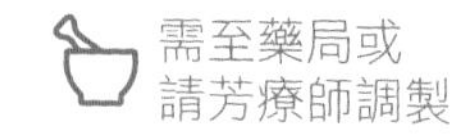

	嬰兒	兒童
♦桉油樟精油	20 mg	30 mg
♦澳洲尤加利精油	20 mg	30 mg
♦茶樹精油	10 mg	15 mg
♦桉油醇香桃木精油	5 mg	10 mg
♦金盞花植物油（供1 g塞劑賦形劑用量）		

早晚施用1枚塞劑，持續6日。

我的觀點

若重複發生鼻竇炎與篩竇炎，請諮詢牙科醫師。也許是一顆牙齒有問題，造成反覆感染。

54 拔牙

有時由於齒顎矯正（牙齒咬合不正）或牙齒創傷（如單車意外）原因，必須拔除孩童的一顆或多顆牙齒。不論是乳牙或恆齒，可諮詢另一位牙醫，確認拔牙是必須的。有時這是必要的，有時則可討論。若是必要，可利用精油協助孩子更順利渡過療程。

塗抹於牙齦

在10毫升精油瓶裡調合：

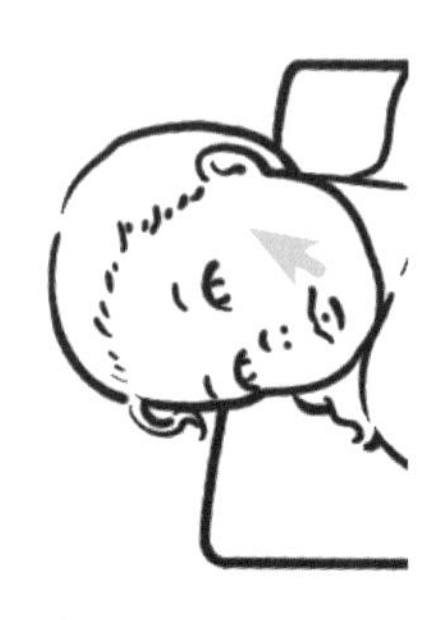

♦月桂精油 1 ml

♦辣薄荷精油 2 ml

♦羅馬洋甘菊精油 1 ml

♦岩玫瑰精油 1 ml

♦山金車植物油 5 ml

以2 滴調合精油塗抹於需拔牙處的臉頰，開始拔牙30 分鐘前與15 分鐘前使用，結束後當天每小時再塗抹一次。

我的觀點

- 信任您的牙醫師或口腔醫師：他們是牙齒專家。儘管如此，您仍可以提出問題，了解需要拔牙的原因。有時原因很清楚（醫療原因、反覆膿腫），有時則否。
- 齒顎矯正學對此議題一直有正反辯論。一些專家（傳統齒顎矯正學）支持即使牙齒健康仍須拔除，才有足夠空間讓其他牙齒長出。反對者則認為沒有理由拔除健康牙齒，且可能造成許多生理與心理影響，持續長達數年；發展頜部而讓所有牙齒有足夠空間成長，才是更佳的做法（功能性齒顎矯正學）。年紀較小兒童（7 至上限9 歲，12 歲則太遲）的一個選項是視頜部空間決定。若牙齒長出位置確實不佳，且需要更多空間，則必須拔除。此外，使用裝置刺激頜部的成長可能造成後來露出齒根。總之，這個決定並不簡單。最好是遵循您的醫師指示，完全信任醫師，且醫師也應清楚向您說明他的做法與原因。
- 拔牙絕非是無害的。但保留生長位置不佳或生病的牙齒絕非更佳做法。不要固守成見，應善用常識判斷。

55 紅屁股（請見「52 嬰兒尿布疹」章節）

56 發燒

人類體溫超過37°C 即為發燒。體溫上升是身體自然且複雜的防禦方式，有殺死病菌作用。在一定程度下，發燒是正常的，因為體溫達38°C時，大多細菌發展速度較為緩慢。若孩子仍可正常從事日常活動，沒有其他問題，不要總是想降低體溫，讓身體發揮其功能。但有時，如同機器運轉過度，最好溫和地讓體溫下降1至2度。

導致發燒原因

- 病毒感染（流感、病毒性咽峽炎、鼻咽炎、腮腺炎、胃腸炎）。
- 細菌感染（支氣管炎、耳炎、細菌性咽喉炎、急性喉炎）。
- 重大壓力、嚴重疲倦。

何時需要擔心？

嬰兒	2歲以上幼兒	須採取行動
皮膚與嘴唇變藍。 失去意識。 身體癱軟（沒有肌肉張力）。 身體佈滿紅斑。	久睡不醒。 醒來但無回應，不回答問題。 呼吸困難，嘴唇變藍。 身上有紅斑。	立即撥打急救電話。
未滿3個月。 3-6個月，發燒達39°C以上。 6個月以上，發燒達40.5°C以上。 呼吸阻塞。 行為與往常有異；無法控制哭泣、頭痛或腹痛等。	有慢性病史（心臟病、糖尿病等）。 行為與往常有異。 抽搐或暫時失去意識。 走路蹣跚。 抱怨頭痛或頸背痛。 無法忍受光線、噪音、冷或熱。 呼吸困難。 剛從熱帶地區回國。	聯絡急救醫生或立即尋求醫院或地區醫生緊急協助。

進食不規律，拒絕喝奶。 腹瀉嘔吐。 曾有抽搐前例。 尿尿時會痛（或血尿）。	已照本書建議療護，但仍發燒不退。 疲倦。 顫抖。 腹瀉嘔吐。 咳嗽。 完全沒有胃口或吞嚥時疼痛。 肚子劇痛。	聯絡醫生於當日就診。

來源：法國兒科學會，2004。

皮膚外用

在10毫升精油瓶裡調合：

- 芳樟葉精油 1 ml
- 桉油樟精油 1 ml
- 澳洲尤加利精油 1 ml
- 甜杏仁植物油 7 ml

以5至6滴塗抹於胸部與背部，每日5至6次，持續2日。

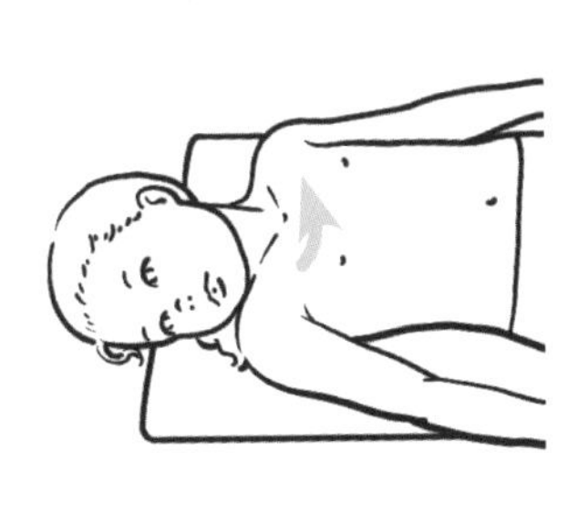

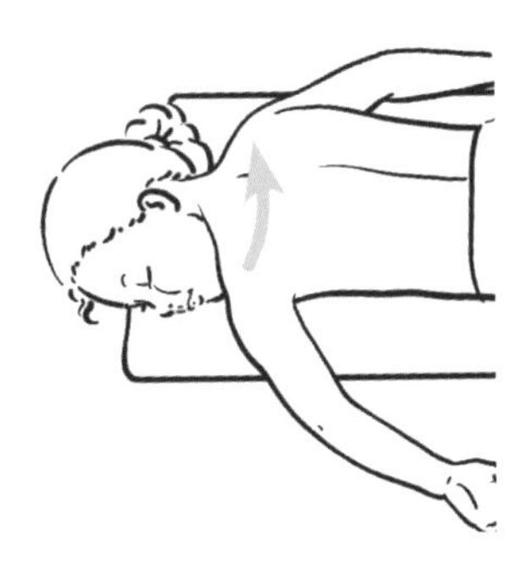

肛門塞劑

製作6枚塞劑：

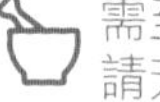

	嬰兒	兒童
桉油樟精油	20 mg	30 mg
茶樹精油	20 mg	30 mg
澳洲尤加利精油	20 mg	30 mg
金盞花植物油	10 mg	10 mg
◊ 塞劑賦形劑	1g	1g

每日2至3次，每次施用1枚塞劑，持續2日。

最高限度40°C！

雖然發燒體溫與病人嚴重性之間沒有關聯，但兒童發燒不可超過40°C。若您無法依我們建議的配方降低孩子體溫，讓他服用乙醯胺酚（普拿疼主要成分）。若仍無效，則聯絡醫師。

溫和的發燒（38°C）若持續不退或伴隨著持久跡象並不正常，請諮詢醫師。

注意！若為病毒性疾病，可以的話避免給孩子服用阿斯匹靈退燒。某些案例中（很罕見，但必須提及）阿斯匹靈可能導致雷氏症候群（嚴重腦部疾病）

我的觀點

- 每個孩子發燒的狀況各有不同。有些會變得暴躁（特別是很年幼的兒童），有些則仍然溫和。有些會受到發燒刺激，有些仍覺得很正常，有些則發燒至38°C就支持不住，躺在床上無法動彈。應尊重每位孩子不同的反應。

- 不要把孩子包得太緊，裹在羽絨衣中或被子裡，或過於溫暖的房間裡；反而要保持空氣流通與涼爽（電風扇、濕布、退燒冰袋等）。
- 經常量測孩子體溫，觀察他的狀況。最好量肛溫或耳溫，量測結果較口中或腋下測量為可靠。
- 發燒時經常伴隨有冷顫、流汗、口渴、頭痛、脈博加快情況。這是正常的，無需擔心。但若有體重下降或相關問題（消化、神經等）或其他異常，則需留意。
- 讓孩子頻繁地補充一小杯水，因為脫水是發燒相關的最大風險。如果他沒有胃口，幫他至少準備清淡的湯或濃湯，讓他攝取一些維他命與礦物質。

57 扭傷

拉傷為拉緊之肌肉、肌腱；扭傷則是關節附近韌帶及組織的扭曲，因突然或過度伸長而受傷，因此又稱為挫拉傷或撕裂傷。也可以說扭傷是輕微挫傷，像是我們在走路步伐沒踩好，或玩橡皮筋或跳房子時落地沒站穩時感到的痛。

如果您還記得這些經驗，扭傷感覺是類似的。受傷的腳因疼痛而無法移動，受傷部位腫脹。若挫傷不嚴重，依照我們的建議處理應可讓症狀在一小時內大幅減緩。

1. 讓孩子完全休息。
2. 固定受傷部位。
3. 以冰水與精油浸濕的紗布冰敷。
4. 將受傷部位墊高，高於身體其他部位。例如若是腳踝挫傷，可於腳下放置幾個墊子，讓腳踝提高。

隔天稍晚一切都會被拋在腦後了。若非如此，則須就診。

皮膚外用

1. 以冰水浸濕的紗布冰敷，或用冰敷袋更好（至藥局購買）。冰敷10分鐘，之後每15分鐘重複一次。
2. 在15毫升精油瓶裡調合：

- 義大利永久花精油 1 ml
- 檸檬尤加利精油 2 ml
- 月桂精油 2 ml
- 山金車植物油 適量 10 ml

局部塗抹5至6滴，每日3或4次，持續2至3日。

我的觀點

- 您的孩子腳步沒踩穩扭傷腳踝，這並不嚴重。但請注意，若再次發生，則有挫傷風險。需要暫時完全休息。
- 每小時以冰紗布冰敷15分鐘，即使您手上沒有精油（太可惜了！）。只要冰水浸濕的紗布就能夠麻醉痛處且避免嚴重發炎。
- 扭傷不代表沒有挫傷，反之亦然。盡可能快速正確評估狀況嚴重性。踩錯腳步是一回事，而騎單車跌倒則又是另一回事。
- 扭傷只是痛，若是「非常痛」，則可能是挫傷；若痛到完全不能動，即可能是骨折，要注意。

58 胃腸炎（請見「42 感染性腹瀉」章節）

59 牙齦炎

牙齦發炎是兒童最常見的牙周問題，幾乎都是因為口腔衛生不良引起；雖然疼痛，通常不嚴重。但也可能嚴重到有失去牙齒的風險，那就是急性兒童牙周炎。不過大多數只是簡單的連續性牙齦炎，因牙菌斑累積過多細菌引起。2 歲以上兒童可能開始出現牙齦炎，但更肯定是3 歲以上會發生。每增長一歲風險也隨之增加，尤其恆齒長成後。

塗抹於牙齦上

在15 毫升精油瓶裡調合：

- 穗花薰衣草精油 2 ml
- 月桂精油 1 ml
- 丁香精油 0.5 ml
- 聖約翰草植物油 11.5 ml

以乾淨手指尖取1 至 2 滴調合精油直接塗抹於發炎牙齦，每日4 至5 次直至復原為止。

我的觀點

- 生病的牙齦紅腫疼痛，並且流血；正常時則是白或紅色，沒有疼痛，外觀平整。請保持高度警覺，若您的孩子有牙齦炎，必須立即治療，並立即建立良好衛生習慣，否則無疑會再復發。
- 盡早教導孩子學會刷牙是很重要的。至少睡前時要刷牙（最好像成人一樣每日2 至3 次）。即使嬰兒也應清潔口腔：以乾淨濕布清潔牙齦周邊以去除牙菌斑。不論年齡幾歲，牙菌斑會持續增生。
- 請定期帶孩子至牙科檢查口腔。口腔保健就如同其他方面，預防扮演重要角色，可有效避免痛苦、昂貴且束縛的治療。

60 流感

高燒、冷顫、疲乏或衰竭、雙腿無力、虛弱、頭痛、喉嚨痛、胸痛、肺痛、咳嗽，腰部疼痛，甚至虛脫，孩子被流感病毒侵襲時可不是開玩笑的。病毒會迫使孩子24 小時，甚至長達數日無法下床。在第二個階段，鼻水直流、胸痛、乾咳、眼睛灼熱、大量出汗，也會不由自主想要昏睡或「昏迷」。通常前4或5天是最痛苦時期，之後症狀消失，但仍會感到疲倦，可能持續2週。

流感由不同病毒株引起（但都稱為流行性感冒），由空氣傳播，具高度傳染力。即使您的孩子已經患過流感，也可能在同一季中因不同病毒株再次感染。

實用資訊

通常典型流感疫情只會持續數週（4至5週最多），因為人口會逐漸形成免疫力。若您的孩子沒有被傳染，之後當然不會「單獨的」感染病毒。流感明年再見了。

引發流感因素

- 流感病毒！
- 寒冷（流感在寒冷環境中較容易發展）。
- 長期疲倦或壓力，導致免疫力降低。
- 團體場合（學校、托兒所、保姆家、大眾交通、市場、百貨公司等）。
- 接觸到流感患者的唾液（親吻、唾沫）或鼻腔分泌物（噴嚏）。

皮膚外用

（嬰兒）

5毫升精油瓶裡調合：

- 桉油樟精油 1 ml
- 芳樟葉精油 1 ml
- 山金車植物油 3 ml

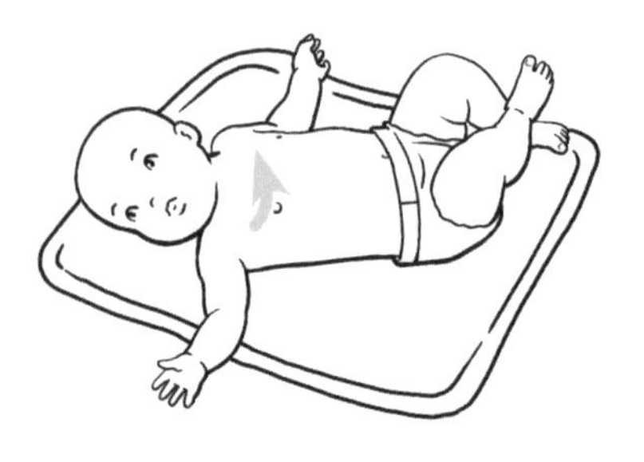

以整瓶調合精油按摩寶寶胸部與背部。每天2次，持續2至3日。

皮膚外用

（3 歲以上）

在15 毫升精油瓶裡調合：

- 月桂精油 2 ml
- 茶樹精油 3 ml
- 桉油樟精油 5 ml
- 甜杏仁植物油 5 ml

以6 至 8 滴調合精油按摩寶寶胸部與上背部，每天2 次，持續2 至3 日。

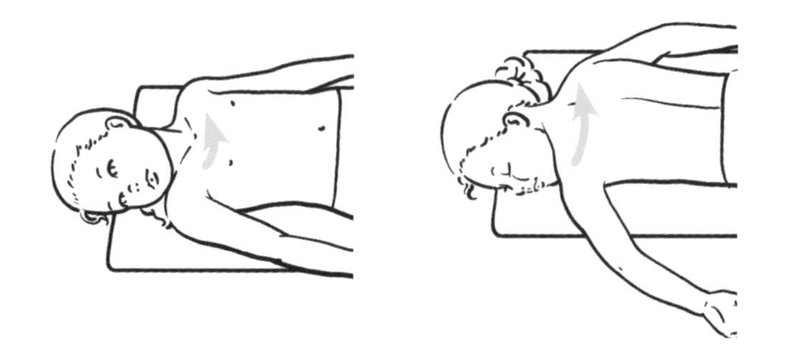

肛門塞劑

需至藥局或請芳療師調製

製作12 枚塞劑：

	嬰兒	兒童
月桂精油	10 mg	15 mg
桉油樟精油	20 mg	30 mg
芳樟葉精油	10 mg	15 mg
澳洲尤加利精油	15 mg	20 mg
金盞花植物油	10 mg	10 mg
◊ 塞劑賦形劑	1g	1g

每日3 次，每次施用1 枚塞劑，持續2 日；之後早晚各使用1 枚，持續3 日。

為什麼流感令人疲倦？

因為流感是病毒性疾病，疲倦程度與疾病嚴重性並無關聯，病毒雖然微小，卻會比細菌造成更嚴重疲倦，單核細胞咽峽炎（病毒）所造成的疲倦感比鏈球菌性咽峽炎高出許多，但事實上鏈球菌性咽峽炎反而更危險。愛滋病病人總因病毒而備感疲倦，即使並未受到細菌性重複感染。病毒性疾病會造成極度疲倦，因為它們會破壞組織，尤其是肺部組織；再者，患病毒性疾病期間，身體必須使用自身蛋白質庫存重建被破壞的細胞，儘管修護細胞的荷爾蒙處於低點，細胞被修復後，疲倦感不會完全消退。這就是為什麼小朋友感到疲累不適。

我的觀點

- 一有症狀出現就給孩子服用歐斯洛可舒能（Oscillococcinum，順勢療法流行性感冒藥），每6小時1劑，連續3次（總共3劑）。
- 不要讓孩童接種流感疫苗。疫苗對兒童的效用相較於對成人有較多爭議。
- 相反地，在寒冷季節之初可採用順勢療法「疫苗」Infuenzinum 9 CH，功效絕佳；於冬季規律服用，可讓孩子免於感染流感，爸爸和媽媽也一樣。
- 流感患者，不論是兒童或成人，都可能在一天之內感染8萬人。不過也別忘記，即使在流行高峰期仍有許多人沒有被傳染。因此不應過度害怕病毒，而是應該加強免疫力。
- 病毒會由眼鼻進入。為保護孩子，別讓他們用污染的手觸碰臉部（圍巾、保持手部清淨、手套）。
- 讓發燒發揮其殺菌作用，但若超過38.5°C則應使其緩和降溫。最好是以物理方式（冷水浴、新鮮空氣）。不要過度包覆孩子，這是無用的。

- 孩子不餓就不會進食。但可能的話讓他吃幾口水果，並且喝大量流質飲料，最好是熱的。多喝水可預防脫水，並濕潤分泌物，使其易於排出（咳嗽等）。

61 疱疹

2 歲以上孩童即可能患疱疹，大多是在家中感染，因為爸媽帶有病毒，可能在親吻孩子臉頰時傳染，或是透過口鼻飛沫傳染。年幼孩童經常形成口腔疱疹，稱為「疱疹性口齦炎」，除非症狀嚴重且久久不癒，口腔疱疹沒有危險性。但若疼痛過於劇烈，孩子可能會拒絕進食，或更糟糕，拒絕喝水。如此可能很快導致脫水，最後可能成為幼兒第一型疱疹併發症。

〔單一配方〕

皮膚外用

- 以手指將 1 滴純綠花白千層精油直接塗抹於患部，每日 3 次。

疱疹復發時

在 10 毫升精油瓶裡調合：

- 莎羅白樟精油 1 ml
- 穗花薰衣草精油 1 ml
- 綠花白千層精油 1 ml
- 金盞花植物油 7 ml

每小時塗抹 2 滴於患部，持續 2 日；之後每日 3 次直至復原。

我的觀點

- 應就診諮詢，醫師會開立抗病毒劑，有時也包含止痛劑甚至抗生素。

- 患有溼疹兒童皮膚特別脆弱，更容易感染疱疹病毒。
- 若有其他兄弟姐妹，隔離患疱疹的孩子沒有效用且很殘忍。家中其他小孩也很可能以同樣方式感染。好消息是，孩童第一次感染越早，嚴重性越低。相反地，第一次感染若越晚，至青春期或成年時，可能引發更劇烈症狀。感染疱疹病毒可助強化免疫力。儘管並非尋求被感染，但我們總是能夠找到正當的理由。

62 睡前故事

晚上讓孩子入睡可能成為一個問題。對成人而言，睡眠是應得且期待的休息時間，但對孩童而言，上床睡覺代表的是分離。他必須獨自睡在床上，離爸媽很遙遠，每晚不斷重現被遺棄的焦慮。換上睡衣與孩子真正入睡前有一段時間，先親親抱抱、喝水、尿尿，當然，也少不了睡前故事的神聖傳統；這些都已成為真正的儀式，無法想像不加以恪遵奉行。

在此溫柔平靜的珍貴時刻，以舒緩精油擴香，可創造有利平靜入睡的氛圍。好故事是簡短的故事，1 至 4 分鐘就綽綽有餘，否則孩子會迷失在想像世界中，反而可能讓他更加清醒。如果用一本書就更好了，孩子知道你只會唸2 頁，不會更多。晚安，孩子們！

〔單一配方〕

擴香法

- 說睡前故事同時以真正薰衣草精油擴香。

- 羅馬洋甘菊精油1 滴
- 甜橙精油 1 滴

關燈前一刻滴於枕頭四周。

我的觀點

- 不要做得過度。過多安慰、撫觸，甚至故事（無止境的）可能顯示了您自己的分離焦慮。
- 以簡單語言與適當舉動教導孩子喜愛睡眠。要讓他自己上床睡覺，他必須明白這對他是有益、舒適的，且有助他長大。這並不複雜。就像孩子也懂得坐上餐桌後就要吃飯，或在浴室裡要洗澡，到了床上就該睡覺，就這麼簡單。以睡前故事與精油建立儀式是很好的，甚至是必要的。最終，孩子就該睡覺。
- 絕不要改變儀式的順序，尤其不要延長時間。否則床就變成做睡覺以外其他事情的地點。如此一來將產生其他的問題，您應該可以想像。
- 避免太複雜、困難、可怕、暴力的故事。巫師與咒語這類故事比較適合雨天午後或長途開車，有足夠時間緩和情緒並回答孩子的所有問題。有些故事適合白天，有些則適合夜晚。

63 打嗝

打嗝是橫膈膜突然且不自主地痙攣性收縮，伴隨聲門的收縮與聲帶振動。症狀：特殊的聲音，通常對周遭的人很有趣，對打嗝的人則不盡然。某些醫生認為這個奇怪的聲音跟脹氣有關，但這點並非所有人都一致同意。不過大家有一個共識：打嗝真痛苦！

〔單一配方〕

口服內用

- 以 1 滴龍艾精油稀釋於幾滴橄欖油中，放在孩子舌上。若有必要，5 分鐘後重複一次。

我的觀點

讓您的孩子嘗試眾多止嗝「秘訣」之一，也許其中有一個會有效，尤其是若您表現得很有說服力的話……

- 很快一口氣喝完一杯水。
- 吸一大口氣，把氣留在肺裡，並盡可能閉氣。
- 將一塊方糖浸過醋後放在口中讓它融化。
- 吞下 5 滴檸檬汁。
- 大力掐住他的耳朵上緣。
- 吃些麵包屑。

64 兒童衛生

改善衛生習慣以便減少感染許多疾病，比任何藥物或疫苗都更有效（兩者可以並行）。然而，時至今日還是有一些嬰兒沒有每天洗澡，一些兒童沒有刷牙，穿不乾淨的衣服，這些都是長久以來已被禁止的習慣，就像沐浴手套的使用一樣。沒有衛生就沒有健康：因為我們每天清潔牙齒與雙手數次，細菌才沒有時間繁殖或傳染。最佳的醫藥與精油都無法取代最佳的盥洗習慣。

寶寶的皮膚

若有人說您的皮膚跟寶寶一樣，您會認為這是讚美。然而，寶寶的皮膚可不容易保養。因此我們要提醒您一些基本原則。

- 2或3歲之前，皮膚尚未發育成熟，難以抵抗病菌、氣候、陽光、風吹、沐浴過久或水溫過熱過冷、長時間與不潔尿布接觸……甚至較突然的摩擦或乾燥都可能造成刺激，極易受到攻擊與穿透。絕對禁止（每日）使用含精油或酒精的身體護理產品。若是極例外狀況下，為了治療某種不適，而您手上沒有其他選擇時，但用無妨。但不可使用含精油或酒精的沐浴乳、洗髮精，或任何其他日常清潔用品。
- 依比例而言，新生兒的皮膚面積比我們更大（面積與皮膚比例）。因此，產品對於其皮膚的衝擊更大。不要使用不適用嬰兒的乳霜，更不可使用成人用的任何膠狀、乳霜狀藥品或藥膏。可治療成人或甚至較大兒童的藥品可能對嬰兒反而非常有害。這也再次證明精油不可使用於嬰兒皮膚，除非有明確專業指示。純露則無此限制，非常溫和適用。
- 讓皮脂腺正常運作且皮膚達到平衡需要時間，因此寶寶可能會有各種皮膚問題，尤其嬰兒會大量流汗。若臉上出現小顆粒（白色），或甚至粉刺，小水疱等，請勿驚訝，很快就會自行消失。
- 使用嬰兒專用保養產品：其配方是特別調製的。同樣應選擇低過敏性的洗衣精。

16 項日常衛生標準

1. 嬰兒與兒童必須至少由成人以乾淨雙手每天全身清潔一次（使用富含油脂肥皂、沐浴潔膚塊、潔膚乳）。因此父母須在為寶寶洗澡前後洗淨雙手。
2. 清洗頭髮與頭皮（不刺激，適用兒童洗髮精）。
3. 每次更換尿布後清洗並適當保養臀部。
4. 依年紀清潔口腔（請見第191頁）且／或刷牙。
5. 清潔耳朵（避免使用棉花棒，尤其是深入耳朵）。
6. 清洗私密部位（女寶寶由前到後，從尿道口到肛門；男寶寶則要推開包皮）。
7. 清潔鼻腔（高度推薦海水鼻噴劑，尤其是有呼吸道疾病時）。
8. 刷洗指甲，指甲以方形修齊平整，以避免指甲內嵌及寄生蟲傳染。
9. 每日洗手數次，每次至少30秒，且以水和肥皂清洗，否則是無效的。
10. 全身或局部盥洗後充分乾燥。
11. 兒童不可與大人共用牙刷。每人須使用各自牙刷。
12. 進行任何臨時護理（傷口、溼疹斑塊等）。
13. 各人須有專用毛巾並經常清洗。每次清洗後或沐浴後盡快於熱源旁烘乾，以避免黴菌生長。
14. 浴缸必須經常清潔，並於每次沐浴後仔細清洗，去除所有殘留物、沐浴露或洗髮精以及清潔用品。
15. 最好使用質地柔軟的浴巾，以避免使用衣物柔軟精而有致敏之虞。粗質布料會刺激皮膚，可能造成患有溼疹或銀屑病者不適。
16. 絕不可使用沐浴手套。此一過時用品無法完全乾燥、不易清洗、易造成細菌增生。使用您的雙手即可，這是最溫和、最衛生，也最舒適的方式。

正確洗手方式

80% 最常見傳染性疾病是經雙手傳播。手部皮膚經過幾個小時會被一層油脂包覆，大多接觸到的細菌會在此生存。然而孩童的手整天與外界接觸（觸碰自己、拿取物品、把手指放在推車、滑梯上⋯⋯），也接觸身體內部（口部、眼、鼻）。結果：手部每一平方公分皮膚堆積了 10^4 至 10^8 個微生物。家長必須教導孩子經常自行洗手，以去除表層油脂以及在此活躍的細菌，更必須以正確方式洗手。

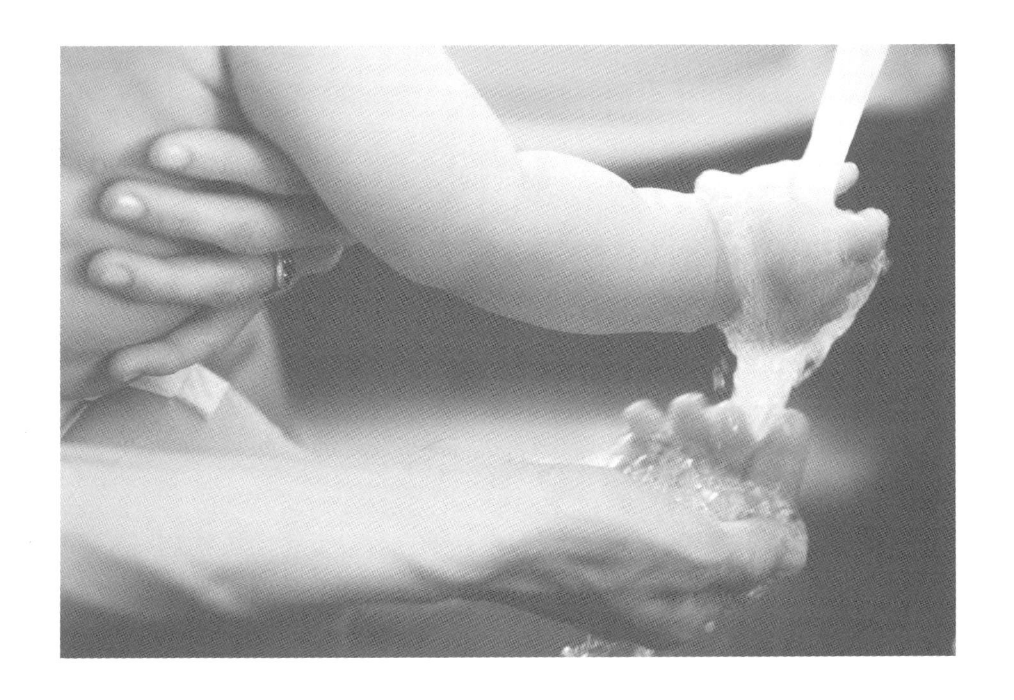

正確有效洗手7步驟

1. 脫掉戒指、手錶、手環……。

2. 以熱手將雙手浸濕。

3. 充分抹上肥皂（可能的話使用液皂），並搓揉雙手至少10秒鐘，若雙手很髒則搓揉30秒。

4. 別忘了手腕與指間縫隙。

5. 可能的話刷洗指甲縫隙。

6. 充分沖洗。

7. 以毛巾或紙巾將雙手擦乾。

何時應洗手

- 吃飯或飲水前
- 吃飯或飲水後
- 在室內或室外，獨自或與其他孩童玩耍後
- 上完廁所後
- 咳嗽或打噴嚏（並且把手放在口鼻）後
- 擤鼻涕後
- 從戶外回家後（購物、公園、運動、學校、大眾運輸……）

65 日常衛生（室內與室外）

探索世界同時，您的孩子也接觸了各種細菌。這些接觸會強化他的免疫力，這是很重要的。缺點是孩子可能不覺中感染某些病菌而生病。如何避免最大的陷阱？

戶外與店家中

- **想想人們用手碰過什麼東西？**手推車推杆、手扶梯或地鐵扶手、錢（鈔票與零錢），不計其數的物品。阻止孩子把嘴放到這些東西上，因為這是最可能讓他感染大大小小細菌的方式。
- **回到家中時，脫掉鞋子**並留在門口。教導孩子也這麼做。如此不僅可穿襪子走路，更舒服，也衛生得多。特別是孩子光腳的房間，如浴室，以及無法真正清洗地板的房間（地毯）。

居家日常衛生

廚房應做的每日清潔：

- **清洗水槽**。我們在水槽做許多事（蔬菜去皮、丟蘋果籽、抖動清理包裝紙箱和空優格罐與蛋殼……），使得當中充滿細菌。
- **以海綿清理流理台**，去除所有污垢，以免成為細菌的溫床。爐子也同樣須清理乾淨。
- **立即洗碗盤**。髒碗盤會讓細菌快速增長。
- **不要到處留著奶瓶**、裝著孩子沒吃完食物的盤子。快快丟棄清理。
- **蓋上垃圾桶**。打開的垃圾桶會讓細菌四處飄散。並且每天倒垃圾，即使垃圾桶沒有滿。
- **盡可能保持廚房空氣流通**。若有抽油煙機則打開，可吸走烹飪時的濕氣、異味與某些有害殘留物。

浴室應做的每日清潔：

- **沖洗淋浴間／浴盆**。皮屑沈積物與肥皂或沐浴露會形成一層讓飢餓的細菌易於繁衍的基質。
- **以海綿清潔洗手台**，尤其是換尿布的地方。
- **確保浴室通風良好**，且接合縫隙處、浴簾、浴巾沒有任何黴菌生長。浴巾必須張開吊掛（不可皺成一團），自然風乾。
- **如廁後沖水時應放下馬桶蓋**，否則糞便細菌會四處擴散。若廁所也位於浴室內，那浴室裡的牙刷可就不妙了。

起居室，特別是兒童房：

- **努力不懈地清潔**……。
- **經常以吸塵器清潔**，特別是清除四處灰塵（書架、櫃子底下、玩具、絨毛玩具、靠墊、枱燈……）。
- 隨時讓**空氣流通**（有氣流），或至少每日15分鐘，讓窗戶全開，即使冬天也一樣。
- **不要讓室內過熱**，特別是夜晚時。
- **避免讓寵物進來**，尤其若是孩子有過敏。總之，禁止寵物進兒童房。
- **床單、枕頭、枕套、棉被須徹底風乾**。最好能夠牢牢固定在室外地點，花一整天風乾。若是幸運住在南方，則可讓陽光充分日曬。
- **每2週至少1次以60°C水溫清洗床單**（若是有意外則應即刻處理，如嘔吐或尿床）。
- **避免有積水的花瓶與有毒植物**（請見第209頁）。確認盆栽沒有發霉（土裡太多水）：孢子會在室內四處散擴，導致呼吸道問題。

每週一次徹底清潔，包括冰箱、地板、瓷磚、廚房牆壁……。

66 過動症（請見「30 缺乏注意力／過動兒」章節）

67 膿疱症

膿疱症是皮膚細菌感染，特別好發於兒童，雖然成人也可能感染，由葡萄球菌或鏈球菌引起。症狀是口部或鼻子會出現水泡，之後變成斑塊。其奇特外觀並不會引發溼疹或疱疹。也不要以為是皮膚乾燥，更不是衛生不良，這是錯誤成見。膿疱症具傳染性，甚至會自我傳染。若孩子的手指接觸到病菌（而通常孩子總難免這麼做），就會將病菌轉移到其他身體部位（手臂、頭皮、雙腳……），這也說明了為什麼全家都可能很容易互相傳染。

皮膚外用

1. 以純露*舒緩

以同等份量調合：

♢真正薰衣草純露

♢月桂純露

♢百里香純露

以布或紙巾充分沾浸調合純露，每日3次大量輕拍於患部。

2. 以精油療護

在30毫升精油瓶裡調合：

♦波旁天竺葵精油 1 ml

♦茶樹精油 1 ml

♦芳樟葉精油 1 ml

♦聖約翰草植物油 27 ml

---

* 注意！這裡指的是純露（HA）而非精油（HE）。

取數滴局部塗抹，每日3次，直至病灶消失。

治療必須持續數日，甚至數週，也必須嚴格遵循。若膿疱面積很大（全身表面積2%以上），可考慮內服治療。

我的觀點

- 通常病菌會停留在皮膚受傷處（擦傷、刺傷、溼疹斑塊）。別讓病菌有機可乘。
- 將孩子指甲修短，雙手必須整齊乾淨。
- 別讓孩子出借自己的盥洗用品（毛巾等），也別讓他們借用別人的。每位家庭成員都要有自己專屬顏色的毛巾！

68 兒童消化不良

吃生日蛋糕或節日餐點時，孩子就無法控制胃口，一塊塊水果幾乎沒有咀嚼就吞下，大杯喝下柳橙汁，手機械地挖進糖果盒裡，大口吃著磅蛋糕、巧克力蛋糕等。數個小時一切安然。到了半夜就開始跑廁所，所有吃下肚的全部還回去了。這次不幸事件後，孩子可能就不會再重蹈覆轍了。等待期間，若孩子沒有到嘔吐程度（或仍然沒有感到舒服一點），用我們的精油配方幫助他舒緩，尤其是反胃狀況可能持續數個小時……盡可能縮短他消化不良的痛苦時間。

皮膚外用

在10毫升精油瓶裡調合：

- 羅馬洋甘菊精油 1 ml
- 紅桔精油 1 ml
- 龍艾精油 0.5 ml
- 甜馬鬱蘭精油 1 ml

- 山金車植物油 6.5 ml

以3至4滴調合精油塗抹於腹部，以順時針方向按摩，每日3至4次，直至完全改善。

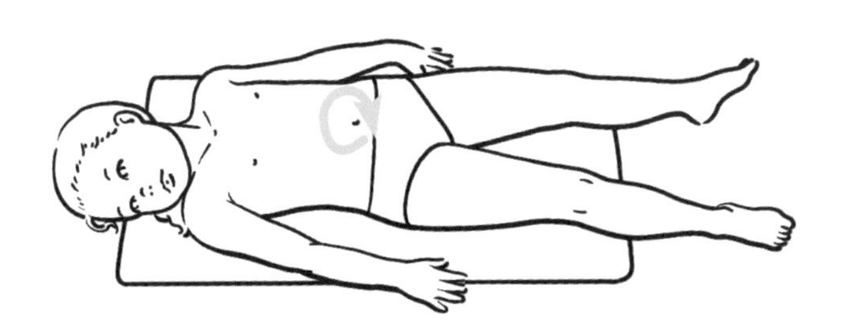

〔單一配方〕

口服內用

- 每日2或3次，以1滴檸檬精油加入1茶匙橄欖油，一小顆方糖或一小匙蜂蜜，或一顆中性錠劑（於藥局購買），讓孩子吞下。

若再次消化不良

口服內用

於精油瓶中以同等份量調合以下4種純露*：

- 薄荷純露 6ml
- 馬鞭草酮迷迭香純露 6ml
- 百里酚百里香純露 6ml
- 馬鞭草純露 6ml

早晚讓孩子喝一點心匙（12ml）調合純露，直到他感覺完全復原。此配方可助肝臟排水。

* 注意！這裡指的是純露（HA）而非精油（HE）。

我的觀點

若消化不良重複發生，請以適當益生菌補充腸道菌群（請諮詢您的藥師）。

69 間擦疹

間擦疹是皮膚皺褶處皮炎。孩子頸部、腹股溝、大腿的褶皺呈現紅腫。嬰兒最先受其害，因為他們的皮膚特別脆弱，身體圓滾滾的，且尿布使他們的身體一部分處於封閉且潮濕空間。但任何年紀兒童都可能罹患間擦疹。

〔單一配方〕

皮膚外用

1. 立即舒緩

在精油瓶中以同等份量調合：

◊ 薰衣草純露

◊ 羅馬洋甘菊純露

◊ 玫瑰純露

將紗布或棉花充分以調合純露浸潤，再輕拍紅腫區域。請注意這裡指的是純露而非精油。

2. 長期舒緩：

製作 1 包 100 克爽身粉：

需至藥局或請芳療師調製

	劑量
♦ 真正薰衣草精油	1 ml
♦ 芳樟葉精油	1 ml
♦ 羅馬洋甘菊精油	1 ml
◊ 威尼斯滑石粉	適量 100 g

以純露清潔並擦乾皮膚皺褶處後，於發疹區域撒上精油爽身粉，每日3至4次，持續1週。

我的觀點

- 若沒有重複感染，紅腫會在幾日內消失。
- 體重過重者較易有間擦疹。
- 經常清洗發疹區域，並務必盡可能使房間與皮膚受到包覆區域保持通風。（請見第182頁相關建議）

70 中毒（藥物、室內或花園植物；清潔用品）

家中水槽下面的櫥櫃、簡單的一盆花都可能成為暗藏危險的地點。別忘了孩童會嚐所有東西的味道，嘗試觸摸所有東西。從他們幾乎從可以自己站立開始，就能夠很快速從一點移動到另一點。監督寶寶是全職工作，因為他們可以在幾秒之間就搞出大麻煩，天真而不自知。您知道的，所有藥物（包括精油）都必須收藏在上鎖的櫃子裡，讓小手無法觸及。清潔用品也一樣，從漂白水到洗碗精都具高度毒性；化妝品、沐浴用品亦然（要小心很吸引人的香草香味沐浴露）。我們認為無害的只剩下裝飾植物了。大部分植物確實無害，但有些卻可能讓您直接到最近醫院急診室報到。既然花店有許多植物可供選擇，何不購買不具任何危險的呢？

有毒植物

致命漿果和植物：銀蓮花、秋水仙、紫杉（果實）、夾竹桃（葉子）、常春藤（漿果）。

有毒漿果和植物：杜鵑、槲寄生、歐洲冬青、鈴蘭、杜鵑花。

也要注意花瓶積水。例如鈴蘭的花瓶水毒性就和植物本身一樣。

我的觀點

- 最重要的是不可嘗試以任何方式自行治療中毒的孩童，必須立即求助。
- 在家中將植物置於高處，以標籤標明植物名稱放在花盆或土壤中，有問題時可易於辨認兇手。
- 若您到有一位或多位年幼孩子的家中拜訪，不要帶任何鮮花給女主人作謝禮。
- 絕不可讓5 歲以下幼童獨自待在家中或花園，尤其是他不熟悉的花園。較大的孩子則須說明，反覆耳提面命：不可以吃野外找到的東西，除非有大人陪同，親自示範吸吮青草或嚐果子。而且沒有大人在旁時自己不可以嘗試跟著做，因為有時毒果子看起來和無毒的很像，我們可能混淆。
- 法國各地毒藥物防治中心每天總共接到高達6 萬通電話。幸好多數案例並不嚴重。但當您打電話時，請明確說明狀況，孩子吞下了什麼、數量多少、多久之前等。

中毒

對外求助，立即撥打毒藥物防治諮詢中心24 小時專線電話02-28717121。如果孩子有明顯的呼吸窘迫症狀、昏睡或失去意識，應尋求支援和撥打119，請求救護車送往醫院檢查及治療。在沒有醫師的建議下，請不要自行催吐，以免導致吸入性肺炎。有些產品（如浴廁清潔劑）可能會灼傷喉嚨、食道或胃腸，如果讓孩子嘔吐會增加灼傷的程度，並可能引起嚴重的肺部損傷。如果沒有醫師或毒藥物防治諮詢中心的建議，請不要給予孩子牛奶或其他流質物。若孩子誤食不明藥品或物品而感到身體不適，務必保持冷靜，並保留藥品或物品之容器與外包裝。

來源：國民健康署

71 黃疸

黃疸的表現是皮膚與黏膜呈現黃色。首先會注意到的是眼白轉變為黃色。此一現象是因血液存在膽汁。膽汁正常時是透過消化道在身體流動，但若因為某種原因進入血液，全身皮膚都會變黃。

黃疸沒有對應的精油芳療配方。

我的觀點

- 由於肝臟未成熟，嬰兒黃疸很常見，治療方式是讓寶寶曝露於紫光，破壞色素。
- 年紀較大的兒童較少有黃疸，而黃疸表示肝有問題，可能是肝炎或吉伯特氏症候群。別驚慌，這也不是嚴重的疾病。

72 梨形鞭毛蟲症

梨形鞭毛蟲症是全世界最常見的腸道寄生蟲病，由一種稱為「梨形鞭毛蟲」的原蟲引起。梨形鞭毛蟲感染在工業化國家相當罕見。相反地，若您至熱帶地區出遊，回國一週後孩子出現數種消化道症狀（腹瀉、噁心、腹脹、肚子咕嚕作響），則應考慮是否為梨形鞭毛蟲症。

皮膚外用　　兒童

在10 毫升精油瓶裡調合：

- 多苞葉尤加利精油 1 ml
- 羅馬洋甘菊精油 1 ml
- 綠花白千層精油 1 ml
- 瓊崖海棠植物油 7 ml

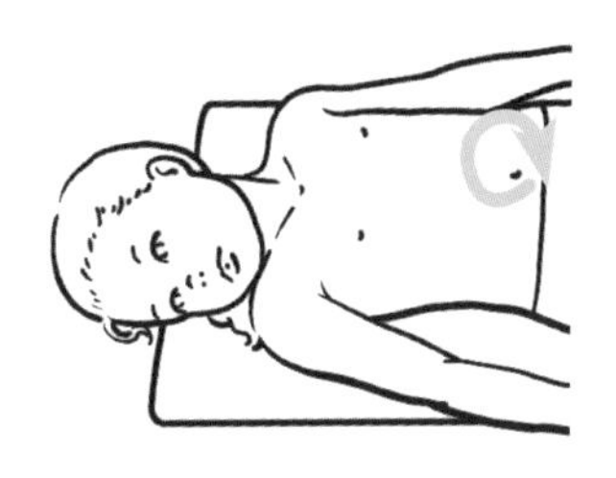

以3 滴調合精油塗抹於腹部，每日3 次，持續3 日。

肛門塞劑

製作30枚塞劑：

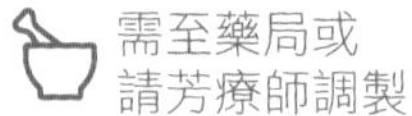

	兒童
♦多苞葉尤加利精油	10 mg
♦羅馬洋甘菊精油	20 mg
♦摩洛哥野馬鬱蘭精油	10 mg
♦金盞花植物油	10 mg
◊塞劑賦形劑	1 g

每日施用2枚塞劑，持續2週。

我的觀點

預防之道非常簡單但極為有效：洗手。（且在兩次洗手之間不要將手放到口中）絕不可食用未清洗、未去皮、未煮過的水果和蔬菜。最後，確保食物未被蒼蠅污染，蒼蠅是寄生蟲媒介。

73 兒童喉炎

喉炎即為喉部發炎，是令人非常難受的疾病，喉部腫脹疼痛，使喉嚨受到刺激、咳嗽、失聲或聲音變得奇怪、呼吸困難（若為兒童）與吞嚥疼痛。必須注意的是聲音的改變：通常兒童聲音會變沙啞（成人則是嘶啞）。1至3歲幼童最易罹患。喉炎通常是病毒性的，因此無法以抗生素治療。問題是，咳嗽會加劇喉炎，越咳發炎越嚴重。精油對於舒緩發炎與疼痛特別有效。但若症狀沒有迅速緩解，則須諮詢醫師。

肛門塞劑

製作12 枚塞劑：

需至藥局或請芳療師調製

	嬰兒	兒童
澳洲尤加利精油	15 mg	25 mg
丁香精油	5 mg	10 mg
側柏醇百里香精油	15 mg	25 mg
金盞花植物油	10 mg	10 mg
◊ 塞劑賦形劑	1 g	1 g

早晚施用1 枚塞劑，持續6 日。

我的觀點

- 保持空氣潮濕，特別是兒童房。可購買加濕機或於角落放置一盆水。
- 孩童常會有如「吠叫」的咳嗽聲與呼吸困難，但成人則完全不會。因此同一家中兩位成員可能同時患病，但卻難以想像同樣是喉炎。大人和小孩都必須治療。
- 避免喝滾燙熱飲，以免更刺激原本就已脆弱的黏膜。溫熱飲料即足夠且可舒緩。加蜂蜜的茶或花草茶可暫時緩解。

74 脫臼（關節脫位）

脫臼是關節脫離其原本位置，可能會發生在手指、腳踝、手肘、肩膀、下顎、髖關節或膝蓋等。關節脫位也可能造成韌帶受傷或連帶傷害，如「夾神經」。因此，除了疼痛，還會有麻與觸電感。必須緊急就醫，由醫師（或物理治療師）將關節復位。但同樣重要的，也需要安撫孩子，避免他驚慌，精油可負責這個部分。

吸入法

這是緊急狀況！

打開羅馬洋甘菊精油瓶蓋，直接讓孩子以嗅覺吸入。可大口吸入2至3次，且每15分鐘重複，持續2或3次。

皮膚外用

這是緊急狀況！

- 以1至2滴大馬士革玫瑰精油塗抹於孩子的太陽神經叢。

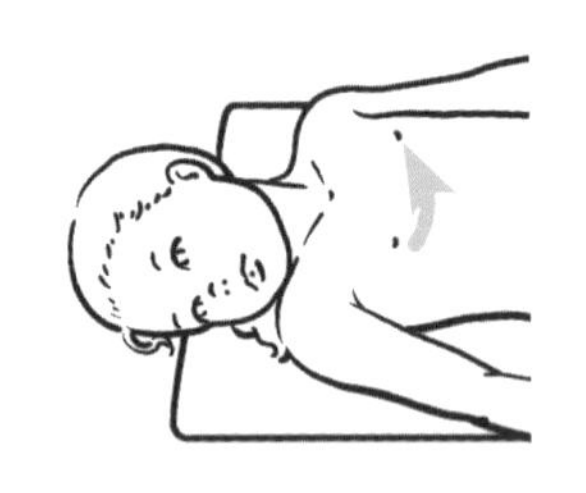

或者（須事先預備！）

在5毫升精油瓶裡調合：

- 沒藥精油 0.5 ml
- 穗甘松精油 0.5 ml
- 大馬士革玫瑰精油0.5 ml
- 山金車植物油 適量 5 ml

與單方大馬士革玫瑰精油相同方式使用。

我的觀點

脫臼是骨科緊急狀況，立即請醫生至家中將關節復位。當然，是為了緩解疼痛並恢復行動力，但同時也是為了讓孩子的血管不致被壓迫過久。等待期間，孩子必須完全靜止不動。

75 萊姆病

萊姆病是一種人畜共通傳染病，意即可由動物傳染的疾病。萊姆病是經由蜱蟲傳染，多數是於森林或田野活動時感染，尤其是陽光明媚時節，3 月與9 月間。問題在於被蜱蟲叮咬後（有時並未注意到）至出現首發症狀之間可能有數天甚至1 個月的時間。被叮咬處會出現紅色斑疹，通常是孩子的腳或臉部。紅斑會變得越來越大，不癢也不痛；之後，病況會逐漸惡化：發燒、疲倦、關節疼痛，甚至癱瘓……情況並不樂觀。通常此一階段症狀會自行消失，沒有後遺症，但最好仍就醫治療，加速復原並強化身體，以消滅病菌，避免下一階段症狀。經過長時間，有時甚至長達數個月或數年後，則會進入新階段（若萊姆病沒有正確治療），出現新的關節、神經、皮膚等問題。

口服內用

需至藥局或請芳療師調製

製作1 小瓶精油糖漿：

	兒童
♦茶樹精油	1.5 g
♦希臘野馬鬱蘭精油	1 g
♦丁香精油	1 g
◊ Labrafil 賦形劑	15 g
◊ 草莓糖漿	適量 150 g

將1 茶匙精油糖漿倒入一杯水讓孩子飲用，每日2 次，持續20 日。

我的觀點

- 能遇到可當下正確診斷出萊姆病的醫師是很幸運的；但並非總能有如此好運，尤其若就醫地區並非蜱蟲地區時。
- 越早治療越好。治療方式視個人、年紀、嚴重性與症狀位置而定。即使在醫院接受正確治療，有些病人（成人）仍會精神不濟並至藥局尋求精油芳療，以助他們度過萊姆病造成的後果，彌補正規醫療不足之處。精油芳療適用所有成人與兒童萊姆病患，請多加善用。

- 若萊姆病症狀伴隨有心臟問題，則須住院治療。

76 動暈症（暈車、暈船、暈機）

嘔心想吐。左搖右動，又抖又轉個不停，什麼時候才會到？

〔單一配方〕

口服內用 兒童

- 取半顆方糖，加上 1 滴香蜂草精油、龍艾精油或檸檬精油。

讓孩子在出門前服用。若有必要，則於路上重複使用。

皮膚外用

準備：

- 生薑精油 1 滴

或

- 龍艾精油 1 滴

或

- 甜馬鬱蘭精油 2 滴

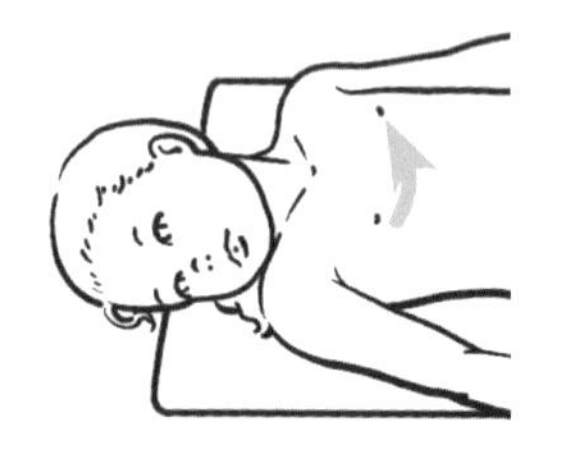

塗抹於太陽神經叢並輕輕按摩（不要加植物油，在此情況下須使用純精油）。

我的觀點

- 可購買滾珠瓶防暈精油，非常小而實用，可放在口袋或袋子裡，經常使用。
- 讓孩子在出發前進食。

- 可能的話讓他平躺。
- 讓孩子經常以小口喝水。
- 避免讓孩子閱讀或專心做任何事；大腦處理所有資訊已經頭痛了（孩子在動、地板在動，但地平線卻不動，為什麼？）。若您再要求腦子工作，他會放棄。
- 盡可能讓孩子呼吸新鮮空氣，避免任何二手菸。
- 避免強烈味道（餐點、汽油）。

最佳位置（使動暈症降至最低）

汽車上：副駕駛座。（※7 歲以下兒童仍需乘坐於後座架設安全座椅上）

船上：中間船艙近吃水線。

飛機上：機翼上方座位，除非孩子害怕飛機而不想看到窗外。

火車上：與火車行進方向相同的靠窗座位，當然，選擇非吸菸車廂（若是在火車上仍可吸菸的國家）。

77 按摩（會心時刻）

許多長家喜歡為孩子按摩，直至他們長大。孩子習慣之後，也會請求父母按摩，這是溫柔、親密、以沈默溝通的時刻，即使青少年也需要享有這種幸福。有時，青春期時家庭溝通不順，或是緊張而困難。按摩不僅健康、自然，也傳達許多正面情緒，對兒童與家長雙方都能帶來撫慰。「有趣好玩」的按摩是很好的習慣，可從很小年紀開始。享受按摩的孩子是快樂的孩子。

皮膚外用

以下是4 種讓身心愉悅且舒眠的按摩精油。
在30 毫升精油瓶裡調合：

1. 柑橘香氛
- 檸檬香茅精油1 ml
- 山雞椒精油1 ml
- 紅桔精油 1 ml
- 瓊崖海棠植物油 適量 30 ml

2. 花朵香氛
- 真正薰衣草精油 2 ml
- 橙花精油 0.5 ml
- 甜馬鬱蘭精油 0.5 ml
- 瓊崖海棠植物油 適量 30 ml

3. 異國香氛
- 白千層精油1 ml
- 桉油樟精油 1 ml
- 波旁天竺葵精油 1 ml
- 瓊崖海棠植物油 適量 30 ml

4. 香草香氛
- 香草精油 3 ml
- 玫瑰果植物油 適量 30 ml

取以上任一配方數滴精油為孩童全身按摩，對難以入眠的幼童極具舒緩效果；但局部按摩如腹部、頭部、腳部等也有絕佳功效。重要的是建立習慣並保持肌膚接觸：幾分鐘或半小時皆可。

我的觀點

- 如此半撫觸、半按摩的時刻對孩子是極為奇妙的。您觸摸他，這對他很重要，可為他的情緒與心智發展帶來安全感與刺激感。
- 與寶寶或幼兒的關係就如同和其他人類關係般，是相互交流。你給予我，我也給予你。當然，這並不意味應期待孩子為您按摩。每個人的方式不同。最終，雙方都能找到交流的方式：您以您認為孩子喜歡的方式為他按摩，孩子則以他的理解反應，整合並猜測您對他的期望。
- 為嬰兒或兒童按摩與成人按摩不同，並非為了消除疼痛或放鬆肌肉，而是關注彼此的目光、撫觸、盡在不言中的溝通。這對年幼的寶寶而言是重要的情感課程，讓他們學習充分意識到自己的身體與存在，因此也更能理解他人。

78 牙痛

以下建議僅適用於兒童，嬰兒請見「長牙」章節（第245頁）。

通常牙齒並不會痛，除非是出牙或牙齒生病。若是長牙，除耐心以待、減緩疼痛外（本書的精油按摩相當有益）並無其他妙方。相反地，若是牙齒問題，通常是齲齒或膿腫，則需諮詢牙醫師，越早越容易治療。若只是等待而希望問題自行消失，將是嚴重的錯誤。

原來如此

牙齒的功能不只是咀嚼，使食物更易於消化，也讓孩子更受人喜愛（微笑），甚至讓他能夠說話。沒有牙齒，舌頭無法定位，發音器官系統也將無法運作。這也是為什麼牙齒矯正器是必要的，而非只是為美觀因素；同時，幼童經常吸吮拇指或奶嘴會使牙齒咬合不佳，也因此需要牙齒矯正。

〔單一配方〕

塗抹於牙齦　兒童

- 丁香精油 1 滴
- 月桂精油 1 滴
- 植物油 2 滴

將 4 滴調合精油置於乾淨指尖或棉花棒上，針對疼痛牙齒周圍輕輕按摩。

我的觀點

- 盡早教導孩子正確牙齒保健方式。兒童專家建議6 歲以下只要讓孩子簡單平行來回刷到所有「白色」區域即可；等他們長更大後再教他們「真正的」刷牙技巧，垂直由粉紅色（牙齦）刷到白色（牙齒）。兩種方式都必須至少刷牙2 分鐘。
- 即使是嬰兒也建議每天清潔口腔（請見第191 頁）。
- 注意！ 3 歲以下幼童會吞下牙刷上1/3 的牙膏，因此最好避免使用牙膏，簡單的刷牙就對他們幾乎就已足夠，只要有正確口腔衛生習慣，例如避免奶瓶症候群（請見以下說明）。
- 許多專家不建議6 歲以前使用含氟牙膏。此外，牙膏的用量與產品廣告的演示完全不同。一顆豆子的用量就足夠了，對成人亦然。不需要將整個牙刷覆蓋厚厚一層，這是完全不必要、昂貴且不環保的。
- 奶瓶症候群是指孩童每天把裝滿糖水、果汁或甚至牛奶（含糖或原味）放在口中數個小時。有些家長持續讓孩子晚上含著奶瓶入睡。這對口腔衛生和體重將是災難。若孩子無法沒有奶瓶，好吧，但裡面只可裝白開水。讓口腔時常浸泡在糖水中會使其長期受到酸的侵襲，可能造成齲齒，即使是乳牙亦然，而失去牙齒，以及其他各種問題。過早失去乳牙對健康相當不利。

家長吸菸會增加兒童齲齒

這可能令人難以置信，但卻是事實。多項研究（目前有5項）已正式證明若父母吸菸，孩子齲齒風險也會增加。4歲以上兒童至青少年研究結果很明確。醫師目前只能部分解釋此一現象，但這三點值得注意：

1. **二手菸會造成兒童各種呼吸道疾病**。更多時候兒童是透過口腔吸入二手菸，不僅是因為鼻腔阻塞，也是因為他們不喜歡香菸的味道：張嘴會使口腔長期乾燥、缺乏唾液，而唾液是保護牙齒，防止齲齒的重要因素。

2. **持續以口腔呼吸會使下顎變形**，因為舌頭一直處於低處：下顎太小會使牙齒發育空間不足，未來會需要矯正牙齒。

3. **尼古丁，即便很少量，亦會減緩兒童牙本質的礦化**（即牙齒形成）。牙本質會讓牙齒堅固。礦化程度較低會使齲齒風險增加。

這三個理由也足以讓家長在完全戒菸前至少禁止在家中或車上抽菸。

79 傳染性單核白血球增多症（接吻病）

傳染性單核白血球增多症是由EB* 病毒造成的傳染病，又稱為「接吻病」或「情侶病」，因為是經由唾液傳染。通常患者是於兒童期或青春期感染，可能是於親吻時（小男孩很喜歡和小女孩玩嘴對嘴親親的結婚遊戲……長大後也差不多……）或是吸吮了鄰居的玩具，而鄰居也常愛吸吮玩具，或者透過飛沫傳染。不怎麼浪漫，但這說明了這個疾病的高傳染率（即便並非透過接吻傳染）。

* EB 病毒與疱疹病毒屬同一家族。

肛門塞劑

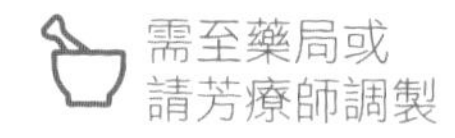

製作24 枚塞劑：

	兒童
綠花白千層精油	25 mg
桉油樟精油	30 mg
月桂精油	20 mg
金盞花植物油	10 mg
◊ 塞劑賦形劑	1 g

每日早晚各施用1 枚塞劑，持續10 天。

我的觀點

- 傳染性單核白血球增多症的初期症狀與輕微流感類似。孩子覺得不適、沒有胃口、頭痛、打冷顫……年紀越大的兒童症狀越嚴重。青少年可能發高燒，伴隨疼痛的咽峽炎、黃疸，抱怨儘管極為疲倦，睡眠仍斷斷續續、淋巴腫大、強烈頭痛。必須抽血檢驗以正確診斷，請諮詢醫師。
- 為防止家人傳染，請注意與病人唾液接觸的所有物品。避免將所有牙刷放置於同一個杯子，相互接觸（這是極為不衛生的做法），共用分享飲料或食物（例如看電影時共同喝一杯飲料，共食一包爆米花）。徹底清潔碗盤（杯子、餐具、盤子）。最基本衛生習慣也不能少：經常洗手，打噴嚏時以手覆蓋口部。總之，良好禮儀習慣。青少年也要避免熱情持久的接吻。

80 咬傷

孩子可能被動物咬傷（通常是狗），或玩耍時被其他孩童咬傷。咬傷的後果可能完全無害，也可能極為嚴重，一切取決於傷口深度、孩子整體健康狀況，傷口是否有感染等（接觸泥土），唾液是否被細菌污染，身體是否有毒液（蛇咬）等。當然，一開始就很嚴重的咬傷必須立即由醫師檢查治療，尤其是幼小兒童。有幸的是，通常僅是虛驚一場，只要消毒傷口，給孩子一個抱抱就能安然度過了。

〔單一配方〕

皮膚外用

1. 清洗傷口

以清水與肥皂持續沖洗傷口。

2. 以精油療護

- 穗花薰衣草精油 2 滴
- 茶樹精油 2 滴

以此 4 滴純精油輕輕在傷口上塗抹推開，受傷當日每小時使用 1 次；之後每日 3 次，持續 5 至 6 日；之後則早晚塗抹直至完全復原。

我的觀點

- 若是被狗咬傷，安撫孩子，向他解釋這是意外，狗狗不是故意要傷害他。否則小孩可能會終生都害怕狗，甚至在整體行為上變得十分膽怯。
- 大部分咬傷都是可以避免的，只要人類多留心尊重動物的語言。許多時候，動物咬人是因為牠們在自己的領域中受到干擾，或人類太接近牠們的範圍；總之，令牠們感到威脅。但也並非總是如此，被家中個性平和的狗咬傷案例也不在少數。**絕不可**讓孩子與動物獨處，即使熟悉的動物，或甚至與其他孩童一起。**絕對不可！**

被狗咬傷時如何因應

咬傷是第一類人畜共通疾病，須採取正確行動因應，即使傷口看起來不嚴重。

- 試著辨識動物與其飼主。
- 立即以清水和肥皂清潔傷口。
- 若飼主不願帶寵物至獸醫院可報警投訴。
- 有疑問請諮詢醫師，必要時應重新施打破傷風針。

81 鵝口瘡（口腔真菌病）

鵝口瘡是口腔真菌病，症狀為黏膜發炎與口腔內部、舌上與頜部白色斑塊。造成感染的是白色念珠菌，是人體中常見的真菌。身體處於平衡狀態時，白色念珠菌不會造成困擾，但出現對其有利條件時，主要是實施抗生素治療時，位於口腔和腸道的區部菌群受到干擾，生態系統失衡，白色念珠菌便會大量繁殖。使用抗真菌精油治療，療效與正規療程大致相同，但卻具有更大優勢，可避免復發。

塗抹於（口腔）黏膜（3 個月以上嬰兒亦可使用）

在 15 毫升精油瓶裡調合：

- 月桂精油 0.5 ml
- 玫瑰草精油 0.5 ml
- 茶樹精油 0.5 ml
- 金盞花植物油 13.5 ml

以乾淨手指尖或棉花棒取 2 滴調合精油直接塗抹於患部，每日 3 次，持續1週至10日。

我的觀點

每次接受抗生素治療前，確認是否有對等之精油芳療（某些精油較正規醫療更能有效殺菌）。若沒有其他選擇，每次治療時請以適當益生菌強化孩子腸道菌群，否則可能會產生不良且長期副作用（口腔潰瘍、鵝口瘡、真菌病）。

82 神經緊張

神經緊張的孩子即是身心不適的孩子，處於不完全平衡的狀態。他可能躁動不安、沒有耐心、易怒、對疼痛（冷熱）過於敏感；總是著急，卻也總是畏懼；怯懦、缺乏自信、暴力，甚至具侵略性；夜晚時可能會磨牙、做惡夢……神經緊張可能有各種不同表現。不過請勿將此與充滿生命力的快樂混淆了，小孩原本就會蹦蹦跳跳、搖擺躁動，這是值得慶幸的。

擴香法

在擴香儀中倒入：

- 真正薰衣草精油 5 ml
- 甜橙葉（法語：oranger feailles）精油5 ml

在兒童所處房間每天擴香3至4次，每次10分鐘，睡前於臥室再重複一次。

皮膚外用

- 真正薰衣草精油 1 滴
- 芳樟葉精油 1 滴

緩緩按摩太陽神經叢。若有需要每天重複數次。

您也可用以下配方幫孩子做完整背部、胸腹部按摩：

在5 毫升精油瓶裡調合：

- 真正薰衣草精油 1 ml
- 芳樟葉精油 1 ml
- 甜杏仁植物油 3 ml

以大約十幾滴調合精油做約3 分鐘按摩。

芳療浴

在茶托中倒入：

- 真正薰衣草精油 5 滴
- 羅馬洋甘菊精油 5 滴
- ◊ 沐浴基底 1 茶匙

將調合精油倒入沐浴水中，睡前讓孩子泡澡20 分鐘。不要沖洗，直接將身體擦乾。

我的觀點

神經緊張的孩子更需要平靜、指導與生活衛生。安撫他比處罰他更好！亦請參考「焦慮症」章節（見第110-112 頁）的一般建議。

83 鼻塞

感冒、花粉熱、過敏、鼻炎、鼻咽炎、鼻竇炎、鼻腔息肉、鼻中隔彎曲、濫用感冒鼻噴劑、冷氣（與過乾空氣）……鼻塞的原因有千百種。甚至可能毫無原因。有些孩子就和某些成人一樣受鼻塞之苦，卻沒有明顯病因。鼻子的構造設計是要讓空氣通過並加以過濾且加熱，使空氣到達肺部時是舒適、相對乾淨且溫度適宜的。若孩子的鼻子無法正常發揮功能，須確認不是因對某種物質過敏引起（但是什麼物質？）。

擴香法

在擴香儀中倒入：

- 芳樟葉精油 5 ml
- 澳洲尤加利精油 5 ml

在孩童所處房間每小時擴香 10 分鐘。

皮膚外用

在 10 毫升精油瓶裡調合：

- 澳洲尤加利精油 1 ml
- 土木香精油 0.5 ml
- 金盞花植物油 8.5 ml

以 2 至 3 滴調合精油塗抹於鼻翼，每日 3 至 4 次。

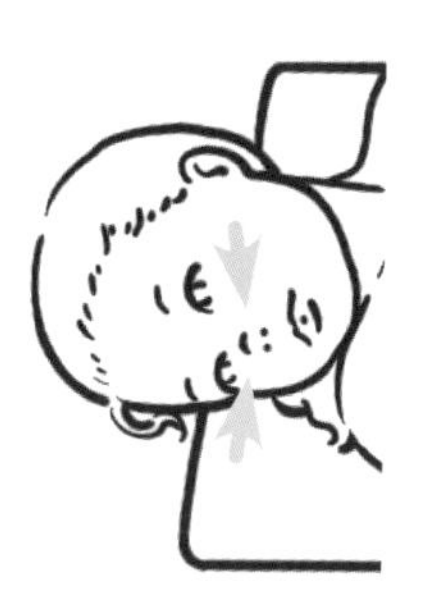

我的觀點

- 定期以海水鼻噴劑（適用兒童，可於藥局購買）清潔鼻竇與鼻子。此鼻腔衛生產品是絕對必要的（請見第 257 頁）。
- 不要使用血管收縮藥物鼻噴劑（有些是鼻滴劑形式）。這類藥物一開始有效，但會加劇問題，因為會使鼻腔組織收緊，令鼻塞更嚴重。
- 避免吃牛奶與乳製品，直到症狀消失。
- 若您家中空氣非常乾燥則需加濕。建議您可購買濕式精油擴香儀，可在精油擴香同時為空氣加濕，一舉兩得。

84 流鼻水

有時從早到晚，鼻水如湧泉。

擴香法

在擴香儀中倒入：

- 桉油樟精油 5 滴
- 澳洲尤加利精油 5 滴
- 桉油醇迷迭香精油 5 滴

在孩童所處房間每小時擴香 10 分鐘，持續 2 至 3 日。

皮膚外用

（嬰兒）

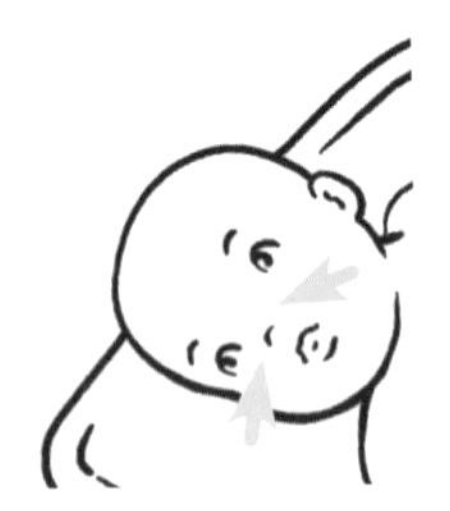

在 10 毫升精油瓶裡調合：

- 桉油樟精油 3 ml
- 芳樟葉精油 2 ml
- 甜杏仁植物油 5 ml

以海水鼻噴劑為孩子清潔鼻子後，用吸鼻器將黏液吸出；再以 2 至 3 滴調合精油塗抹於鼻翼。每日 3 次重複整個程序。

鼻滴劑

（適用 5 歲以上兒童）

需至藥局或請芳療師調製

製作 30 毫升滴管瓶鼻滴劑：

	劑量
桉油樟精油	0.1 ml
芳樟葉精油	0.1 ml
穗花薰衣草精油	0.1 ml
膠冷杉精油	0.1 ml
甜杏仁植物油	適量 30 ml

先請孩子擤鼻涕，幫他以海水鼻噴劑清潔鼻孔，再將 2 滴調合精油滴入兩個鼻孔。每日 3 次，不要持續超過 4 至 5 日。

我的觀點

請教導孩子自己擤鼻涕！

85 指甲受傷

指甲受傷是兒童常見狀況；手指夾傷（請見第170頁）、跌倒、受傷、疼痛，然後就將之拋在腦後了，但指甲受傷則會是長久歷程。有時，這是指甲的生命盡頭：在變化各種顏色後，最終掉落，取而代之的是全新美麗的指甲。若否，指甲上難看的疤痕會停留很長時間，成為不幸事件的殘存遺跡，但並不具嚴重性。

〔單一配方〕

塗抹於指甲與指緣，「受傷」後盡快使用。

- 義大利永久花精油 1 滴
- 岩玫瑰精油 1 滴

以按摩方式使用，每半小時重複一次，持續3 次；之後每日3 次，持續3 日。

我的觀點

若狀況嚴重，指甲會直接自甲基質脫落；此時必須就醫，以手術將指甲回復原位。

86 流行性腮腺炎

流行性腮腺炎是常見兒童傳染性疾病，會造成耳後的腮腺發炎。孩童會覺得耳朵痛、頭痛、腹痛，並且會發燒；臉則腫得像顆梨子，有時讓家長有些驚慌。腮腺炎現在已不如過去普遍，因為大多數兒童都有接受疫苗接種（麻疹、腮腺炎、德國麻疹混合疫苗），不過有時學校仍會傳出小幅度疫情。家長開始注意到典型的臉部腫大，從孩童頸部開始，並伴隨輕微發燒。小朋友時而覺得正常，時而身體不適。病毒結束其週期的恢復期間，唯一能做的是減緩發炎與疼痛程度（通常不會有劇痛）。

皮膚外用

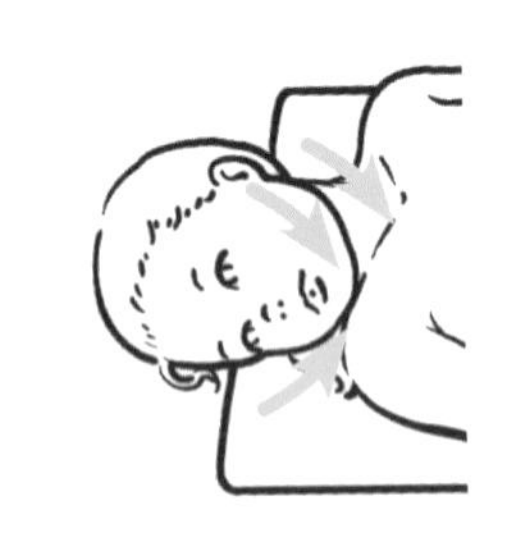

在10 毫升精油瓶裡調合：

- 桉油樟精油 1 ml
- 澳洲尤加利精油 1 ml
- 羅馬洋甘菊精油 0.5 ml
- 聖約翰草植物油 7.5 ml

以 3 滴調合精油塗抹於頸部，每日3 次，持續4 至5 日。

肛門塞劑

需至藥局或請芳療師調製

製作12 枚塞劑：

	嬰兒	兒童
桉油樟精油	30 mg	40 mg
熏陸香精油	10 mg	15 mg
羅馬洋甘菊精油	10 mg	15 mg
金盞花植物油	10 mg	10 mg
◊ 塞劑賦形劑	1g	1g

早晚使用1 枚塞劑，持續4 至5 日。

我的觀點

- 流行性腮腺炎是良性疾病，少有併發症。但仍需觀察病況發展；絕大多數案例中腮腺炎不會引發問題，但少數會有腦膜炎（良性且會自行痊癒，但謹慎起見最好就醫）或胰腺炎（腹痛、嘔吐……也是良性且會自行痊癒）。

- 許多人害怕曾患流行性腮腺炎的男孩在成年後會罹患睪丸炎與不孕症，但這種恐懼毫無根據，不僅睪丸炎事實上極為少見，不孕症更為罕見。
- 請勿將流行性腮腺炎（Mumps）與其他耳下腺炎（Parotitis）混淆。

87 耳炎

耳炎是鼻咽炎、泳池或海水浴（尤其是夏天）或搭乘飛機所導致的耳內發炎，可能為急性或慢性，並經常與復發性鼻咽炎相關，因此消毒耳朵同時也必須消毒喉嚨與鼻腔。精油芳療是最迅速有效且最天然的耳炎療法，但仍須諮詢醫師以確保正確診斷並監控病程。耳炎雖然常見，並非總是不具嚴重性。其併發症相當罕見，但非常嚴重（主要為腦膜炎）。

實用資訊

大多數耳炎案例只需使用簡單的抗發炎精油（正規醫療只會開立消炎藥），而精油的抗菌能力也能帶來附加效果，避免併發症。

耳炎在法國是醫師開立抗生素的首要疾病之一，但許多中耳炎案例是因創傷（搭飛機或潛水）或病毒引起，而抗生素並不適用於這兩種狀況。這也是為什麼在其他歐洲國家，例如荷蘭，因中耳炎開立的抗生素處方已大幅減少：40% 的年輕患者幾乎不服用。但在法國，則害怕併發乳突炎（咽峽炎亦同）；此「重複感染」固然嚴重，卻是極為罕見。精油不僅療效佳，亦可抗菌，能治療問題並避免重複感染風險。

急性中耳炎

連接耳朵與咽喉的細小管道稱為耳咽管。耳咽管具有和鼻腔與喉嚨一樣的黏膜，容易發炎、阻塞，連鼓室甚至鼓膜都會感到疼痛。孩子疼痛難耐、發燒，症狀非常明顯。「媽媽我耳朵痛」，這是一般中耳炎，通常72小時內就會大致消退，但為避免化膿與其他感染，以及復發與後遺症（聽力損失）或併發症，請持續治療1週，每日2次。之後則每日1次，再持續幾天。

嬰兒必須就診，接受醫師檢查。

皮膚外用

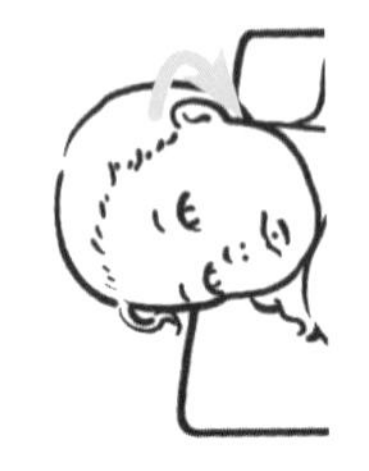

在10毫升精油瓶裡調合：

- 綠花白千層精油 1 ml
- 檸檬尤加利精油 1 ml
- 沉香醇百里香精油 1 ml
- 聖約翰草植物油 7 ml

以3滴調合精油塗抹於耳朵周圍並輕輕按摩，每日3次，持續1週。

耳滴劑

需至藥局或請芳療師調製

在15毫升滴管瓶製作精油滴劑：

	兒童
義大利永久花精油	0.1 ml
摩洛哥藍艾菊精油	0.1 ml
綠花白千層精油	0.1 ml
甜杏仁植物油	適量 15ml

將2滴調合精油滴入耳道，或以棉芯輕輕放入耳中更佳。每日3次，持續3日。

口服內用

兒童

以小精油瓶裡調合：

- 桉油樟精油 1 ml
- 側柏醇百里香精油 1 ml
- 桉油醇迷迭香精油 1 ml

將1滴調合精油加入方糖或一小匙蜂蜜讓孩子服用，每日3次，持續3日。

肛門塞劑

製作12枚塞劑：

需至藥局或請芳療師調製

	嬰兒	兒童
側柏醇百里香精油	20 mg	30 mg
綠花白千層精油	15 mg	20 mg
義大利永久花精油	5 mg	10 mg
摩洛哥藍艾菊精油	5 mg	10 mg
聖約翰草植物油	10 mg	10 mg
◊ 塞劑賦形劑	1g	1g

每日3次，每次使用1枚塞劑，持續3日。

難以自我清潔的耳道

耳炎是兒童極為常見疾病，原因是兒童的生理構造：其耳道狹窄，耳咽管功能不佳，使耳道難以正常排除污垢。由於自我清潔功能不彰，容易累積來自鼻腔和咽喉的液體，使細菌滋長。

請見第234頁「我的觀點」。

積液性中耳炎（3歲以上兒童）

積液性中耳炎症狀相較於急性中耳炎不明顯得多。積液性中耳炎也是耳咽管阻塞引起，但發炎並不急劇，沒有真正的感染。孩童最多感到不適，但沒有疼痛或發燒。有時他會不由自主想清耳朵（以手指掏耳朵），但也僅止如此；但會有膠狀液體於耳內累積，導致聽力損害；通常家長會為此原因帶孩子就醫。積液性中耳炎是有害的，有時可能需要長達3個月治療，不可輕忽。

嬰兒必須就診，接受醫師檢查。

皮膚外用

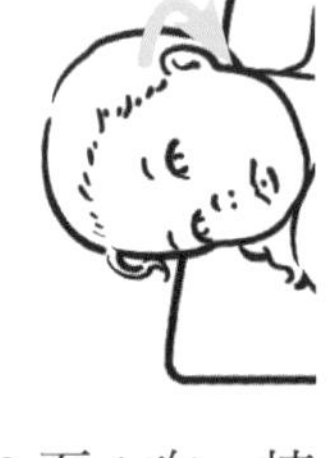

在15 毫升精油瓶裡調合：

- 義大利永久花精油 0.5 ml
- 桉油醇迷迭香精油 2 ml
- 甜杏仁植物油 12.5 ml

以 3 至 4 滴調合精油塗抹於耳朵周圍並輕輕按摩，每日3 至4 次，持續1 週。

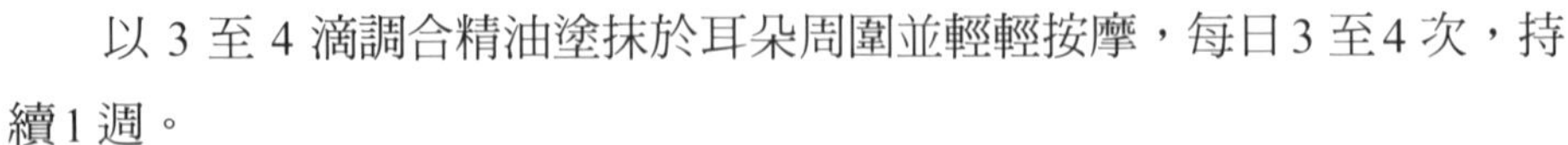

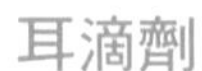

耳滴劑

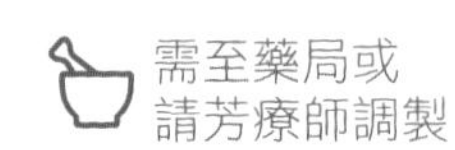

在15 毫升滴管瓶製作精油滴劑：

	劑量
義大利永久花精油	0.5 ml
蓖麻油	適量 15ml

將2 滴調合精油滴入耳道，或以棉芯輕輕放入耳中，每日2 次，持續3 日。

我的觀點

- 只有耳鼻喉專科醫師能夠診斷耳炎類型，約可分3 大類型：外耳炎（劇烈疼痛、有時流出液體），中耳炎（相同症狀，伴隨聽力損害），與積液性中耳炎（最常見的是僅有輕微疼痛但有時長期持續，進食或擤鼻涕時，會感到耳朵似乎堵塞又打開，沒有發燒）。
- 事實上，有時並不區分急性中耳炎，化膿且／或積液：不同類型會交迭發生，孩子患上一種耳炎後會演變為不同類型。
- 若24 至 48 小時後症狀沒有改善則應質疑：可能是您診斷不正確或未遵守劑量。耳朵痛是常見症狀，有時病因是在其他部位（咽喉）。試著詢問孩子，才能在開始疼痛時就正確診斷。

- 不要驚慌。耳炎併發症並不常見，而且疼痛程度與疾病嚴重性並無關聯。
- 耳鼻喉科問題應整體全面治療，因為這些部位是相通的，耳滴劑會舒緩疼痛，這是好的。但鼻噴劑、鼻腔洗潔與經常擤鼻涕是不可或缺的。
- 若耳炎多次復發，應強化孩子體質，並確認是否有過敏問題。根據一項研究，70% 耳炎案例與過敏有關，也許是污染源，或是食物，或兩者都是。消除過敏原就可消除92% 慢性耳炎風險（醫藥治療僅可降低50% 風險）。
- 大多數案例中，精油可輕易解決耳炎。若正確使用，精油可取代抗生素且功效更佳（若只是氣壓性創傷發炎，如潛水或搭飛機，並非所有耳炎都會開立抗生素）。研究甚至顯示使用抗生素的患者有更高復發機率。
- 若您的孩子仍須服用抗生素，也可借助精油功效以避免復發；並應以益生菌療法重建腸道菌群。請諮詢您的醫生。
- 至少暫時避免乳製品與甜食，以免增加黏膜分泌。
- 讓孩子飲用迷迭香、羅馬洋甘菊或椴花花草茶以助肝臟代謝。

注意！**對孩子的耳疾應謹慎以對。若有任何不確定即應求診，由醫師檢查耳膜。此一預防措施針對嬰兒或糖尿病兒童尤其必要。**

- 避免太常使用棉花棒：許多家長沒有正確使用，會將耳垢推得更深入耳道，反而有助細菌滋長。正常衛生習慣（沐浴、洗頭……）即足以清潔局部。
- 任何呼吸道問題都應妥善治療，如喉炎，如此可助避免耳炎。

注意！**幼小兒童的呼吸道疾病經常表現為消化道症狀，如腹瀉或嘔吐。因此，若您有任何疑問最好諮詢醫師，例如腹瀉且發燒時；即使孩子並沒有其他疼痛。**

88 動物叮咬

蚊子、馬蠅、恙蟲、蜘蛛

許多動物（蚊子、蜱蟲／床蝨、跳蚤）會叮咬人類以吸取血液；血液是牠們的食物，尤其孩童柔嫩的肌膚更是牠們的最愛。但有些動物則是受到驚嚇，出於自衛而叮咬人（黃蜂、蠍子），或甚至非出自故意，而是因為人類經過牠們所在的空間（水母）。不論什麼原因，結果是皮膚紅腫、發癢、疼痛，甚至灼熱；除非您有一瓶穗花薰衣草精油在手，那麼就毫無所懼了，至少不怕蚊蟲叮咬。

動物叮咬症狀嚴重程度		
1. 不具任何嚴重性	2. 聯絡醫師求助	3.醫療緊急狀況
鼻炎（流鼻涕）。 身體上有斑瑰，可能會癢，也可能不會。	除第1點症狀外，也有呼吸困難、嚴重腫脹（血管性水腫）。	除第1點症狀外，也有嚴重呼吸與吞嚥口水困難，感到不適，甚至失去意識。

皮膚外用

預防

在10毫升精油瓶裡調合：

- 爪哇香茅精油 5 ml
- 波旁天竺葵精油 5 ml

每日數次，以數滴調合精油塗抹曝露在外的部位（手腕、頸背、腿）。之後避免日曬。

治療

在15毫升精油瓶裡調合：

- 波旁天竺葵精油 1 ml
- 穗花薰衣草精油 4 ml

◊ 40度酒精 10 ml

以數滴調合精油塗抹被叮咬處；每15分鐘塗抹1次，持續2至3次。

黃蜂、水母、蠍子

皮膚外用

治療

在10毫升精油瓶裡調合：

- 穗花薰衣草精油 3 ml
- 義大利永久花精油 0.5 ml
- 辣薄荷精油 0.5 ml
- 檸檬尤加利精油 1 ml
- 金盞花植物油 5 ml

以數滴調合精油塗抹被叮咬處，持續4至5次；之後每10分鐘塗抹1次；然後每日3至4次，直至完全復原。

我的觀點

- 不要錯過這項絕佳的順勢療法藥物，度假時請隨身攜帶：BOIRON布瓦宏順勢療法製劑「蜜蜂」(Apis Mellifca 9 CH)。讓孩子每5分鐘含3顆，直到狀況改善。
- 被海洋動物（水母、珊瑚）叮咬時，先以海水沖洗，再塗抹穗花薰衣草精油。但不要延誤，尤其不要以淡水沖洗，否則反而會增加灼熱感。
- 若您想和孩子共同去探險，或到野外出遊，最好攜帶Aspivenin® 吸引器急救箱；當中裝有大型針筒（沒有針），可在被動物叮咬時吸出毒液。其運作基於機械原理，非常有效。
- 孩子被叮咬了，但您不知道是被什麼動物叮咬？最常見的叮咬傷是來自蚊子、蜘蛛、恙蟲與膜翅目昆蟲（黃蜂、蜜蜂、虎頭蜂）。重大風險是身體出現過敏反應。孩子被叮咬後必須密切觀察數個小時。但咬人動物也可能傳播人畜共通疾病，此類感染有增加趨勢。問題是某些人畜共通傳染病會在被叮咬後數日、數週甚至數個月後才發病，例如萊姆病。出現無法解釋的廣泛性症狀時（發燒、疼痛），試著考量是否因動物叮咬造成。

夏季小動物

蚊子：會叮人的是母蚊，因為牠們需要血產卵。叮咬傷會疼痛，若過度搔抓會造成重複感染。使皮膚搔癢的是仁慈的蚊子留給我們，具消毒功用的唾液，幫助我們免受感染。

蜘蛛：牠們令人厭惡，但不見得兇惡，除了某些惡毒的蜘蛛外。蜘蛛叮咬可能造成躁動、肌肉痙攣，甚至呼吸困難。

恙蟲：我們通常在8月遇到恙蟲，尤其當我們在青翠草叢中走動或坐在地上時。這些小動物以吸血為生，更喜歡透過衣物鬆緊帶處吸血，被咬傷後會劇烈發癢，留下紅色傷口。

膜翅目昆蟲（蜜蜂、黃蜂、螞蟻）：問題在此變得複雜，因為這些飛行殺手不只猛烈刺痛我們，還會注入毒素。這些毒液使人痛苦不已，可能引發致命過敏性休克；一切取決於個人敏感性，叮咬位置和咬傷次數。

89 玫瑰糠疹

玫瑰糠疹是病毒感染引起，不具嚴重性，好發於年紀較大兒童（非嬰兒）。但我們不能忽視皮膚發疹，尤其是上半身：頸部、喉嚨、腹部、背部、上臂，有時是大腿。發疹部位會形成小斑塊，不是太明顯，不規則，顏色介於粉紅與黃色之間，周圍可能有輕微脫皮。通常家長會發現是因為孩子搔抓或抱怨皮膚發熱。

除等待症狀自行消失，別無他法，約需1個月至1個半月時間；但可使用我們提供的止癢精油配方，非常有效。

皮膚外用

在大精油瓶中以同等份量調合*：

- 羅馬洋甘菊純露
- 玫瑰純露
- 薰衣草純露

每日數次將紗布或棉花充分以調合純露浸潤並輕敷發疹區域。

我的觀點

糠疹病毒在春天尤其普遍。無需將您的孩子隔離或禁止任何活動，也許除游泳池外，任何皮膚病都不建議游泳。

90 變色糠疹

變色糠疹和玫瑰糠疹算是表親，不過是由極微小，稱為馬拉色菌的真菌引發。這種酵母類真菌在人類一生中都會自然存在於皮膚。潮濕與溫暖環境會促使此真菌增長。

皮膚出現斑點，使白色皮膚著色，或者使深色皮膚變淺，不規則分佈於軀幹、上背部和胸部。若過度搔抓會造成脫皮。變色糠疹好發於青少年，年幼兒童比例則大幅降低。

皮膚外用

在 10 毫升精油瓶裡調合：

- 芳樟葉精油 2 ml
- 茶樹精油 2 ml

* 注意！這裡指的是純露（HA）而非精油（HE）。

- 沉香醇百里香精油 1 ml
- 金盞花植物油 5 ml

以數滴調合精油局部塗抹，每日 3 次直至狀況改善。

我的觀點

- 變色糠疹於夏季尤其普遍，主因是高溫。變色糠疹主要仍為熱帶地區疾病。在法國，於地中海沿岸海邊則是常於夏季發生小型疫情。
- 須留意沙土，當中有許多細菌與真菌；同樣也須注意共用的潮濕浴巾，因為這是非常私人的物品。
- 天氣越溫暖潮濕，皮膚斑塊越可能擴大，延伸至手臂、大腿或臉部……。
- 馬拉色酵母菌也會造成頭皮屑和脂漏性皮膚炎。
- 好消息：變色糠疹並非嚴重疾病。壞消息：復發可能性很高。

91 傷口

當孩子被割傷、穿刺傷（尖銳物品）或刮傷（皮膚撕裂）時，即形成傷口。

皮膚外用

以紗布濕潤於以下調合純露*：

- 岩玫瑰純露 50 ml
- 波旁天竺葵純露 50 ml
- 玫瑰純露 25 ml
- 薰衣草純露 25 ml

將紗布充分以調合純露浸潤並盡快敷於傷口，早晚使用，持續3 日。

* 注意！這裡指的是純露（HA）而非精油（HE）。

在10毫升精油瓶裡調合：

- 醒目薰衣草精油 5 ml
- 岩玫瑰精油 3 ml
- 綠花白千層精油 2 ml

以數滴調合精油塗抹於傷口周圍，前幾日每日3至4次；之後早晚使用，直至完全復原。以乾紗布敷蓋傷口，並以低敏性透氣膠帶固定四角。

92 哭泣

年幼的寶寶有很長一段時間只能以淚水表達不適、痛苦、恐懼與負面情緒。家長往往能學會解讀寶寶的哭聲：嗚噎啜泣與嚎啕大哭的意義並不相同，默默流淚和哀怨呻吟也表達不同的意思。年紀稍大的幼童則不再毫無原由哭泣（至少依他們的標準而言是如此），而通常會說出原因：「這裡疼，這裡拉傷，或是哪裡刺痛，哪裡熱。」

▶腹痛時

皮膚外用

在15毫升精油瓶裡調合：

- 甜茴香精油 1 ml
- 羅馬洋甘菊精油 0.5 ml
- 龍艾精油 0.5 ml
- 聖約翰草植物油 適量 10 ml

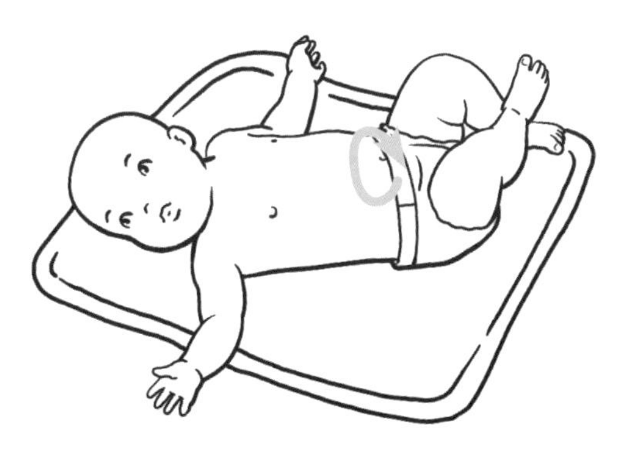

以4至5滴調合精油輕柔按摩寶寶腹部。如有需要，每日3至4次。

▶ 發燒，雙眼灼亮時

肛門塞劑

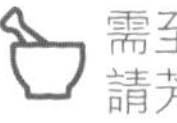
需至藥局或
請芳療師調製

製作6 枚塞劑：

	嬰兒	兒童
🌢桉油樟精油	30 mg	40 mg
🌢芳樟葉精油	20 mg	30 mg
🌢茶樹精油	10 mg	10 mg
🌢聖約翰草植物油	10 mg	10 mg
◊ 塞劑賦形劑	1g	1g

每日2 至3 次，每次使用1 枚塞劑，持續24 至48 小時。

▶ 恐懼恐慌時

皮膚外用

在10 毫升精油瓶裡調合：

🌢羅馬洋甘菊精油 1 ml

🌢甜馬鬱蘭精油 4 ml

🌢甜杏仁植物油 5 ml

以3 至 4 滴調合精油塗抹太陽神經叢與手腕內側。

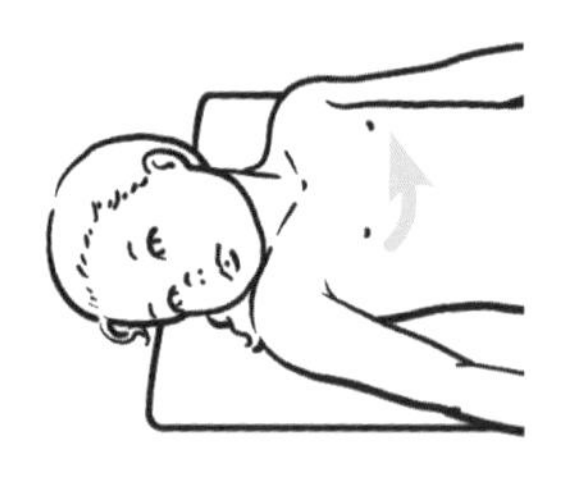

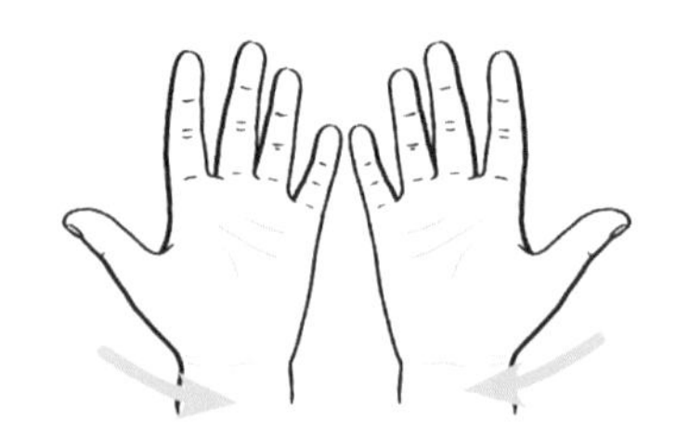

我的觀點

- 哭泣並不總是相同，有時寶寶只是疲倦了，不需安慰，只能讓他哭泣；眼淚能讓他舒緩，哭過後他就會安然入睡。
- 寶寶未滿6 個月前最好在他哭泣時盡快把他抱入懷中（除非是疲倦的哭泣）。如此可安撫寶寶，這樣做並不如許多人所認為的，會讓您在孩子整個童年期都得如此疲於奔命安撫他。相反地，當孩子在夜晚哭泣時，尤其是年紀較大的孩子，不要急著抱他，否則孩子會花許多時間學習自己冷靜下來。

- 請參考「長牙」（見第245 頁）、「夢魘」（見第143 頁）等章節。

93 鼻子白頭粉刺

約3 週至3 個月寶寶在鼻子、額頭、下巴常有白頭粉刺，甚至痘痘（類似粉刺或熱疹），這是正常的：他的皮脂腺暫時性過度活躍。不要去觸摸也無需採取任何行動。您的寶寶並未感到任何不適。粉刺會自行消失。

粉刺沒有對應的精油芳療。如之前所言，未滿3 個月寶寶不可使用精油療法。

我的觀點

持續為寶寶保持良好衛生。您不用擔心自然的皮膚狀況，一切會自然好轉。

94 岔氣

孩童或成人早晚都會有岔氣經驗。沒有人可解釋此一胸肋刺痛感的原因，眾說紛紜。有些人認為岔氣是橫膈膜缺氧引發抽筋所致，有人則認為是消化道問題引起，或是腹部肌肉劇烈運動產生的韌帶疼痛（例如跑步時岔氣）。確實，我們在休息時幾乎不會有岔氣狀況，且當我們停下來深呼吸時，就會停止疼痛。第一次發生岔氣時很令人害怕，因為腹部側面，通常在下肋部會感到劇痛，甚至因此無法移動，難以呼吸，然後症狀就自行消失了。

岔氣沒有對應的精油芳療。

我的觀點

岔氣發生時，只能等待它過去，沒有任何有效療法；按摩也無用，除了也許能在等待同時為孩子帶來心理支持。

95 傷口縫合與免縫膠帶

傷口縫合可謂是量身訂做的高級縫製；當傷口過大，過於開放而無法自行正確閉合時，便需要縫合。

再者，縫合傷口時，縫線可避免留下令人討厭的傷疤，因為醫生縫合傷口邊緣時會謹慎地加以完美調整。這對身體高度使用的部位很重要，須能保持靈活運動。缺點是這個過程，不論是縫合或麻醉程序，都會讓孩子非常恐懼，

若是傷口位於臉部，如眉骨，通常會避免縫合而使用免縫膠帶。此細長膠帶有兩個優點：貼上與撕除時都不會造成創傷。免縫膠帶無需拆除（與縫線和傷口釘針不同），數日後即自行脫落。問題是孩童常喜愛玩弄膠帶，使得它們過早脫落，可能影響疤痕美觀。若您能夠自行幫孩子貼上免縫膠帶，要求他不可加以觸摸或扯下。

不論採用何種方式，每（兩）天須清潔傷口周圍。使用我們的精油配方不會有任何重複感染風險。

皮膚外用

以同等份量調合以下純露*：

- 薰衣草純露
- 玫瑰純露
- 羅馬洋甘菊純露

將紗布充分浸潤於調合純露後用以清潔傷口，待傷口風乾後將 1 滴茶

* 注意！這裡指的是純露（HA）而非精油（HE）。

樹精油塗抹於傷口。

我的觀點

有時皮膚可能對免縫膠帶這類敷料的膠產生過敏。這不會造成大礙，紅腫與發癢狀況在除去敷料後就會停止。

96 長牙

長牙時非常疼痛，因為整個牙齦周圍都會發炎。事實上，疼痛遠在牙齒長出前便已開始。每位孩童狀況各異，須穿透牙齦的厚度，長牙的方向，甚至牙齒類型各有不同，因此疼痛程度不一。

一般寶寶長牙時程表

乳齒形成	中門齒	側門齒	犬齒	第一臼齒	第二臼齒
出生前（子宮內）					
預成形	3 個月	3 個月	3 個月	3 個月	4 個月
牙冠礦化開始	4 個月	4 個月	5 個月	5 個月	6 個月
出生後					
礦化結束	3 個月	3 個月	9 個月	6 個月	12 個月
牙齒長出	6 個月	12 個月	24 個月	18 個月	30 個月
牙根生成	2 歲	2 歲半	3 歲	3 歲	4 歲
換牙開始	4 歲	5 歲	8 歲	6 歲	7 歲
牙齒脫落	7 歲	8 歲	10／11 歲	9／10 歲	10／11 歲

塗抹於牙齦

在 10 毫升精油瓶裡調合：

- 真正薰衣草精油 1 ml
- 羅馬洋甘菊精油 0.5 ml
- 丁香精油 0.5 ml
- 聖約翰草植物油 8 ml

以乾淨指尖取2 滴調合精油直接塗抹於疼痛牙齦，每日4 至5 次，於寶寶疼痛期間持續使用。

我的觀點

- 以上時程表是大概且理論性的預估。每個孩子長牙時間各有不同，若孩子的發展沒有按照時程表，並無大礙。
- 每日3 至4 次，讓孩子含下3 顆（或1 劑）德國洋甘菊4 或5 CH 順勢療法製劑（Chamomilla 4 或 5 CH）。
- 經常按摩牙齦，即使沒有使用產品（精油或抗痛凝膠）亦可。按摩可安撫情緒並舒緩疼痛。
- 盡早帶孩子讓牙醫師檢查牙齒。為減輕讓孩子恐懼，先在您看牙醫時帶他一起到牙科。從孩子會走路開始，在您自已接受牙齒療護同時也讓孩子在旁觀察。如此，牙醫師可向他介紹診所，使用的設備，而無需治療或碰觸他。如此初次接觸可讓孩子安心。建議首次帶孩子看牙的年紀為12 至18 個月（除非在此之前有必須之治療）。
- 請參考「牙痛」章節（見第219 頁）。

97 蝨子

5 ～ 20% 學童，並可能包括其父母或兄弟姐妹，會至少感染一次蝨子，這也說明了除蝨產品銷售長紅的原因。且一旦有了「蝨子頭髮」(是的，這是確實存在的現象)，就會在一整年期間多次感染頭蝨。長久以來，許多家庭全家使用具強烈毒性的頭蝨化學藥品，其副作用甚至高於療效。有幸的是，今日我們已回到更符合常識的方法。特別是因為治頭蝨並不需要重炮，而是適當的武器。例如，水是完全無用的。蝨子在必要時會閉上呼吸氣門，等待幾小時後，當患者身上乾燥時，牠們仍能安然無事；因此長時間海水浴或浴池不會對蝨子造成任何影響。相反地，牠們無法抵抗植物油，前提是必須為細緻植物油，例如椰子油（橄欖油則無效）能夠滲透蝨子呼吸口蓋膜而將其殺死。但蝨子更害怕精油：有些精油具有強大抗寄生蟲功效，讓蝨子無法抵抗。這也是為什麼現在市面上銷售最佳的除蝨劑都是以精油為原料，毫不令人意外。

蝨子：人類最好的朋友

牠們長久以來不斷拜訪人類，幾乎可謂是我們的朋友了。頭蝨住在我們的頭髮中，體蝨則喜歡住在人體毛髮中，而陰蝨則是居住於較私密部位。陰蝨事實上是頭蝨的表兄妹。整體而言，人體對這些蝨子「朋友」是有利的環境；但牠們對我們並非有益的關係。特別是蝨子往往被誤認為是骯髒的。牠們確實喜歡蓬亂毛髮，不愛乾淨。但他們具有出色的兩棲系統，能夠在遇到牠們不喜歡的沐浴露、洗髮精或氣味時，關閉身上的14個呼吸氣門，暫停呼吸長達數小時，等待更佳時機。

具頑強抵抗力的蝨子

這些小動物的主要問題在於：首先，牠們有極強繁殖力（1隻公蝨可連續讓18隻母蝨受精！）；再者，牠們已習慣人類使用的化學除蝨劑，結果就是牠們不斷繁殖且具抗藥性。不過，儘管我們認為牠們醜陋不已，有些民族則覺得牠們難以抗拒。在格陵蘭，蝨子被視為珍饈美饌，能在嚴峻氣候中存活的稀有蝨子都成了鍋中物。晚餐後，人們則跟孩子們述說喜愛蝨子小女孩的故事，比睡美人的故事更受歡迎得多。

〔單一配方〕

皮膚外用

預防用（流行時期）

♦ 在孩子上學前將2滴超級醒目薰衣草精油塗抹於頸背、太陽穴與耳後。

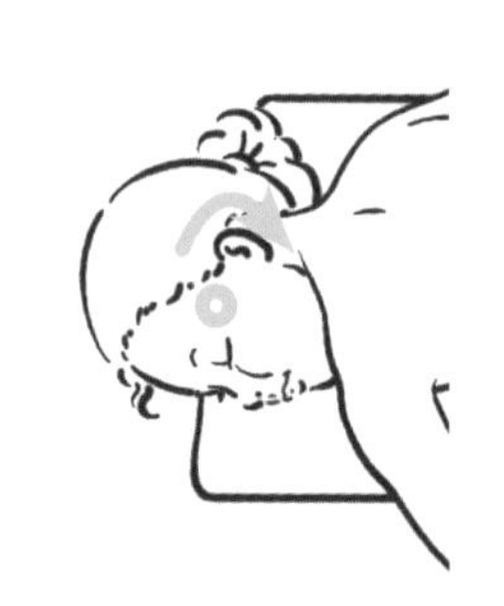

預防用（流行時期）：

在10毫升精油瓶裡調合：

- 超級醒目薰衣草精油 3 ml
- 桉油醇迷迭香精油 2 ml
- 真正薰衣草精油 2 ml
- 波旁天竺葵精油 2 ml

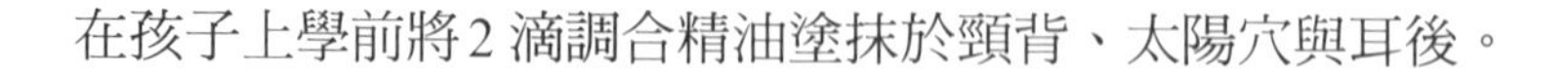
在孩子上學前將2滴調合精油塗抹於頸背、太陽穴與耳後。

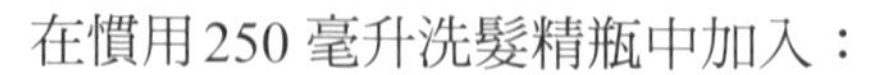
在慣用250毫升洗髮精瓶中加入：

- 真正薰衣草精油30滴
- 杜松漿果精油20滴
- 辣薄荷精油10滴

再以慣常方式洗髮即可。

我的觀點

- 感染頭蝨與衛生毫無相關。另一方面，每天檢查孩子頭髮，尤其是流行期間，則是基本衛生習慣。須仔細觀察，因為頭蝨有變色龍般的特質，在金髮中會呈現金色，在棕髮中則變棕色。趁此機會也教育孩子，說明若染上頭蝨並非他們的錯，或是他們不乾淨；並告知他們頭蝨能夠抵抗水和肥皂；但是這也不能成為不洗澡的藉口。
- 若發現頭蝨，須立即治療。並且檢查家中所有成員頭髮。全家人一起使用加入精油的除蝨洗髮精，持續一週也不嫌多。
- 不論採取什麼治療方式，必須持續治療數週，才能殺死所有頭蝨與蝨卵，否則治療是無效的。
- 許多研究已證實除蝨梳確實有效。雖然無法完全治癒頭蝨感染，除蝨梳仍有重大功用。
- 若孩子留長髮請他將頭髮綁起來，至少在高風險期間。蝨子不會跳，也不會飛，只能抓住伸手可及的頭髮；因此長頭髮較易感染。

- 您的青少年孩子抹髮膠嗎？很好：蝨子害怕髮膠。
- 若家中發現蝨子，須將所有布製品放入洗衣機洗滌（枕套、絨毛玩具、頭套等）。不過頭蝨幾乎只會生活在頭髮中；徹底清潔整體環境並不會有太大功效。

98 紫斑

紫斑是皮下出現的紅色小斑點，常被誤認為是皮膚發疹。紫斑與疹斑或膿痘完全無關，是皮下的小血斑，類似瘀青，但一直停留在紅色；數日後即自行消失。相較於成人，紫斑更好發於兒童，顯示血液循環有輕微問題與凝血功能不佳，不過無需擔心。通常無需任何特定治療，除非因疼痛而需使用止痛劑。

〔單一配方〕

皮膚外用

在 5 毫升精油瓶裡調合：

- 義大利永久花精油 2 ml
- 瓊崖海棠植物油 3 ml

以數滴調合精油塗抹於治療區域，每日 3 次，直至症狀完全消失。

我的觀點

- 若孩子身上有紅斑，但您不確定是否是紫斑，可以輕拉斑點兩側皮膚。若斑點沒有消失，即是紫斑，紅斑是因為有一小滴血在皮下被壓平了，尤其若位於四肢。
- 某些疾病會引發暫時性紫斑，例如孩子有嚴重咳嗽，會使頸部或面部紅斑被不斷壓擠，這是很正常的，咳嗽痊癒後紅斑也會消失。

99 拒絕上學焦慮

光是上學的想法就足以引發過度反應，哭泣，長時間沈默，明顯的痛苦，有時難以表達的痛苦。拿起書包，離開家門那一刻是最難過的。拒絕上學焦慮類似恐懼症或焦慮症。也許有其原因（孩子被其他同學煩擾或欺負，自我貶低，害怕老師，或因故在學校不快樂），也許只是因離開家的保護（尤其是媽咪）而心生恐懼。

〔單一配方〕

吸入法

在10毫升精油瓶裡調合：

- 羅馬洋甘菊精油 5 ml
- 芳樟葉精油 5 ml

拿好精油瓶後，打開瓶蓋讓孩子深呼吸，盡可能保持冷靜，吸氣3至4次。若有需要，每10分鐘重複一次直至完全冷靜。

皮膚外用

在10毫升精油瓶裡調合：

- 真正薰衣草精油 2 ml
- 芳樟葉精油 2 ml
- 龍艾精油 1 ml
- 橙花精油 0.5 ml
- 甜杏仁植物油 4.5 ml

以數滴調合精油按摩脊椎、頸部、胸部、腹部與腳底足弓，每日2至3次。

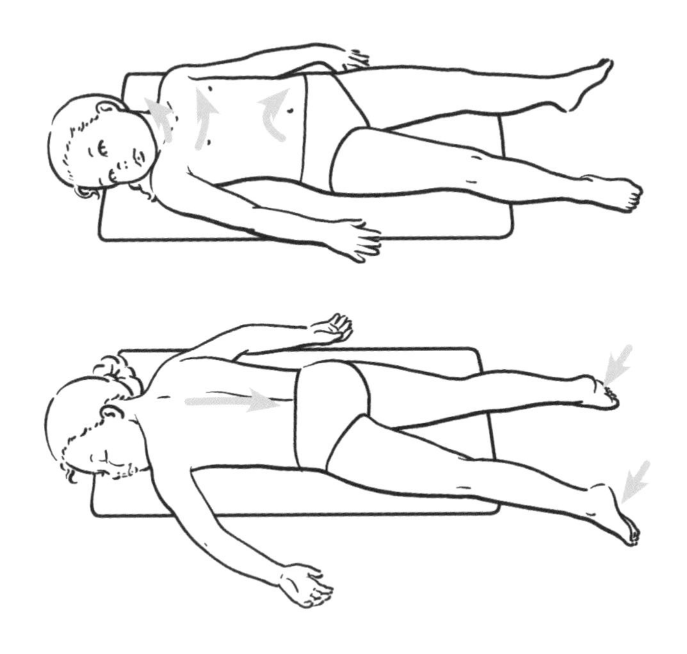

♦以 2 滴甜馬鬱蘭精油塗抹於太陽神經叢，每日3 至5 次。

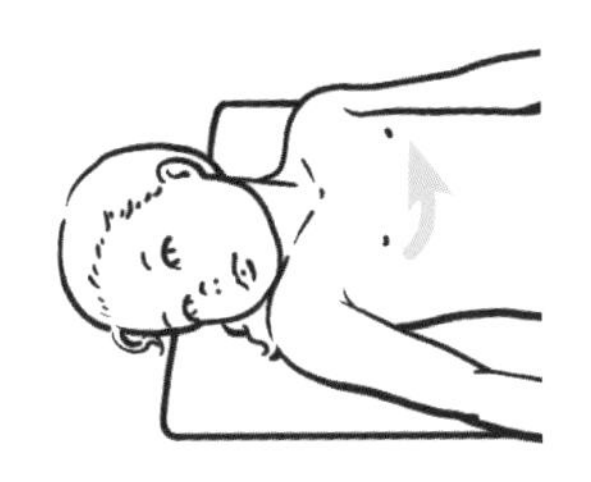

我的觀點

- 10 ～ 14% 學童有拒絕上學焦慮，這是很高的比例。進入新學習階段時尤其嚴重：例如進入小學，小學畢業，開始上國中等。
- 若家中有兄弟姐妹，通常是最小的孩子有焦慮而非最大的孩子！
- 許多案例中，父親經常不在，也許是在外工作，或已離家，也可能是象徵性的，因為母親是最強，主掌家中事務的角色。
- 若問題沒有獲得解決，不要遲疑，請立即尋求協助。通常會有家庭諮詢資源助孩子解決其恐懼。

100 驅蚊劑

與其計算有幾個腫包，讓孩子被討厭的蚊子吞食，不如採取行動預防被叮咬。擊退這些惱人動物可避免劇烈發癢、夜晚受擾、尷尬的腫包等狀況。

皮膚外用

在30毫升精油瓶裡調合：

- 波旁天竺葵精油 1 ml
- 檸檬尤加利精油 1 ml
- 芳樟葉精油 2 ml
- 甜杏仁植物油 25 ml

以數滴調合精油塗抹於曝露在外的四肢，每日重複數次。

擴香法

在擴香儀中以同等份量混合：

- 真正薰衣草精油
- 爪哇香茅精油
- 波旁天竺葵精油

於家中擴香，特別是夕陽日落時分，此時蚊子會出來叮咬人，並持續整晚。

我的觀點

可購買現成且功效良好的複方精油，於孩子所處房間擴香。

101 鼻咽炎

鼻咽炎是鼻子或喉嚨深處發炎，並不嚴重。問題在於呼吸道所有器官都是相通的，發炎經常延伸至耳朵（耳炎）、篩竇（篩竇炎）等。由於年幼孩童很少自己擤鼻涕，鼻咽炎常拖延、復發；總之，難以擺脫。若鼻咽炎太常復發，須特別留意，並善用精油加強免疫力，減少復發。

皮膚外用

在10毫升精油瓶裡調合：

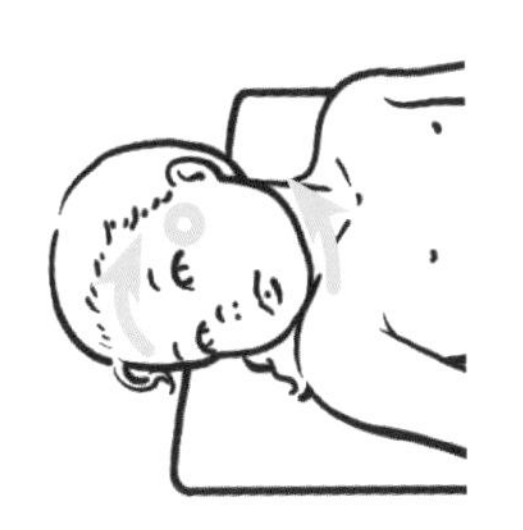

- 茶樹精油 1 ml
- 桉油樟精油 1 ml
- 芳樟葉精油 1 ml
- 側柏醇百里香精油 1 ml
- 甜杏仁植物油 6 ml

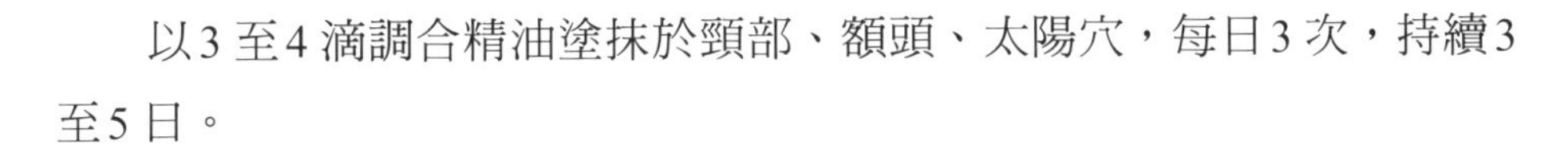

以3至4滴調合精油塗抹於頸部、額頭、太陽穴，每日3次，持續3至5日。

鼻滴劑

（適用5歲以上兒童）

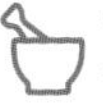

需至藥局或請芳療師調製

製作30毫升滴管瓶鼻滴劑：

	劑量
茶樹精油	0.5 ml
澳洲尤加利精油	0.5 ml
甜杏仁植物油	適量 30 ml

先請孩子擤鼻涕，幫他以海水鼻噴劑清潔鼻腔，再在兩邊鼻孔各滴入1滴調合精油；每日3次；孩子必須平躺或以坐姿並向後仰頭。

口服內用

兒童

取半顆方糖，1茶匙橄欖油，一顆中性錠劑（於藥局購買）或1茶匙蜂蜜，並加入：

♦桉油樟精油 1 滴

♦茶樹精油 1 滴

再讓孩子吞下，每日3 次。

肛門塞劑

製作18 枚塞劑：

需至藥局或請芳療師調製

	嬰兒	兒童
♦茶樹精油	20 mg	30 mg
♦澳洲尤加利精油	10 mg	20 mg
♦側柏醇百里香精油	10 mg	15 mg
♦聖約翰草植物油	10 mg	10 mg
◊ 塞劑賦形劑	1g	1g

每日2 至3 次，每次使用1 枚塞劑，持續3 至5 日。

我的觀點

- 若鼻咽炎不斷復發，醫師可能建議手術摘除增殖體或扁桃腺。請勿對此建議過度排斥，手術能讓孩子更加健康，並避免長期惱人的併發症。只是須知悉無論如何，手術干預並非是完全無害的。
- 也請知悉只要以適當方式療護孩子，特別是於適合的地點接受溫泉水療，許多孩童的呼吸道問題會大幅降低。治療方式須視個人情況而定，可多方諮詢，無須著急。這並非緊急狀況，可謹慎考量。

102 感冒（鼻塞、流鼻水、打噴嚏）

有200 種病毒會讓小朋友鼻塞（大人也是）、流鼻水、喉嚨受刺激、感到疲倦、發脾氣、打噴嚏、哭泣、輕微發燒、有時頭痛，換言之：感冒。極為常見但很討厭的感冒會讓大多數孩童生活受到影響，尤其是冬天。再者，若未妥善治療，可能惡化成為細菌感染：耳炎、支氣管炎或鼻竇炎等。

因此，不可輕忽感冒這個敵人。相反地，須保持領先行動；尤其，須盡速反應。特別因為感冒不僅在冬天來襲，而是全年無休。每位孩童平均每年感冒6次。這是正常的：孩子仍在建立其免疫系統。必須耐心以待，但不可被動。須確保感冒不會惡化為更棘手的疾病，這是首要任務。

用手遮住嘴巴

良好禮儀規則，甚至簡單禮節，往往是基於保持衛生目的。手指不可放到鼻子裡；不可把掉到地上的物品放到嘴裡；口中有食物時不可說話；咳嗽時要用手捂住嘴巴。事實上，唾液是所有種類感染最重要的途徑之一。我們的唾液中漂浮著微滴；如同這位德國科學家所提出，我們的呼吸道系統在呼吸、說話、咳嗽、吐痰時，就會將飛沫傳播到空氣中。較大較重的飛沫微滴依「斯托克斯定律」會落在地上，可能進入人體，但不會深入，最多導致感冒或喉嚨痛；極細微的飛沫甚至在未落地前便立即蒸發。而介於這兩者之間，較小或中等的飛沫微滴，則可能進入人體呼吸道系統，深入肺部並導致感染。

以精油清淨空氣

經常讓房間通風，在疾病流行期間以抗菌精油擴香（檸檬、爪哇香茅、尤加利等）。人類，包括嬰兒，共佔80%空氣細菌污染來源。另一個有趣的數據：160公里／小時，這是打噴嚏時飛沫噴出的速度；也就是唾液進入小弟弟眼睛的速度，如果您的孩子沒有採取必要預防措施的話。請教導孩子在咳嗽或打噴嚏時要以手遮口。

引發感冒的原因

- 病毒。
- 虛弱或工作過度的免疫系統（例如身體原本就生病）。
- 與感冒患者一同處於擁擠環境（病毒是經由空氣傳播，會懸浮於空氣中，直到找到黏膜組織附著於其上。）

皮膚外用

在10毫升精油瓶裡調合：

- 茶樹精油 1 ml
- 桉油樟精油 2 ml
- 綠花白千層精油 1 ml
- 澳洲尤加利精油 1 ml
- 甜杏仁植物油 5 ml

以5至6滴調合精油塗抹於胸部與上背部，每日3至4次，持續3日。

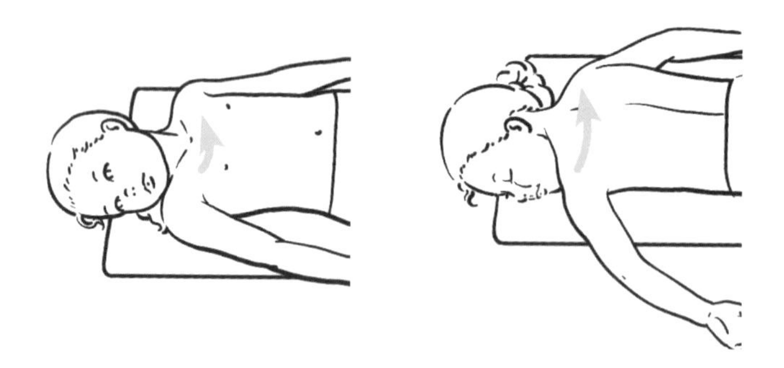

口服內用

兒童

取半顆方糖，1茶匙橄欖油，1顆中性錠劑（於藥局購買）或1茶匙蜂蜜，並加入：

- 桉油樟精油 1 滴
- 月桂精油 1 滴

讓孩子吞服，每日3次，持續3日。

鼻滴劑 （適用 5 歲以上兒童）

需至藥局或請芳療師調製

製作30 毫升滴管瓶鼻滴劑：

	劑量
♦桉油樟精油	0.5 ml
♦澳洲尤加利精油	0.5 ml
♦芳樟葉精油	0.5 ml
♦甜杏仁植物油	適量 30 ml

先請孩子擤鼻涕，幫他以海水鼻噴劑清潔鼻腔，再在兩邊鼻孔各滴入1 滴調合精油，每日3 次。

肛門塞劑

需至藥局或請芳療師調製

製作6 枚塞劑：

	嬰兒	兒童
♦茶樹精油	20 mg	30 mg
♦澳洲尤加利精油	20 mg	30 mg
♦桉油樟精油	20 mg	30 mg
♦聖約翰草植物油	10 mg	10 mg
◊ 塞劑賦形劑	1g	1g

每日2 次（早晚），每次使用1 枚塞劑，持續3 至5 日。

我的觀點

- 迅速處理是最重要的，須快速且強力出擊，多管齊下。以此方式應對即可讓90% 感冒止步。除精油鼻滴劑外（請見以上配方），也請採用以下方式：
  - 讓孩子服用天然維他命 C，例如西印度櫻桃錠（Acerola），每日補充數次250 毫克口含錠，或將粉末稀釋於水果泥或果汁中。您可讓孩子隨時服用，即使是下午或晚上（天然維他命 C 不會讓孩子過度興奮，這是其優點）；
  - 至少早晚以適當產品（海水鼻噴劑）幫孩子清潔鼻腔黏膜。必須努力不懈，保持鼻子暢通！

- 把孩子從頭到腳包好，因為他的身體較虛弱：尤其要以圍巾保持喉嚨溫暖並／或戴上軟帽，如果他的耳朵較虛弱。務必避免讓空氣溫度過高，特別是晚上室內溫度。有點通風是好的，熱帶溫度對身體復原或舒適都無益。
- 經常讓孩子擤鼻涕，但動作要溫和，以免鼻子微血管破裂。也要注意皮膚較脆弱的人中區域：擤鼻涕的動作可能造成刺激。可塗抹如 Homeoplasmine® 軟膏舒緩皮膚。
- 教導孩子不要倒吸鼻子；他吸鼻子時即是需要擤鼻涕，排出分泌物。倒吸鼻子只會讓細菌留在原處且保持溫暖。
- 病毒是透過空氣傳播。在孩童周圍與孩童本身都必須建立時常洗手習慣。
- 過乾空氣會讓流鼻水更嚴重。讓室內保持潮濕。
- 每天讓孩子吃多種新鮮蔬菜水果，並每餐吃魚肉（或肉類、火腿、貝類），以助強化其免疫系統。
- 大幅減少飲食中乳製品，並持續幾天減少食用蛋類與澱粉類；且停止攝取糖分。在一些孩童身上，這些食物可能增加呼吸道分泌物。
- 最好準備熱食，流質與固體皆可。熱湯與雞湯（有助解除充血與抗感冒）、以蜂蜜、檸檬和熱水調製的熱飲都是最佳選擇。
- 感冒是病毒引起。抗生素只能對付細菌，對病毒則沒有任何作用，因此對治感冒完全無效。傳統感冒藥並非針對病毒而只是治療症狀，由於有副作用，並不建議使用。
- 勿使用收縮血管的鼻滴劑，以免使問題惡化。（若長期使用，之後沒有使用血管收縮劑就無法呼吸）

又感冒了？

若感冒不斷復發，須確認是否有過敏或免疫系統問題，並針對此治本，而非每年重複治療感冒。

103 暫時性髖關節滑膜炎

暫時性髖關節滑膜炎在法文中俗稱「髖部感冒」，這個名稱用以描述病毒引起的髖部疼痛相當有趣。其為骨科疾病，也稱作一過性髖關節滑膜炎，與傳統感冒沒有任何關聯，不過一開始出現局部疼痛時通常伴隨著輕微呼吸道症狀，如同感冒一般。

3 或4 歲孩童，數個月以來原本已能夠自己走得很好，卻開始蹣跚跛行，步履艱難；之後開始退化（父母以為如此），回到四肢爬行的姿勢，且不願站直。這是因為他的髖關節有滑液滲出，非常疼痛。醫師可透過超音波檢查為暫時性滑膜炎確診。接下來幾週：發病關節須完全休息，不能移動。4 週後，新的超音波檢查則會確認孩子已自行復原。

原來如此

在法文的「矯正器」（orthopédique）這個詞彙源自拉丁文，ortho 是對的意思；et pedia 是指小孩。因此，討論這個詞對於小兒骨科來說是很好的一個例子，既然矯正器這個詞本身也指涉「兒童」一詞，拿來用在成人骨科上其實是一種誤解。然後這確實是這個詞彙的共同用途，我想這就是法語帶有神秘色彩的原因吧。

皮膚外用

需至藥局或請芳療師調製

製作25 毫升複方精油：

	劑量
♦桉油醇香桃木精油（myrtus communis CT cineole）	2 ml
♦莎羅白樟精油（mandravasarotra）	2 ml
♦芳樟葉精油（cinnamomum camphora CT linalool）	2 ml
♦冬青／白珠樹精油（gaultheria procumbens）	2 ml
◊ Transcutol（溶劑）	適量 15 ml

以5 至 6 滴調合精油塗抹於髖部，每日4 至5 次，持續1 週。

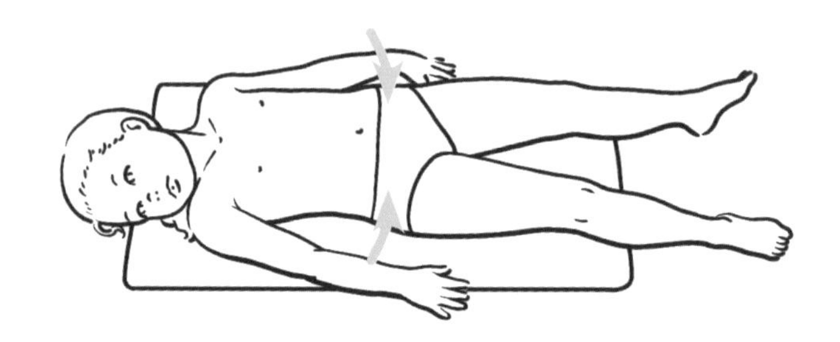

我的觀點

暫時性髖關節滑膜炎並無治療藥物。此一疾病並不具嚴重性，只是相當惱人。為舒緩疼痛，某些醫師會開立阿斯匹靈（當然，除過敏兒童外）。精油也可減緩疼痛，也可以兩者並用。

104 花粉熱（與鼻炎）

每年同樣的故事總會重複。春季到來時，孩子便開始流鼻水、眼睛癢，狂打噴嚏。總之：他對花粉過敏。花粉微粒會黏住他的眼睛，由鼻孔進入他的身體，且可能在其任何所經之處引發反應：鼻子、鼻竇、食道、支氣管……知道每5位法國人就有1位患有花粉熱所帶來的安慰遠不及精油療效。

但您的孩子也可能因其他原因引發鼻炎，例如動物毛髮或羽毛，不論其是否為寵物，或是蟎蟲等。

引發鼻炎的原因

- 花粉。
- 灰塵。
- 事實上，我們呼吸時吸入的任何物質。
- 某些食品添加物。

鼻滴劑

（適用 5 歲以上兒童）

需至藥局或請芳療師調製

製作35 毫升滴管瓶鼻滴劑：

	劑量
龍艾精油	0.1 ml
波旁天竺葵精油	0.5 ml
岩玫瑰精油	0.5 ml
金盞花植物油	適量 30 ml

在兩邊鼻孔各滴入1 滴調合精油，每日2 至3 次；需要時可增加使用次數。

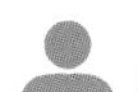

我的觀點

若確診為花粉熱：

- 早晨時讓家中通風，傍晚時則否（花粉高峰時段）。
- 減少到野外活動：在田野裡徒步旅行、修剪草坪……。
- 特別注意高風險區域，如有榛樹、樺樹或柏樹的花園。但花粉會於城市中四處飄散，而空氣污染造成的刺激也沒有幫助。
- 注意污染物：香菸、空污、油漆和亮漆的散發、氯氣（游泳池）……所有有毒物質都會加劇問題。
- 以清水塗抹孩子眼皮以減緩症狀。使用舒緩的溫泉水噴霧則更佳。
- 如同許多過敏問題，必須為孩子強化腸道菌群，讓孩子使用適當的益生菌療法（請諮詢您的醫師）。
- 避免吃乳製品與含糖食品，直到完全復原為止。
- 若直到9 月底您還在與「花粉熱」作戰，則可確定這並非花粉熱。孩子的鼻炎（流鼻水）可能有許多原因：如貓毛、灰塵等，但也可能是果醬或蝦子。某些食品添加物被懷疑會加劇過敏。E 211（苯甲酸鈉）是最大禍首，此一防腐劑常用於煮熟蝦子、汽水、檸檬水（與其他不含酒精的調味飲料）、低糖果醬或口香糖。大致而言，即是均衡飲食不建議的食物（除了蝦子外，但購買新鮮的蝦更好）。

也應避免類似編號的添加物：E 210, E 212, E 213。

105 麻疹

一開始症狀類似支氣管炎：流鼻水、高燒、不停咳嗽……3至4日後，麻疹便露出真面目：臉上紅疹開始出現並逐漸蔓延至全身。咳嗽不斷持續，甚至延續至紅疹消失後。這是正常的。每位孩子個別病況不同：有些會筋疲力盡，難以下床；有些則相反，仍精神飽滿或無大礙。讓孩子留在房間或至少家中，直到症狀消失，也可用我們的配方溫和消毒，用爽身粉舒緩搔癢，並監測發燒狀況。若高燒不退，請參考第185頁針對發燒的建議。請保持耐心。我們強烈建議您使用肛門塞劑，可舒緩皮膚，避免過度搔抓紅疹。麻疹是完全良性的疾病，但會造成令人難耐的搔癢。

皮膚外用

在15毫升精油瓶裡調合：

- 茶樹精油 2 ml
- 桉油樟精油 3 ml
- 玫瑰草精油 1 ml
- 真正薰衣草精油 1 ml
- 甜杏仁植物油 8 ml

以6至8滴調合精油塗抹於胸部和上背部，每日3至4次，持續1週。

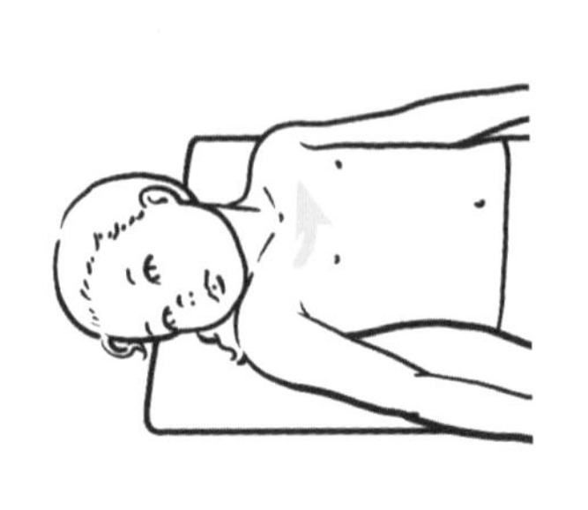

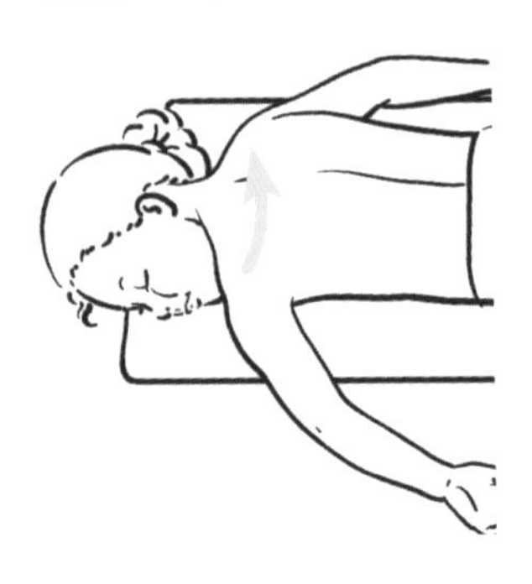

製作1包或1瓶100克爽身粉：

需至藥局或
請芳療師調製

	劑量
♦穗花薰衣草精油	1 ml
♦芳樟葉精油	1 ml
♦茶樹精油	1 ml
♦摩洛哥藍艾菊精油	0.5 ml
◊威尼斯滑石粉	適量 100 g

將精油爽身粉撒在發疹區域，每日3至5次，持續1週。

肛門塞劑

製作24枚塞劑：

需至藥局或
請芳療師調製

	嬰兒	兒童
♦月桂精油	5 mg	10 mg
♦桉油樟精油	25 mg	40 mg
♦芳樟葉精油	20 mg	35 mg
♦聖約翰草植物油	10 mg	10 mg
◊塞劑賦形劑	1g	1g

每日3次，每次使用1枚塞劑，持續1週。

我的觀點

- 請勿使用阿斯匹靈退燒，麻疹紅疹容易出血，無需再使狀況更嚴重。
- 以本書配方治療咳嗽，請參考第283-285頁。

106 德國麻疹

德國麻疹也是常見小兒疾病，但大概是最不具危險的。其病程很明確。與麻疹相反，德國麻疹會立即出現皮膚症狀，紅色小斑點會覆蓋全身。這些斑點不可能與粉刺混淆，因為其表面平坦且柔軟。患者有可能發燒或眼睛發紅，也可能不會。紅疹消失後，孩子就可返校上課或與其他孩童見面。

治療方式與麻疹完全相同。

皮膚外用

在15 毫升精油瓶裡調合：

- 茶樹精油 2 ml
- 桉油樟精油 3 ml
- 玫瑰草精油 1 ml
- 真正薰衣草精油 1 ml
- 甜杏仁植物油 8 ml

以 6 至 8 滴調合精油塗抹於胸部和上背部，每日3 至4 次，持續1 週。

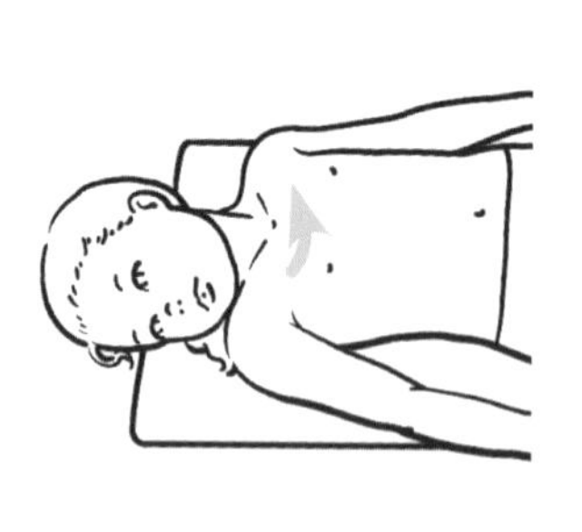

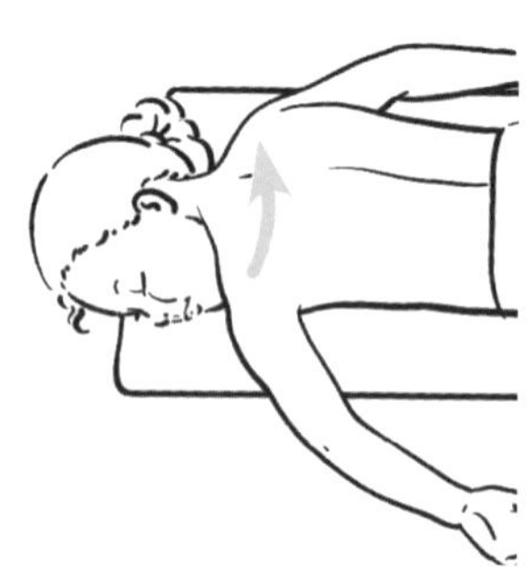

製作1包或1瓶100克爽身粉：

需至藥局或
請芳療師調製

	劑量
♦穗花薰衣草精油	1 ml
♦芳樟葉精油	1 ml
♦茶樹精油	1 ml
♦摩洛哥藍艾菊精油	0.5 ml
◊威尼斯滑石粉	適量 100 g

將精油爽身粉撒在發疹區域，每日3至5次，持續1週。

肛門塞劑

製作24枚塞劑：

需至藥局或
請芳療師調製

	嬰兒	兒童
♦月桂精油	5 mg	10 mg
♦桉油樟精油	25 mg	40 mg
♦芳樟葉精油	20 mg	35 mg
♦聖約翰草植物油	10 mg	10 mg
◊塞劑賦形劑	1g	1g

每日3次，每次使用1枚塞劑，持續1週。

我的觀點

疫苗接種並非絕對必要，因為德國麻疹是完全良性的疾病。以前，真正的風險在於懷孕女性若感染德國麻疹會影響胎兒，導致某些先天性缺陷。時至今日，此一風險發生機率不高，尤其是因為大多女性都有接種疫苗。但安全起見，請諮詢您的醫生。

107 鼻出血

被球打到鼻子，過熱天氣、經常擤鼻涕、鼻塞、室內空氣過乾都可能造成流鼻血，有時甚至毫無來由。鼻出血是常見而普通的狀況，但當家長突然在衣物或床上發現一大灘血跡時仍難免驚慌。不過請您完全無需過度擔心。

塞入鼻孔

在10毫升精油瓶裡調合： 嬰兒

- 岩玫瑰精油0.5 ml
- 波旁天竺葵精油 0.5 ml
- 瓊崖海棠植物油 9 ml

在10毫升精油瓶裡調合： 兒童

- 岩玫瑰精油2 ml
- 波旁天竺葵精油 2 ml
- 瓊崖海棠植物油 6 ml

取少許棉花浸潤於調合精油，再放入鼻孔中，並以手指施壓固定，持續2至3分鐘。將棉花留在鼻中約1小時，再小心取出。

我的觀點

- 若您不在家中或手邊沒有精油，可採取以下方法：試著鎮定孩子情緒，輕聲安慰他，同時以手指加壓流血的鼻孔，若可使用冰手帕更佳（例如也可用餐廳餐巾小心包裹冰塊）。冰敷可加速微血管止血。
- 請孩子之後幾個小時不要擤鼻涕。這應該會讓他很高興。
- 當然，若鼻出血很嚴重，最好就醫。但再次請您安心：兒童鼻出血絕非嚴重問題，也並非血液之類疾病的徵狀。

108 猩紅熱

猩紅熱是另一個常見而無害的傳染性疾病。以前猩紅熱可能造成風險，但現在已非如此，儘管這個疾病沒有樂趣可言。通常孩子是在流行期間被感染，會感到極為不適，且會經常嘔吐。喉嚨痛會使他拒絕進食，甚至（更糟）喝水。他的舌頭會變白，之後全身開始出現紅色且顆粒狀的疹子，不僅會搔癢，也會使臉部嚴重腫大。不過猩紅熱是良性疾病。若沒有治療，會在幾天後自然痊癒。但我們仍強烈建議持續1週使用殺菌精油芳療，外用（塗抹與爽身粉）與內用（肛門塞劑）雙管齊下，有助孩子舒緩（也讓父母安心），並避免任何併發症。

皮膚外用

在15毫升精油瓶裡調合：

- 茶樹精油 2 ml
- 桉油樟精油 3 ml
- 玫瑰草精油 1 ml
- 穗花薰衣草精油 1 ml
- 甜杏仁植物油 8 ml

以 6 至 8 滴調合精油塗抹於胸部和上背部，每日3至4次，持續1週。

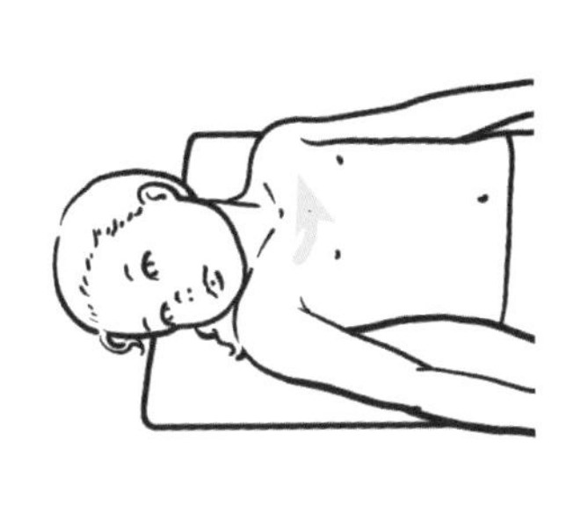
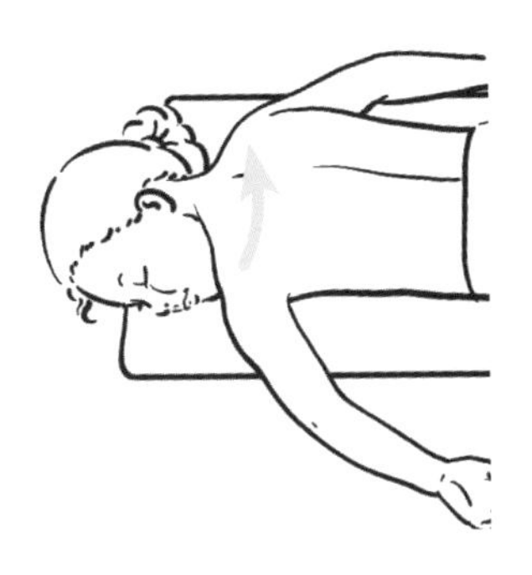

製作1包或1瓶100克爽身粉：

需至藥局或請芳療師調製

	劑量
♦穗花薰衣草精油	1 ml
♦芳樟葉精油	1 ml
♦茶樹精油	1 ml
♦摩洛哥藍艾菊精油	0.5 ml
◊ 威尼斯滑石粉	適量 100 g

將精油爽身粉撒在發疹區域，每日3至5次，持續1週。

肛門塞劑

製作24枚塞劑：

需至藥局或請芳療師調製

	嬰兒	兒童
♦月桂精油	5 mg	10 mg
♦桉油樟精油	25 mg	40 mg
♦芳樟葉精油	20 mg	35 mg
♦聖約翰草植物油	10 mg	10 mg
◊ 塞劑賦形劑	1g	1g

每日3次，每次使用1枚塞劑，持續1週。

我的觀點

- 猩紅熱具高度傳染力。可能不論您做什麼小朋友的兄弟姐妹都會在家中被傳染。在此情況下，採取早期治療行動：越快行動，復原狀況越佳，越可助小朋友免於經歷猩紅熱的最後階段：皮膚的更新。猩紅熱結束時會留下小塊皮膚，就像曬傷後脫皮。這並不嚴重，只是新的皮膚會取代在對抗疾病後疲憊不堪的舊皮。但這個階段不太美觀，最好能避免。
- 同一個孩子可能罹患數種猩紅熱。此一疾病是由鏈球菌引起，而鏈球菌有許多種類，每一種都可能引發其獨特類型的猩紅熱。

109 居家安全

對幼小兒童而言，家中即是大型遊戲場；若家長不了解幼童精神活動發展，則像是地雷區。必須留意所有小細節，以免造成大大小小的狀況。

切勿讓幼童自己於家中任何空間獨處，幾秒鐘也不行。

廚房

- 平底鍋的把手絕不可超出瓦斯爐，把手應轉向瓦斯爐的中心，而非向外。
- 不要讓任何刀、剪刀、叉子留在兒童小手指觸及範圍內。

浴室

- 小孩可能在幾秒內在幾公分深的水中溺水。絕不可讓他獨自在澡盆中，即使是片刻也不行。
- 任何看起來像藥的東西都要妥善收藏。
- 要注意玻璃瓶裝的乳霜或香水瓶，它們可能在瞬間破裂，使玻璃碎片四散。

起居室

- 小心桌角（特別是矮桌），銳利的椅背，任何尖刺或突出的物品。
- 酒杯或裝花生的玻璃杯用完後須立即存放；打火機、火柴等小物品也是一樣。
- 當然也不要留下針線活工具（針等）或 DIY 材料（工具、膠水……）。
- 架子上不可擺放小飾品：小東西可能被吞食，大的可能掉落破碎。若您要收藏，請保存在關閉的玻璃櫃中。

- 通常應該沒有菸灰缸或菸頭，但若有的話，請立即清空。
- 要注意引人注目的物品，像是球形金魚水族箱。孩子會很想把手指放在上面，然後打翻！
- 避免有毒植物（請見第209頁）。

兒童房

- 只購買邊緣柔軟、圓角、不會造成兒童受傷的玩具。
- 孩子在夜間可能因鞋帶、圍兜甚至繩子造成窒息。確保他可觸及的任何東西不會纏繞住他的脖子。
- 切勿在兒童房裡燃燒薰香用品或點蠟燭。

父母的房間

- 注意放在床頭櫃抽屜裡的物品，如尖銳物品，藥品等。
- 所有家具是否都安全固定？若孩子試圖爬上家具，會不會有家具倒下壓住孩子的風險？或者整個書櫃，由於匆忙完成組裝，會不會有倒在他身上的風險？

書房

- 注意不要讓孩子拿到剪刀、裁紙刀、美工刀及其他危險工具。即便原子筆都可能造成問題。

樓梯

- 階梯必須夠寬，以免增加跌倒的風險；也不能夠太高。若您打算安裝樓梯，請找專業人士，並說明您有孩子。
- 在台階上貼上防滑片，特別是如果孩子穿著襪子走動。

- 若是年幼的孩童，可在上下樓梯口各安裝一道柵欄。除非有成人陪同，不可接近樓梯。

花園

- 絕對、絕對不可讓孩子單獨處於有以下設備的花園中：1. 游泳池；2. 兒童戲水池；3. 使用中的烤肉爐；4. 沒有收好的園藝工具（修整剪、耙子……）。若孩童去玩遊戲設施（蹺蹺板……），須留意監督。
- 游泳池無人使用時須以篷布遮蓋，並須於四周裝置柵欄，確保孩童無法單獨進入。

110 鼻竇炎

2 歲以下幼童幾乎不會有鼻竇炎，但2 歲之後狀況則截然不同。由於其生理構造，小小鼻竇成為最易受感染的目標。鼻竇炎是溝通問題。鼻竇是成對的腔室，透過細小開口與鼻腔連通。根據其不同位置有不同名稱：上頜竇、額竇、蝶竇或篩竇。發生牙齒或耳鼻喉感染時（病毒或細菌感染），呼吸道會發炎腫脹，阻礙鼻竇正常空氣流通，無法與外界溝通。黏液不再正常排出，細菌或病毒便在溫暖環境中悄悄迅速增長。壞消息是，依其位置，鼻竇炎可能非常痛苦。好消息是，有些精油可極有效對抗各種發炎。不要等待，若正確治療，急性鼻竇炎在1 週內即可完全痊癒。

急性鼻竇炎	慢性鼻竇炎
劇烈頭痛，可能伴隨噁心反胃。 臉部疼痛，尤其是發炎鼻竇區域：眼睛，眉毛或上牙上方。 發炎區域有阻礙感且／或按壓時疼痛。 向前傾斜時感到頭像是有5百公斤重。 可能有鼻腔分泌物，視感染程度，或多或少濃稠且有色彩。 輕微發燒。	長期鼻塞。 眼睛不適或疼痛。 按壓時有阻礙感且／或疼痛（通常位於顴骨、眼鼻後方）。 有鼻腔分泌物，尤其是早晨。 口臭。 頭痛。 可能有乾咳。

可能引發鼻竇炎的原因

- 流感、感冒、支氣管炎或任何其他耳鼻喉疾病的後果。
- 牙齒感染。
- 海水浴、潛水。
- 過敏（特別是呼吸道：花粉熱、氣喘……）。
- 空氣污染。
- 冷且／或潮濕空氣。
- 吸菸（若為兒童則是二手菸）。
- 鼻中隔彎曲。
- 息肉（鼻竇內黏膜堆積，不具嚴重性但會造成阻塞）。

皮膚外用

在5 毫升精油瓶裡調合：

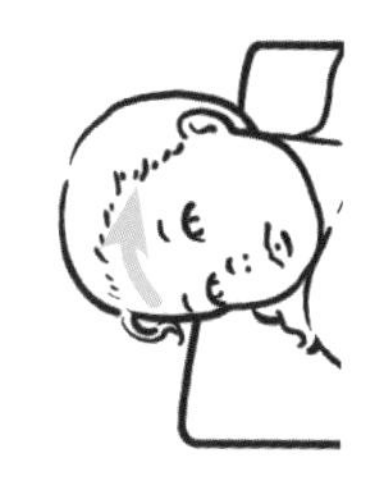

- 茶樹精油 1 ml
- 芳樟葉精油 1 ml
- 土木香精油 0.5 ml
- 金盞花植物油 2 ml

以2 滴調合精油塗抹於額頭，每日3 至5 次，持續5 至7 日。注意要避開眼睛周圍。

肛門塞劑

需至藥局或請芳療師調製

製作6 枚塞劑：

	兒童
綠花白千層精油	10 mg
澳洲尤加利精油	30 mg
義大利永久花精油	5 mg
桉油樟精油	20 mg
聖約翰草植物油	10 mg
◊ 塞劑賦形劑	1g

早晚各使用1 枚塞劑，持續3 日。

我的觀點

- 以海水鼻噴劑清洗孩子鼻腔，每日4 至6 次。這是必要措施。
- 太常擤鼻涕是無效的，尤其是若會造成嚴重疼痛。孩子已經頭痛、眼睛不適、鼻竇沈重……無需再增加其痛苦。
- 若有助緩解不適，睡覺時可把頭墊高。平躺姿勢往往會加劇痛苦。
- 減少食用乳製品。水果與蔬菜則應增加攝取。
- 請參考「感冒」章節（見第254 頁）建議正確因應方式。

好痛！

耳鼻喉疾病有時會造成嚴重疼痛，這是因為發病區域富含微小血管和神經。黏膜的情況即是如此，因其對病菌攻擊做出反應。身體製造的保護細胞趕來戰鬥，戰場的表現即為發炎：發熱、腫脹、發紅和疼痛。此外，若戰爭在封閉地點肆虐，痛苦亦會加劇。在鼻竇炎情況下，黏液積聚在鼻竇中，壓力增加，因為沒有足夠的空間，臉部因此有被壓縮感覺。外科醫生很清楚，耳鼻喉科手術（即使是良性手術）對患者是痛苦的經驗，因為非常疼痛。

111 睡眠問題

有什麼比睡覺的孩子更平靜，更像天使？沒有。尤其是對於那些為了寶寶晚上不睡覺，白天（父母必須去上班時）卻昏昏欲睡而苦惱不已的家長們而言；噩夢、嗚噎哭泣、尿床（更換床單、被套……），幾個小時後又重新開始（再次換床單等），要求「睡爸爸媽媽床上」、夜驚、夢遊……如此最後才能安睡。兒童的睡眠至關重要，有時卻也反覆無常。

〔單一配方〕

擴香法

- 可選擇真正薰衣草、紅桔或甜橙精油，加入擴香儀中。

於睡前在兒童臥房擴香 10 至 15 分鐘；然後取數滴以上任一種精油，在關燈前塗抹於枕頭。

皮膚外用

在10毫升精油瓶裡調合：

- 甜馬鬱蘭精油 2 ml
- 羅馬洋甘菊精油 1 ml
- 真正薰衣草精油 2 ml
- 甜杏仁植物油 5 ml

於睡前將3至4滴調合精油塗抹於太陽神經叢、腳底足弓、手腕和脊椎；可能的話，按摩全身。

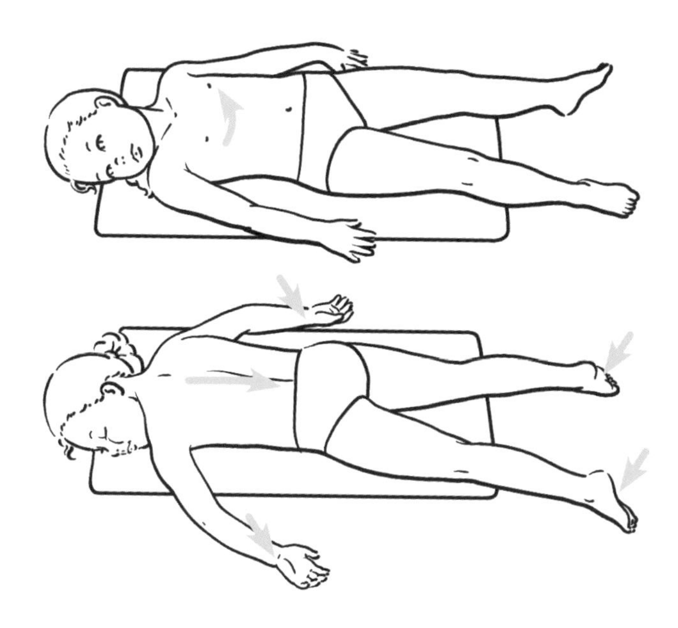

我的觀點

- 答應孩子的某些要求（小夜燈、睡前故事……），但某些則不行（睡前一刻喝奶、睡前拒絕去尿尿、睡在父母床上）。例外狀況？例如，孩子生病、驚恐尖叫或啜泣得令人心碎時？最好是在有特殊狀況時，去睡在孩子身邊，在他的房間裡，而不是讓他睡在父母床上，取代爸爸（或媽媽）的位置，這不是他該在的地方。

- 確保孩童房間氛圍有助舒眠，乾淨，整潔，清新，柔和，必須保持平靜。牆壁避免採用過於鮮豔的顏色（血紅色、鮮橙色、金絲雀黃色、紫色）。
- 使用品質良好的寢具：優質床墊，100% 純棉床單和被套等。避免使用經特殊處理床單（「防蟎」、「無需熨燙」、「防皺」等）。也要留意可能造成皮膚刺激的洗衣精和衣物柔軟劑；若孩子整晚搔抓，恐怕也難以入眠。
- 若空氣過乾，請安裝加濕器。過度乾燥的空氣會使皮膚不適，黏膜過乾（眼睛、嘴巴、鼻子……），不利於睡眠。
- 若您的孩子是年紀很小、喜愛午睡的寶寶，可購買嬰兒睡籃，讓您能手提到另一個房間，一邊看顧孩子一邊處理其他事務。
- 兒童房不是家庭影院或電子產品學習區，不要放置電視、電腦或其他不利睡眠的機器。
- 要留意背景音樂的長期使用。近來許多人習慣在所有空間播放音樂，甚至包括浴室，如此可能造成對安靜的恐懼。而孩子不能懼怕安靜，否則讓孩子入睡將變成棘手之事。
- 幼兒胃食道逆流可能暫時擾亂睡眠，調整飲食應可解決此一問題，請諮詢您的小兒科醫生。
- 晚上吃過多蛋白質、鹽或糖會導致口渴，孩子可能每晚數次醒來喝水。缺乏油脂也會阻礙並引發消化功能問題。均衡的飲食也會影響睡眠品質！

112 運動

運動可教導孩子人生智慧，也是無可取代的健康益處。但並非所有活動都適合每個孩子：必須根據其品味、性格和人際關係來選擇。喜歡安靜獨處的孩子在游泳池中會更自在，而非橄欖球場。

以下是一些參考點，可幫助您找到適合的運動，不要猶豫與孩子討論。

- **您的孩子天生就是好鬥者，他想要爭鬥：**他應該喜歡足球、籃球、手球、排球和橄欖球，甚至拳擊（女孩也是！）、溜冰（冰上曲棍球）、美式足球。
- **您的孩子熱愛玩水：**游泳、水球（非常需要體力）、潛水（8 歲以上：可於法國幾乎所有城市游泳池參與訓練課程）。
- **您的孩子喜歡獨自訓練，並非出於羞怯，而是其品味：**游泳、騎馬、網球、擊劍或直排輪都很適合他。
- **您的孩子喜歡和別人交往，但感到害羞，或需要有能量的出口：**武術將是完美選擇。柔道是最為人熟知的，但也有許多其他類型與不同程度體能的武術。
- **您的孩子需要到戶外透氣：**騎馬、滑雪、獨木舟、泛舟、森林爬樹、攀岩、騎自行車、跑步，都適合他。
- **您的孩子喜歡將身體表達與美學品味聯結：**舞蹈是必要的，包括男生！

年齡	何不嘗試……
3 歲前	寶寶游泳、體操入門、與爸爸和媽媽玩雪橇（小小斜坡）。
3 至 5 歲	舞蹈、游泳、滑冰、滑雪、騎自行車。
6 歲	柔道、小馬（馬術）、溜滑輪、滑冰、滑雪。
7 歲	羽毛球、體操、空手道、乒乓球、網球、帆船（樂觀主義者）。
8 歲	騎自行車、芭蕾舞、擊劍、高爾夫、曲棍球、射箭、蹦床。
9 歲	攀岩、手球、柔道、卡丁車、潛水、風浪板、橄欖球、壁球、帆船。
10 歲	田徑、拳擊、獨木舟、徒步旅行、泛舟、滑水。

我的觀點

- 運動很好，但過度運動會使人疲累，對發育中身體有害。過度就是過多了。若您的孩子只想著運動，或您對他的運動生涯保持如此殷切期望而令他感到必須奮力投入，則是過度訓練。所謂過度與在健身房或網球場花費的時數無關，而是與孩子的不平衡有關：可能造成身體疼痛（背部、腳後跟、髕骨、上脛、手臂……），影響正常發育，無法集中精神，學業落後，睡眠障礙，食物或行為問題，請考量這些問題。

- 凡事皆有適當時機。7 歲之前，孩子主要學習技巧、良好姿勢：運動必須只是遊戲，即便是有明確規則，這不是參加競賽的時候。7 歲之後無妨：如果他真的有動力，可更深入參與一項活動，並與同類組其他孩子競爭，但要確保他的熱情不致影響他的發育和平衡！
- 日常生活必須包括明確分野的時段：休息、進食、遊戲、放鬆、上學、運動……父母須強制實行，尤其是針對「不知如何停止」的孩子。
- 亦請參考「肌腱炎」章節（見第281-283 頁）。

113 手足口病（腸病毒感染）

孩子通常未滿5 歲，嘴裡出現像口瘡的小水泡，但也發生在腳底和手掌、手指之間，有時甚至身體其他部位也有。這些症狀是由一種克沙奇病毒（Coxsackie，美國城市名）引起，且在十幾天內會自行消失，是極為常見的症候群，尤其是在團體中生活的幼兒；因為它是通過唾液、鼻腔分泌物或糞便傳播，也就是只要一個房間裡超過2 個孩子，就會以驚人速度輕易傳播。但除可能發燒，有時難以讓孩子進食外，唯一能做的只有以處理口瘡的方式治療口腔。手足口病沒有任何危險，但可能會讓一些孩子感到不適。

〔單一配方〕

局部塗抹

♦以乾淨手指取 2 滴純月桂精油，直接塗抹於口腔水泡。

更完整配方（若有較多口腔水泡）：

在10毫升精油瓶裡調合：

- 丁香精油 1 ml
- 月桂精油 1 ml
- 白千層精油2 ml
- 聖約翰草植物油 6 ml

每日4至6次，以1或2滴調合精油塗抹於每個水泡，持續直至狀況改善。

漱口法

以同等份量調合純露*： 兒童

- 羅馬洋甘菊純露
- 月桂純露
- 百里香純露

讓孩子以1湯匙（15ml）調合純露漱口，每日3至5次，讓純露接觸口腔中各個方向，充分浸潤口腔黏膜，10至20秒後吐出。

我的觀點

- 目前手足口病沒有西醫療法。但何必讓孩子受苦呢？若能緩解水泡狀況，進食困難的問題將可獲得解決。
- 請依循「口腔潰瘍」章節的建議採取行動（見第117頁）：避免酸性食物等。可選擇糖煮水果與甜食！
- 照顧孩子前後都必須洗手，餵他吃飯前，幫他洗澡、換衣服、擤鼻涕等。
- 父母常常從未聽說過這種疾病。當托兒所告訴他們有「手足口病流

* 注意！這裡指的是純露（HA）而非精油（HE）。

行」時，他們感到很驚訝；特別是因為醫生也並不見得會想到要提起。不過這是一種極為普遍的症候群。

114 二手菸（當父母吸菸時，孩子因此吸入香菸……）

香菸煙霧中含有4,000 多種化學物質，包括著名的尼古丁、刺激物、有毒物質（一氧化碳……）和60 多種促進或導致癌症發生的化合物。當成年人與孩子同處一室時吸菸，後者便成為「被動吸菸者」(他完全沒有要求吸菸)。二手菸煙霧比吸菸者吸入的煙霧毒性更高。令人難以置信！

二手菸不僅讓孩子（以及其他成年人）感到不舒服，這種強迫中毒也會加劇現有疾病並使孩子更容易罹患新的疾病。這些風險隨著接觸煙霧的時間和強度而上升。對於兒童而言，這意味更多的耳鼻喉疾病（耳炎、鼻炎、支氣管炎……)、氣喘風險更高、肺炎，甚至肺部發育減緩，如此會引致嬰兒猝死的真正危險。越脆弱的兒童，例如早產兒或低出生體重的嬰兒，若吸到二手菸，感染風險也越高。

每兩位孩子有一位住院

INPES（國家預防與健康教育研究所）根據最近在香港進行的一項醫學研究表明，吸入二手菸兒童中近1/3 會在出生後第一年住院，在8 歲前則有1/2。超過50% 住院案例是因肺部感染，近34% 的住院治療則是其他器官感染。

若有一個我們能助孩子倖免的病因，就是二手菸。此外，如果您家中有狗或貓，而主人在家中吸菸，牠們患癌症風險也更高。特別是貓，牠會時常舔毛，而毛上面佈滿了菸害的有毒粒子。

保持3公尺以上距離

不要在孩子附近吸菸，尤其如果您坐在他旁邊時。若孩子在3 公尺內吸入二手菸，早期感染的風險甚至更高。

115 肌腱炎（愛運動孩童）

運動有時會傷害肌肉、肌腱、骨骼和軟骨，造成令人難忘的痛苦。為避免孩子受傷害之苦，辨認運動時主要運用的部位，並指示孩子照顧這些區域。太遲了？疼痛已經開始了？尤其是足跟（跟骨骨骺炎）、髕骨（髕骨軟化症）或肘部？這些是軟骨病最常見的3 個位置。精油按摩幾乎可以立即消除這些疼痛，太神奇了！不過，這可不是再次讓自己受傷的理由。

解剖學和詞彙的問題

注意事項：如同我們已說過，孩童並非成年人的縮影。運動時他的身體不會以同樣的方式運作。成年人已發育完成，創傷或不適當和重複的手勢經常導致肌腱炎。肌腱是連接肌肉與骨頭的組織。兒童則截然不同：同一運動的同樣突然和重複姿勢中，受到最大衝擊的是軟骨。這也是為什麼成人的問題是肌腱炎，而兒童則是軟骨病。但為助大眾更容易理解，我們仍使用大眾熟知的「肌腱炎」一詞！

	肩膀	手肘	手腕	膝蓋	踝關節
騎馬			*		
慢跑					*
舞蹈					*
體操			*	*	*
游泳	*				
高爾夫		*	*		
足球				*	
橄欖球				*	
團隊運動	*			*	
網球	*	*			
滑雪				*	
划船／獨木舟			*		
自行車				*	
擊劍		*	*	*	

皮膚外用

需至藥局或請芳療師調製

在30毫克精油瓶裡調合：

	兒童
♦冬青／白珠樹精油	2 ml
♦檸檬尤加利精油	2 ml
♦月桂精油	2 ml
♦黃松精油	2 ml
◊ Transcutol（溶劑）	4 ml
♦山金車植物油	18 ml

以5至6滴調合精油局部塗抹，每日3至4次，持續數日直至狀況改善。

我的觀點

- 孩童的肌肉骨骼系統是脆弱的，仍在發育中。請善加維護。
- 孩童每次運動之前都須熱身。
- 孩童疲倦時不可運動。確保健康的生活步調，保持充足睡眠和均衡飲食。

- 教導孩子經常補充水分。
- 教導孩子適時吃點杏仁膏或口袋裡的乾果，以免血糖過低。
- 衣著裝備應適合運動型態：選用專門設計、具良好緩衝性的鞋子；適合的自行車尺寸；重量、長度與緊度適中的球拍⋯⋯。
- 注意陽光是否過於強烈。如果孩子喜愛跑步，應在運動場或土地，而非水泥地上。
- 運動背包（或書包）應該背在雙肩，而非單肩上。
- 身材超重或高大，以及骨骼較晚熟的兒童較容易罹患小兒軟骨症。
- 避免過早進行激烈訓練，以及需要重複動作的訓練。

注意！ **在接受大量（過量）訓練的運動兒童中，肌腱炎（軟骨症，即某些發育中軟骨因過度使用而骨化）主要是因突然和重複的動作而導致，例如：突然改變方向或射門（足球）；跳躍落地（跳躍、排球、滑冰），疼痛主要位於背部；太重的書包也對狀況沒有幫助。**

116 有痰咳嗽

有痰咳嗽會產生痰液，有助清除病菌，這是好的現象。痰咳通常發生在耳鼻喉感染的最後階段。不要以止咳糖漿阻止咳嗽，如此只會延緩復原。不可試著平息、抑制咳嗽；相反地，必須使支氣管分泌物液化以利排痰，精油的作用即在於此。

會產生痰咳的疾病

- 所有呼吸道感染（喉炎、流感、氣管炎、支氣管炎）。
- 任何肺部疾病（百日咳、SARS、肺炎、退伍軍人病⋯⋯）。

注意！若咳嗽伴隨其他令人擔憂的症狀，如高燒、奇特呼嘯聲或呼吸困難，則應諮詢醫師。

皮膚外用

在20毫升精油瓶裡調合：

- 桉油樟精油 2 ml
- 綠花白千層精油 1 ml
- 甜杏仁植物油 適量 15 ml

以4至6滴調合精油塗抹於胸部與上背部，每日3次，持續3至4日。

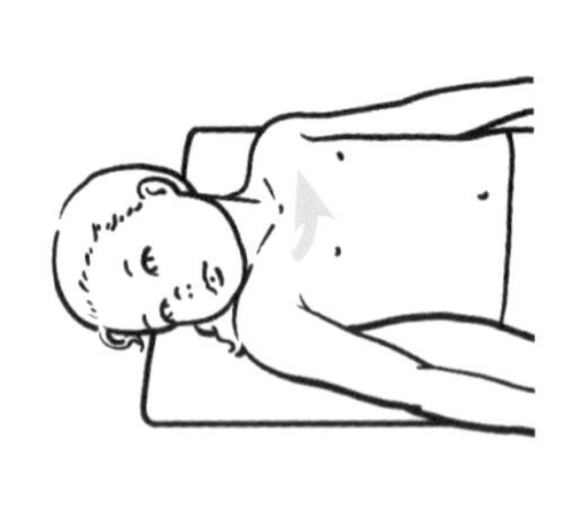

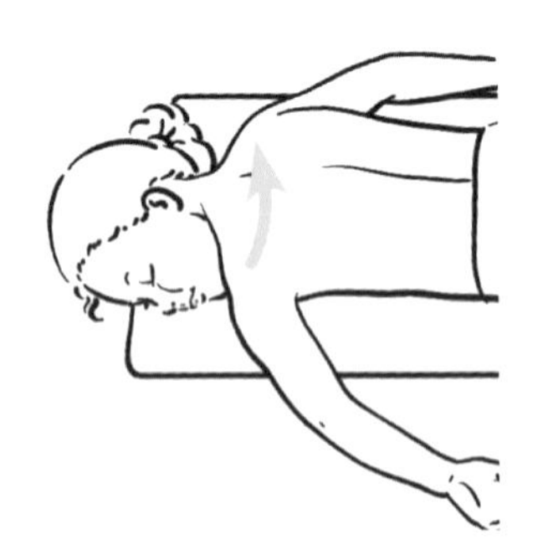

肛門塞劑

需至藥局或請芳療師調製

製作12枚塞劑：

	嬰兒	兒童
土木香精油	5 mg	10 mg
桉油樟精油	20 mg	30 mg
側柏醇百里香精油	5 mg	10 mg
綠花白千層精油	10 mg	20 mg
金盞花植物油	10 mg	10 mg
◊ 塞劑賦形劑	1g	1g

每日2至3次，每次使用1枚塞劑，持續3至4日。

我的觀點

- 咳嗽只是一個症狀，不是疾病。您的孩子咳嗽是因為他有耳鼻喉疾病（通常是支氣管炎），需要治療的是疾病。
- 鼓勵他吐痰咳痰、幫助他咳嗽：目標是消除痰液，不過這對幼小兒童並不簡單。
- 不要在孩童生活空間吸菸。
- 暫時停止食用任何乳製品。牛奶帶來磷脂，會增加由肝臟製造的黏液。也須避免甜食。

117 蛔蟲（請見「121 腸內蠕蟲」章節）

118 蕁麻疹

蕁麻疹是一種皮膚症狀，不一定是過敏。紅斑不一定會搔癢，在幾分鐘內即消失，表示身體有反應，不一定是過敏反應。造成皮斑的原因可能是寒冷、炎熱、陽光、水（特別是在壓力下：淋浴……）、情緒或運動，但也可能是牙齒感染（齲齒）或藥物（特別是抗生素），這些情況為慢性蕁麻疹。通常，急性蕁麻疹是過敏性的，並且在昆蟲叮咬、食用草莓或魚之後迅速發生。

溼疹在與「問題」接觸後很久才出現，蕁麻疹則相反，會在曝露於過敏原後立即出現。此外，蕁麻疹不是局部的或孤立的（孩童不會針對某種睡衣鬆緊帶產生蕁麻疹），而是一般性的：在昆蟲叮咬或攝入某種藥物或致敏食物後發生。此外，由於它位於皮膚深處，斑塊外觀較不嚴重，皮膚不會剝落，沒有水泡，這也意味不會有疤痕。有時候，此一過敏反應也會在某處顯現並消失，而在另一處產生紅斑；溼疹則不會移動！

蕁麻疹的3種症狀

1. 孩子有紅色丘疹或斑塊並腫脹，像是經觸摸過蕁麻。斑塊可能在身體任何地方形成（例如腳踝）。

2. 孩子覺得很癢且痛。(「蕁麻疹」意為「蕁麻引起的刺激」。)

3. 蕁麻疹可能經常復發。

皮膚外用

在15毫升精油瓶裡調合：

- 穗花薰衣草精油 1 ml
- 摩洛哥藍艾菊精油 1 ml
- 芳樟葉精油 1 ml
- 金盞花植物油 6 ml
- 聖約翰草植物油 6 ml

以數滴調合精油塗抹於斑塊，持續3至5次，每次間隔半小時。

我的觀點

- 保持孩子身體涼爽。避免中暑，過度日曬，水溫過高的熱水澡，甚至過熱的房間。蕁麻疹發作時，可於發疹區域使用冰塊或冷敷袋，最多10分鐘，以免凍傷。

注意！若蕁麻疹斑塊非常巨大，尤其是有水泡，則須緊急就醫。

119 度假時不可或缺的精油

度假時，我什麼都忘了……只記得單車、泳衣、墨鏡，當然還有孩子專用的精油包！

精油	功用
真正薰衣草	躁動、失眠、預防蝨子、皮膚過敏
穗花薰衣草	蚊蟲叮咬、咬傷、燒燙傷
義大利永久花	衝擊、震驚、憂鬱
檸檬	暈車、消化不良
羅馬洋甘菊	長牙、神經性休克
桉油樟	所有耳鼻喉感染、發燒

120 水痘

相當普遍，具高度傳染性的水痘經常感染學校整個班級。尤其因為潛伏期長達2 週，並且完全沒有任何症狀，換言之沒有人會懷疑病毒正悄悄肆虐……突然地，臉上出現丘疹，從頭髮附近開始，隔天便蔓延至身體其餘部分，如同露珠一般。不幸的是，水痘水泡極癢且會留下疤痕，即使沒有刮破它們（當然，若未適當處理則更糟）。快用急救精油（見第287頁）！目的是避免由於過度搔抓使丘疹感染。

令人苦不堪言的病毒大家庭

導致水痘的病毒屬疱疹病毒科，包含許多種病毒，每種病毒會導致一種特定疾病，例如單純疱疹病毒（HSV）、帶狀疱疹病毒（VZV）、巨細胞病毒（CMV）、人類疱疹病毒第四型（EBV）。第1 型單純疱疹病毒（HSV-1）則會造成口腔疱疹。

皮膚外用

在15 毫升精油瓶裡調合：

- 穗花薰衣草精油 2 ml
- 摩洛哥藍艾菊精油 1 ml
- 桉油樟精油 3 ml
- 綠花白千層精油 1 ml
- 甜杏仁植物油 8 ml

以6 至8 滴調合精油塗抹所有發疹區域，每日3 至4 次，持續1 週。

製作1 包或1 瓶100 克爽身粉：

需至藥局或
請芳療師調製

	劑量
穗花薰衣草精油	1 ml
芳樟葉精油	1 ml
茶樹精油	1 ml
摩洛哥藍艾菊精油	0.5 ml
◊ 威尼斯滑石粉	適量 100 g

將精油爽身粉撒在發疹區域，每日3 至5 次，持續1 週。

此精油爽身粉具殺菌與舒緩效用。請盡速至藥局調製，讓小病人得到緩解。

肛門塞劑

需至藥局或
請芳療師調製

製作24 枚塞劑：

	嬰兒	兒童
月桂精油	5 mg	10 mg
桉油樟精油	25 mg	40 mg
摩洛哥藍艾菊精油	5 mg	10 mg
聖約翰草植物油	10 mg	20 mg
◊ 塞劑賦形劑	1g	1g

每日3次，每次使用1枚塞劑（有可效抗病毒並止癢），持續1週。

我的觀點

- 水對孩子非常有益，別猶豫讓他浸入浴盆，可助他有效舒緩。尤其是若水痘伴有輕微發燒時（這是可能的）。
- 若水泡非常靠近眼睛，甚至在眼睛裡，請諮詢眼科，醫生會開立抗生素眼藥水。
- 若有老年人與孩童共處要注意：老人家可能會患上帶狀疱疹（同一病毒家族）。但孩子可以自己也可能罹患帶狀疱疹（同時患有水痘）。不過，帶狀疱疹在年幼時較容易忍受，較不疼痛，且更容易復原。

121 腸內蠕蟲（蟯蟲、蛔蟲）

如果孩子脾氣暴躁、疲倦、食慾變化或抱怨胃痛，可能是有蠕蟲問題，請別驚恐。即使在成人中，腸道寄生蟲感染也很普遍。但最好發於兒童，主要原因之一是他們較不常洗手。最常見的寄生蟲是蟯蟲、蛔蟲或絛蟲。避免寄生蟲的最佳方法是保持良好的衛生習慣，避免食用生肉（特別是豬肉和牛肉）。但是，若食堂的廚師上洗手間後忘了洗手，或者孩子大口吞下的牛排受到感染，事情就糟了。孩子常在不知情情況下成為帶原者。為了證實您的懷疑，請觀察孩子的糞便：如果當中含有小蟲，即可確定是寄生蟲病。治療簡單而有效，但必須全家共同合作。事實上，這些寄生蟲具高度傳染性，我們很可能成為宿主而毫不自知。

口服內用

在100毫升精油瓶中以同等份量調合*：

- 羅馬洋甘菊純露 50 ml
- 薰衣草純露 50 ml

讓孩子每天吞服1至2點心匙（12-24ml）調合純露，持續3日。每次滿月與新月時重新開始此一循環，重複2至3回治療循環。

肛門塞劑

需至藥局或請芳療師調製

製作24枚塞劑：

	嬰兒	兒童
羅馬洋甘菊精油	5 mg	10 mg
龍腦百里香精油	5 mg	10 mg
丁香精油	5 mg	10 mg
茶樹精油	20 mg	30 mg
岩蘭草精油	5 mg	10 mg
金盞花植物油	10 mg	10 mg
塞劑賦形劑	1g	1g

早晚各使用1枚塞劑，持續3日。每次滿月與新月時重新開始此一循環，重複2至3回治療循環。

我的觀點

家中動物是真正的病菌儲存宿主，且很可能傳播給人類。有時，全家搔癢長達數個月，遭受腹痛或更惱人問題所苦，卻找不到解決問題的方法。有幸的是，有狗狗給我們愛的抱抱，讓我們立刻感覺好些。只是，狗狗可能正是問題來源，或是貓兒，甚至是居住在屋頂上的斑尾林鴿。如果您有反覆發作的疾病，幾經治療未果，且與動物（家畜或寵物、農場等）一起生活，請考慮使用抗寄生蟲精油。

* 注意！這裡指的是純露（HA）而非精油（HE）。

122 病毒疣

它是人類忠實的朋友，影響高達600多萬法國人，尤其是5至15歲兒童。醫生估計其中50～70%罹患普通疣，20～30%則是蹠疣。這可謂是病毒的壯舉，因為疣就是由一種病毒引起的。這也解釋了為什麼病毒有時可能存在漫長的時間，有一天突然消失，就像它悄然而來一般。但何時才會消失？使用精油可加速讓病毒離開，因為病毒害怕精油。

皮膚外用

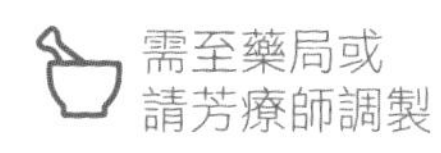

以5毫升精油瓶製作治疣外用劑：

	劑量
希臘野馬鬱蘭精油	2 ml
錫蘭肉桂精油	2 ml
冬季香薄荷精油	1 ml

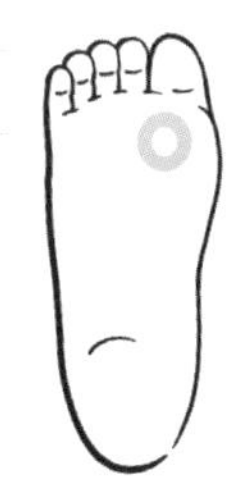

早晚以1滴調合精油直接塗抹於疣上，持續1個月。請將精油保存於兒童無法觸及處。

我的觀點

- 有趣的是，在15～25歲之間幾乎不會感染病毒疣。在此之後，病毒發病率再次上升。這意味若您與您的孩子長期接觸，並且年齡超過25歲，您也很可能感染。
- 游泳池、運動更衣室、集體淋浴都有利病毒傳播。所有潮濕處皆然。
- 家中人數越多，傳播疣的風險也越大。多留意淋浴間、浴缸、浴室的濕地墊、毛巾……。
- 有些疣會自行癒合，其他則可能長期不癒。

123 病毒

病毒如同細菌一樣，使科學家的工作倍感艱辛；它們也會在疫情流行的同時適應、變異，開始發展抗藥性。您自己也可觀察到這一點，尤其如果您有數個孩子，疫情會急速擴大，在托兒所、學校，甚至家中快速傳播。精油此時就能發揮作用，可避免許多痛苦的經驗：持續整個冬天的感冒，之後接踵而來的流感、水痘和其他小兒傳染病。

4大最佳抗病毒精油

1. 桉油樟精油
2. 月桂精油
3. 澳洲尤加利精油
4. 莎羅白樟精油

＋ 請參閱本書第49 頁的精油擴香配方。

124 嘔吐

嘔吐是透過口腔突然吐出胃內容物。嘔吐時腹肌和橫膈膜的收縮並非有意識地控制：一旦身體決定擺脫困擾它的東西，沒有外力能阻止。一般來說，噁心和嘔吐伴隨不適、蒼白和出汗，甚至中度發燒。嘔吐後孩子通常會感覺好些，但可能會在幾分鐘或幾小時後又再次嘔吐。

〔單一配方〕

口服內用　　兒童

- 以 1 滴龍艾精油與1 滴檸檬精油加入1 茶匙蜂蜜。讓孩子一天口服2 至3 次。

直接由精油瓶吸入

♦羅馬洋甘菊精油

打開精油瓶，讓孩子平靜深吸氣吸入，重複5 或 6 次；重複同樣過程2 至3 個循環，直到嘔吐感消失。

我的觀點

嘔吐很少有嚴重性。但若嘔吐的原因不是消化問題（動暈症、食物中毒……）、呼吸道問題（支氣管炎或其他）、一般感染或神經緊張（重大壓力），且狀況令人擔憂，則必須盡速就醫，因可能是急性闌尾炎或其他緊急情況。

125 人畜共通傳染病

人畜共通傳染病是由動物傳染給人類的疾病，包括寵物（金魚、囓齒動物、貓、狗等）以及野生動物，甚至是那些只是居住在我們的城市（鴿子）或鄉村（在家裡築巢……）的動物。大多數時候，人類與動物共同生活是有益的。但有時候，我們親愛、溫柔的同伴會讓我們生病；當然，這並非牠們所願，我們卻因此罹患人畜共通疾病。孩子們喜愛動物，動物也愛孩子，因此孩童也是首當其衝者。有些兒童整天和動物玩耍，其餘的時間把鼻子貼在寵物毛髮上，尤其忽略了與寵物和諧共處生活必須遵守的衛生規則。

汪星人與喵星人

人畜共通傳染病迅速擴散，主要相關因素是新的行為模式（在森林中徒步旅行或簡單步行，建設郊區獨棟房屋區和花園）以及動物身分的演變。狗和貓已經從同伴變成了家庭正式成員，牠們分享我們的家或床，甚至餐桌。然而，動物的細菌生態系統與人類的不同：牠們可能是各種病菌的健康帶原者，可能致使我們生病，即使牠們本身健康狀況良好。

病毒、細菌、寄生蟲

世界衛生組織（WHO）將人畜共通傳染病（從動物傳染給人類的疾病，反之亦然）分為3 大類。

- **病毒**（狂犬病）。
- **細菌**（布魯氏菌、貓抓病、萊姆病）。
- **寄生蟲**（消化蠕蟲、昆蟲、蟎蟲、原生動物、真菌）。

我們可能通過**直接**接觸（親吻、擁抱等）感染這些小東西；也可能透過**循環型**傳播（人類意外進入寄生蟲進化週期，例如孩童撫摸了受感染的動物後，將髒手指放入口中）；甚至**異型**傳播（蒼蠅或蚊子將它們傳染給我們）；或者是**腐生物**傳播，經由土壤感染（孩童在沙堆中玩耍吃下蟲卵）。

我的觀點

- 如果您的孩子（或其他家庭成員）症狀雖然經過適當治療仍然無法治癒，且您與一隻或數隻動物一起生活，那麼動物也許是問題的原因。人畜共通傳染病往往取決於環境、氣候、當地生活習慣等。不要猶豫，諮詢您的獸醫，他們具備敏銳直覺，並會在必要時將您轉介給有此類診斷經驗的醫生。
- 定期經常洗手，也教孩子這麼做，特別是在接觸動物後。
- 徹底沖洗蔬菜，特別是沙拉葉須一片一片清洗。在烹飪過程中，任何污染物都將被消除。
- 小牛或羔羊肝臟須徹底煮熟。注意！微波爐無法破壞所有寄生蟲。
- 不要告訴自己「我的狗健康狀況良好，鄰居的狗才有風險」。您的鄰居也有完全相同的想法。

- 避免虛假的安全感，例如「我花園裡的蔬菜很乾淨」。任何貓都可能來小便，包括您自己的貓。
- 如果您和孩子一起做園藝工作，請教他習慣戴手套。
- 徒步旅行時，教導孩子不要喝河水，即使是在山上，即使他想喝：水可能在上游被污染。
- 注意在街上發現的可愛小貓或小狗。如果「一見傾心」要收養牠們，必須盡快請獸醫檢驗是否一切狀況良好。
- 住在公寓裡，從不出門的貓不會有風險。在施以一次驅蟲藥後，即可讓牠平靜生活。原則上牠不會在任何地方被感染。另一方面，有出門的動物則需定期驅蟲，可保護牠免受病菌侵害，也可保護您和您的孩子。
- 對貓砂採行嚴格的衛生習慣（迅速清除排泄物）。教導您的孩子此一基本衛生規則。
- 避免食用在樹林中發現的野果，特別是在地面的果子。狐狸有時會在上面小便。在鄉間品嚐一次野果可能造成須住院接受肝臟手術的後果。位於人類身高處的水果風險則小得多。夏季尾聲時，您不妨享受鄉間採黑莓之旅！
- 讓獸醫為您的動物診治，他們會揪出所有可能成為大壞蛋的小蟲子。

本書主要使用之精油拉丁學名對照表

中文名	拉丁學名
膠冷杉	*Abies balsamea*
阿密茴香	*Ammi visnaga*
羅馬洋甘菊	*Anthemis nobilis (Chamaemelum nobile)*
龍艾	*Artemisia dracunculus*
艾草	*Artemisia absinthium*
乳香	*Boswellia carterii*
岩玫瑰	*Cistus ladaniferus*
沒藥	*Commiphora myrrha*
玫瑰草	*Cymbopogon martinii*
依蘭	*Cananga odorata*
絲柏	*Cupressus sempervirens*
瓊崖海棠	*Calophyllum inophyllum*
甜橙	*Citrus sinensis*
檸檬香茅	*Cymbopogon flexuosus*
爪哇香茅	*Cymbopogon winterianus*
橙花	*Citrus aurantium*
錫蘭肉桂	*Cinnamomum verum*
莎羅白樟	*Cinnamosma fragrans*
芳樟葉	*Cinnamomum camphora CT linalool*
桉油樟	*Cinnamomum camphora CT cineole*
檸檬（果皮）	*Citrus limonum*
紅桔（果皮）	*Citrus×reticulata*
佛手柑	*Citrus Bergamia*
檸檬尤加利	*Eucalyptus citriodora*
藍膠尤加利	*Eucalyptus globulus*
多苞葉尤加利	*Eucalyptus polybractea*
澳洲尤加利	*Eucalyptus radiata*
甜茴香	*Foeniculum vulgare var. dulce*
冬青／白珠樹	*Gaultheria procumbens*

中文名	拉丁學名
義大利永久花	*Helichrysum italicum*
高地牛膝草	*Hyssopus officinalis L. var. decumbens*
八角茴香	*Illicium verum*
土木香	*Inula graveolens*
大花土木香	*Inula helenium*
杜松漿果	*Juniperus communis*
山雞椒	*Litsea cubeba*
醒目薰衣草	*Lavandula × intermedia*
超級醒目薰衣草	*Lavandula burnatii super*
月桂	*Laurus nobilis*
真正薰衣草	*Lavandula angustifolia*
穗花薰衣草	*Lavandula latifolia*
白千層	*Melaleuca cajuputii*
德國洋甘菊	*Matricaria recutita*
茶樹	*Melaleuca alternifolia*
綠花白千層	*Melaleuca quinquenervia*
香蜂草	*Melissa officinalis*
辣薄荷	*Mentha×piperita*
香桃木	*Myrtus communis*
桉油醇香桃木	*Myrtus communis CT cineole*
紅香桃木	*Myrtus communis CT Myrtenyl acetate*
穗甘松	*Nardostachys jatamansi*
胡椒酚羅勒	*Ocimum basilcum ct. chavicol*
希臘野馬鬱蘭	*Origanum heracleoticum*
摩洛哥野馬鬱蘭	*Origanum compactum*
甜馬鬱蘭	*Origanum majorana*
波旁天竺葵	*Pelargonium asperum*
洋茴香	*Pimpinella anisum*
歐洲赤松	*Pinus sylvestris*
熏陸香	*Pistacia lentiscus*
黃松	*Pinus ponderosa*
大馬士革玫瑰	*Rosa damascena*

中文名	拉丁學名
樟腦迷迭香	*Rosmarinus officinalis CT camphor*
桉油醇迷迭香	*Rosmarinus officinalis CT cineole*
馬鞭草酮迷迭香	*Rosmarinus officinalis CT verbenone*
冬季香薄荷	*Satureja montana*
丁香（花苞）	*Syzygium aromaticum*
摩洛哥藍艾菊	*Tanacetum annuum*
艾菊	*Tanacetum balsamita*
側柏醇百里香	*Thymus vulgaris CT thujanol (CT4)*
百里酚百里香	*Thymus vulgaris CT thymol (CT6)*
香芹酚百里香	*Thymus vulgaris CT carvacrol (CT7)*
沉香醇百里香	*Thymus vulgaris CT linalool (CT1)*
牻牛兒醇百里香	*Thymus vulgaris CT geraniol (CT2)*
龍腦百里香	*Thymus satureioides*
香草	*Vanilla planifolia*
生薑	*Zingiber officinale*

本書主要精油的生物化學成分

以下是本書主要精油的生物化學成分。成分依其重要性（含量）遞減列出。以粗體標示者為該精油最具代表性分子。

我們沒有列出每個成分的精確百分比，因為會依分析批次而不同。您可詢問供應商。應確認精油的化學成分，但僅限於以下所列：

♦ 茶樹 *Melaleuca alternifolia*

萜烯氧化物：1,8- 桉油醇
單萜烯：γ- 萜品烯、α- 萜品烯、萜品油烯、對繖花烴、α- 蒎烯、檸檬烯、月桂烯、α- 側柏烯、β- 蒎烯、α- 水芹烯
單萜醇：**萜品烯 -1- 醇 -4**、α- 萜品醇
倍半萜烯：香橙烯、喇叭烯、δ- 杜松烯、雙環大根老鸛草烯、別香橙烯、β- 石竹烯

♦ 芳樟葉 *Cinnamomum camphora CT linalool*

單萜醇：**沉香醇**

♦ 羅馬洋甘菊 *Chamaemelum nobile* 或 *Anthemis nobilis*

酯：**歐白芷酸異丁酯**、歐白芷酸異戊酯、異丁酸異丁酸酯、歐白芷酸甲基丁酯、歐白芷酸甲基丁烯、甲基丁基異丁酸酯、歐白芷酸丙基、甲基丙烯酸異丁酯、丁基丁酸酯、異丁基甲基丁酸酯、惕各酸異丁酯
單萜烯：α- 蒎烯、檸檬烯、莰烯、α- 側柏烯
萜烯酮：**松香芹酮**
萜烯醇：反式 - 松香芹醇

♦ 檸檬 *Citrus limonum*

單萜烯：**檸檬烯**、β- 蒎烯、γ- 萜品烯、檜烯、α- 蒎烯、月桂烯、萜品油烯、α- 側柏烯
倍半萜烯：β- 紅沒藥烯、E-α- 香檸檬烯
醛類：檸檬醛、香葉醛
萜烯醇酯：乙酸橙花酯、乙酸香葉酯

♦ 龍艾 *Artemisia dracunculus*

萜烯酚：**甲基胡椒酚**
單萜烯：Z-β- 羅勒烯、E-β- 羅勒烯、檸檬烯、α- 蒎烯、月桂烯、萜品油烯、β- 蒎烯
單萜醇：沉香醇
萜烯醇酯：乙酸芳樟酯、乙酸冰片酯

♦ 澳洲尤加利 *Eucalyptus radiata*

單萜烯：檸檬烯、α- 蒎烯、月桂烯、檜烯、γ- 萜品烯、β- 蒎烯、α- 水芹烯、α- 萜品烯、α- 側柏烯
單萜醇：α- **萜品醇**、萜品烯 -4- 醇
酯：α- 萜烯基乙酸酯
萜烯氧化物：1,8- **桉油醇**
萜烯醛類：香葉醛、檸檬醛

♦ 生薑 *Zingiber officinale*

單萜烯：β- 水芹烯、莰烯、α- 蒎烯、月桂烯、α- 水芹烯、β- 蒎烯
倍半萜烯：α- **薑萜**、β- 倍半水芹烯、β- 紅沒藥烯、α- 金合歡烯、ar- 薑黃烯、γ- 依蘭烯、β- 欖香烯、α- 胡椒稀、大根老鸛草烯 -B、β- 金合歡烯

♦ 丁香或丁香花苞 *Syzygium aromaticum*

酚類：**丁香油酚**
倍半萜烯：β- 石竹烯、α- 葎草烯
酯類：乙酸丁香酚酯

♦ 土木香 *Inula graveolens*

單萜醇：**冰片**、α- 萜品醇
單萜烯：莰烯、檸檬烯、β- 蒎烯
倍半萜烯：β- 石竹烯、γ- 杜松烯、δ- 杜松烯、別香橙烯
倍半萜醇：α-épi- 杜松醇
萜烯醇酯：**乙酸冰片酯**、橙花酯異戊酸、甲基 -burate 橙花酯

♦ 阿密茴香 *Amni visnaga*

酯、萜烯和芳香族：甲基丁基甲基丁酸酯、異戊基異丁酸酯、異丁基甲基丁酸酯、異戊基甲基丁酸酯、丁酸丙酯、異丁基甲基丁酸酯、異丁酸苯乙酯

單萜醇：沉香醇
單萜烯：E-β- 羅勒烯、Z-β- 羅勒烯、對繖花烴、月桂烯、檸檬烯、檜烯、α- 側柏烯、α- 蒎烯
倍半萜烯低百分比：大根老鸛草烯 -D、β- 波旁烯

月桂 *Laurus nobilis*

萜烯氧化物：1,8- **桉油醇**
單萜醇：沉香醇、萜品烯 - 醇、α- **萜品醇**
酚類：甲基 - 丁香油酚、丁香油酚
單萜烯：檜烯、β- 蒎烯、α- 蒎烯、檸檬烯、對繖花烴、γ- 萜品烯、月桂烯、莰烯、α- 水芹烯、α- 萜品烯
萜烯醇酯：α- 萜烯基乙酸酯、乙酸冰片酯

穗花薰衣草 *Lavandula latifolia*

萜烯氧化物：1,8- **桉油醇**
單萜醇：沉香醇、冰片、異 - 冰片
單萜烯：檸檬烯、月桂烯、γ- 萜品烯
倍半萜烯：β- 石竹烯
酮類：樟腦

真正薰衣草 *Lavandula offcinalis* 或 *angustifolia* 或 *vera*

單萜醇：**沉香醇**、萜品烯 -4- 醇
單萜烯：Z-β- 羅勒烯、E-β- 羅勒烯、對繖花烴、月桂烯、蒎烯、莰烯
倍半萜烯：β- 石竹烯、β- 金合歡烯
萜烯醇酯：**乙酸芳樟酯**、乙酸薰衣草酯、乙酸橙花酯、乙酸香葉酯

紅桔 *Citrus reticulata*

單萜烯：**檸檬烯**、γ- 萜品烯、α- 蒎烯、β- 蒎烯
萜烯醇：沉香醇

甜馬鬱蘭 *Origanum majorana*

單萜醇：**萜品烯 -1- 醇** -4、反式 - 水合檜烯、順式水合檜烯、α- 萜品醇、薄荷 -2- 烯 -1- 醇順式 - 對、反式薄荷 -2- 烯 -1- 醇、反式胡椒醇
單萜烯：γ- 萜品烯、檜烯、α- 萜品烯、β- 水芹烯、α- 水芹烯、萜品油烯、β- 蒎烯、α- 蒎烯、對繖花烴、α- 側柏烯、月桂烯、檸檬烯

倍半萜烯：β- 石竹烯、雙環大根老鸛草烯
萜烯醇酯：乙酸芳樟酯、α- 萜烯基乙酸酯

♦ 香蜂草 *Melissa officinalis*

萜烯醛類：**香葉醛、橙花醛**
單萜烯：E-β- 羅勒烯、檸檬烯、對繖花烴
單萜醇：牻牛兒醇、橙花醇、沉香醇
萜烯醇酯：乙酸香葉酯
倍半萜烯：β- 石竹烯、α- 葎草烯

♦ 辣薄荷 *Mentha×piperita*

單萜烯：檸檬烯、β- 蒎烯、α- 蒎烯、檜烯
萜烯氧化物：薄荷呋喃、1,8- 桉油醇
單萜醇：**薄荷醇**、新薄荷醇
單萜酮：**薄荷酮**、異薄荷酮、胡薄荷酮、胡椒酮
萜烯醇酯：乙酸薄荷酯、乙酸異薄荷酯
倍半萜烯：β- 石竹烯、大根老鸛草烯 -D

♦ 桉油醇香桃木 *Myrtus communis CT cineole*

萜烯氧化物：**1,8- 桉油醇**
單萜醇：沉香醇、α- 萜品醇
單萜烯：α- 蒎烯、檸檬烯、對繖花烴
萜烯醇酯：乙酸香葉酯

♦ 穗甘松 *Nardostachys jatamansi*

倍半萜烯：β- 白菖油萜（古香油烯）、β- 橄欖烯、α- 古芸烯、土青木香烯、喇叭烯、β- 廣藿香烯
倍半萜醇：廣藿香醇、- 土青木香烯 - 醇、斯巴醇、綠花白千層醇、纈草酸

♦ 綠花白千層 *Melaleuca quinquernevia*

萜烯氧化物：**1,8- 桉油醇**
單萜烯：檸檬烯、α- 蒎烯、β- 蒎烯、月桂烯、對繖花烴
單萜醇：α- **萜品醇**、萜品烯 -4- 醇、沉香醇
倍半萜烯：β- 石竹烯、α- 葎草烯、別香橙烯、E-β- 愈創木烯、α- 芹子烯、γ- 杜松烯、δ- 杜松烯

倍半萜醇：**綠花白千層醇**、橙花三級醇

♦ 黃松 *Pinus ponderosa*

單萜烯：β- 蒎烯、delta-3- 蒈烯、α- 蒎烯、檸檬烯、萜品油烯
甲基醚酚類：甲基胡椒酚、反式茴香腦
倍半萜烯低百分比：δ- 杜松烯、γ- 杜松烯

♦ 桉油樟 *Cinnamomum camphora CT cineole*

萜烯氧化物：1,8- **桉油醇**
單萜烯：檜烯、α- 蒎烯、β- 蒎烯、月桂烯、E-β- 羅勒烯、α- 萜品烯、γ 萜品烯
單萜醇：α- **萜品醇**、萜品烯 -4- 醇、沉香醇
倍半萜烯：α- 葎草烯、β- 石竹烯、雙環大根老鸛草烯、大根老鸛草烯 -D、β- 芹子烯

♦ 樟腦迷迭香 *Rosmarinus officinalis CT camphor*

單萜酮：**樟腦**
單萜烯：α- 蒎烯、檸檬烯、莰烯、月桂烯、β- 蒎烯、γ- 萜品烯
萜烯氧化物：1,8- **桉油醇**
單萜醇：冰片、沉香醇、異冰片、α- 萜品醇、萜品烯 - 醇
倍半萜烯：β- 石竹烯、α- 葎草烯
萜烯醇酯：乙酸冰片酯、乙酸異冰片酯

♦ 桉油醇迷迭香 *Rosmarinus officinalis CT cineole*

單萜酮：樟腦
單萜烯：α- 蒎烯、β- 蒎烯、莰烯、月桂烯、α- 側柏烯、α- 萜品烯、對繖花烴、檸檬烯、γ- 萜品烯、萜品油烯
萜烯氧化物：1,8- **桉油醇**
單萜醇：冰片、沉香醇、α- 萜品醇、萜品烯 - 醇
倍半萜烯：α- 胡椒稀、β- 石竹烯、α- 葎草烯
萜烯醇酯：乙酸冰片酯

♦ 側柏醇百里香 *Thymus vulgaris CT thujanol*

單萜烯：α- 萜品烯、月桂烯、檸檬烯、檜烯、α- 蒎烯、對繖花烴、α- 側柏烯
單萜醇：**側柏醇**、萜品烯 - 醇、α- 萜品醇、反式 - 水合檜烯
倍半萜烯：β- 石竹烯

國家圖書館出版品預行編目 (CIP) 資料

兒童芳香療法：法國藥劑師教你用精油照護孩子的健康 / 丹妮兒・費絲緹著；劉書綺譯 . -- 初版 . -- 新北市：大樹林 , 2018.12
面；　公分 . --（自然生活；29）
譯自：Soigner ses enfants avec les huiles essentielles
ISBN 978-986-6005-82-4（平裝）
1. 芳香療法　2. 幼兒健康
418.995　　　107019172

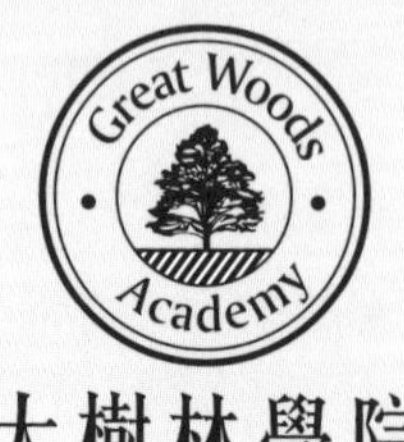

大樹林學院
www.gwclass.com

Natural Life 自然生活 29

兒童芳香療法：法國藥劑師教你用精油照護孩子的健康

作　　者 / 丹妮兒 ・ 費絲緹
翻　　譯 / 劉書綺
編　　輯 / 黃懿慧
校　　對 / 陳榆沁、鄭竹祐
排　　版 / 弘道實業有限公司
封面設計 / 葉馥儀

出 版 者 / 大樹林出版社
營業地址 / 23357 新北市中和區中山路 2 段 530 號 6 樓之 1
通訊地址 / 23586 新北市中和區中正路 872 號 6 樓之 2
電話 / (02) 2222-7270　傳真 / (02) 2222-1270
E- mail / notime.chung@msa.hinet.net
官　　網 / www.gwclass.com
Facebook / www.facebook.com/bigtreebook

發 行 人 / 彭文富
劃撥帳號 / 18746459　戶名 / 大樹林出版社
總 經 銷 / 知遠文化事業有限公司
地　　址 / 新北市深坑區北深路 3 段 155 巷 25 號 5 樓
電話 / 02-2664-8800　傳真 / 02-2664-8801
本版印刷 / 2019 年 12 月

微信 | 服务窗口

相關課程、商品訊息請掃描

台灣 | 服務窗口

定價：450 元　ISBN / 978-986-6005-82-4